重订古今名医临证金鉴

咳嗽卷

单书健 ◎ 编著

中国健康传媒集团
中国医药科技出版社

U0741402

内 容 提 要

　　古今名医之临床实践经验，乃中医学术精华之最重要部分。本书主要选取了古今名医对咳嗽治疗的临床经验、医案、医论之精华，旨在为临床中医诊治以上疾病提供借鉴。全书内容丰富，资料翔实，具有极高的临床应用价值和文献参考价值，以帮助读者开阔视野，增进学识。

图书在版编目（CIP）数据

　　重订古今名医临证金鉴.咳嗽卷 / 单书健编著 . — 北京：中国医药科技出版社，2017.8

　　ISBN 978-7-5067-9146-5

　　Ⅰ.①重… Ⅱ.①单… Ⅲ.①咳嗽—中医临床—经验—中国 Ⅳ.① R249.1

　　中国版本图书馆 CIP 数据核字（2017）第 047325 号

美术编辑　　陈君杞

版式设计　　也　在

出版　**中国健康传媒集团** | **中国医药科技出版社**

地址　北京市海淀区文慧园北路甲 22 号

邮编　100082

电话　发行：010 – 62227427　　邮购：010 – 62236938

网址　www.cmstp.com

规格　710 × 1000mm $\frac{1}{16}$

印张　24 $\frac{3}{4}$

字数　278 千字

版次　2017 年 8 月第 1 版

印次　2023 年 3 月第 3 次印刷

印刷　三河市航远印刷有限公司

经销　全国各地新华书店

书号　ISBN 978-7-5067-9146-5

定价　**49.00 元**

获取新书信息、投稿、为图书纠错，请扫码联系我们。

困惑与抉择

——代前言

单书健

从 1979 年当编辑起，我就开始并一直在思考中医学术该如何发展？总是处于被证明、被廓清、被拷问的中医学，在现代科学如此昌明的境遇下，还能不能独立发展？该以什么形态发展？

一、科学主义——中医西化百年之困

（一）浑沌之死

百年中医的历史，就是一部中医西化的历史……

百年来西医快速崛起，中医快速萎缩，临床范围窄化，临床阵地缩小，信仰人群迁移，有真才实学、经验丰富的中医寥若晨星……

科研指导思想的偏差。全部采用西医的思路、方法、评价标准。科研成果大部分脱离了中医药学的最基本特点，以药为主，医药背离，皮之不存，毛将焉附？

中医教育亦不尽人意。学生无法建立起中医的思维方式，不能掌握中医学的精髓，不能用中医的思维方式去认识疾病，这是中医教育亟待解决的问题。中医学术后继乏人，绝非危言耸听，而是严酷的现实。

傅景华先生认为，科学主义首先将科学等同于绝对真理，把近代以来形成的科学体系奉为不可动摇的真理，那么一切理论与实践都要符合"科学"，并必须接受"科学"的验证。一个明显错误的观念，却变成不可抗衡的共识。事实上，这种认识一旦确立，中医已是死路一条。再用笼罩在现代科学光环之下的西医来检验中医则是顺理成章。"用现代科学方法研究中医，实现中医现代化"的方针应运而生，并通过行政手段，使之成为中医事业发展的惟一途径。中医走上了科学化、现代化、实证化、实验化、分析化、还原化、客观化、标准化、规范化、定量化的艰巨而漫长的征程，中医被验证、被曲解、被改造、被消化的命运已经注定。在"现代化"的迷途上，历尽艰辛而长途跋涉，费尽心机地寻找中医概念范畴和理论的"物质基础"与"科学内涵"，最高奢望不过是为了求人承认自己也有符合西医的"科学"成分。努力去其与西医学不相容的"糟粕"，取其西医学能够接受的"精华"，直至完全化入西医，以彻底消亡而告终。

中国科学院自然科学史研究所研究员宋正海先生认为科学是人类社会结构中的一个基本要素。从古至今，任何民族和国家，均存在科学这个要素，所不同的只是体系有类型不同、水平有高低之分。并非如科学主义者所认为的，只有西方体系的近代科学才算是"科学"。[1]

近代科学为西方科学体系所独霸，它的科学观、方法论所形成的科学主义，无限度发展，逐渐在全球形成强势文化，取得了话语权，致使各国民族的科学和文化越来越被扼杀乃至被完全取代。近百年来以科学主义评价中医科学性、以西医规范中医，正促使中医走上一条消亡之路。要真正振兴中医，首先要彻底批判科学主义，让中医先从束缚中走出来。

《庄子·应帝王》中浑沌之死十分深刻，发人深省……

南海之帝为倏，北海之帝为忽，中央之帝为浑沌。倏与忽时相与遇于浑沌之地，浑沌待之甚善。倏与忽谋报浑沌之德，曰："人皆有七

---

[1] 宋正海. 要振兴中医首先要彻底批判科学主义. 中国中医药报社. 哲眼看中医. 北京科学技术出版社，2005，71-78.

窍以视听食息，此独无有，尝试凿之。"日凿一窍，七日浑沌死。

《经典释文》："倏忽取神速之名，浑沌以合和为貌。"成玄英疏："夫运四肢以滞境，凿七窍以染尘，乖浑沌之至淳，顺有无之取舍，是以不终天年，中途夭折。""浑沌"象征本真的生命世界，他的一切原本如此，自然而然，无假安排，无须人为地给定它以任何秩序条理。道的根源性在于浑沌。在浩渺的时空中按人的模式去凿破天然，以分析去破毁混融，在自然主义的宇宙观看来，乃是对道的整体性和生命的整体性的斫丧。把自己的价值观强加给中医学，加给多样性的生命世界，中医西化无疑是重演"浑沌"的悲剧！

（二）中医是不为狭义科学见容的复杂性科学

2015 年 10 月 5 日，中国科学家屠呦呦凭发现青蒿素的治疟作用而获得 2015 年诺贝尔生理学与医学奖，这是中国科学家获得的第一个科学类诺贝尔奖。2011 年，屠呦呦获得拉斯克奖（Lasker Award）时曾表示，青蒿素的发现，是团队共同努力的成果，这也是中医走向世界的荣誉。

围绕屠呦呦的获奖，关于中医科学性的争论再次喧嚣一时。然而不管如何争议，中医跨越几千年历史为中华民族乃至全世界的生存做出了不可磨灭的贡献。

朱清时院士认为中医药是科学，是复杂性科学。只是当前流行的狭义的"科学"还不接受。

发源于西方的现代主流科学总是把复杂事物分解为基本组成单元来研究（即以还原论为基础）；以中医为代表的中国传统科学总是把复杂事物看作整体来研究，他们认为，若把事件简化成最基本的单元，就要把许多重要信息都去除掉，如单元之间的连接和组合方式等等，这样做就把复杂事物变样了。

朱清时院士指出，解剖学发现不了经络和气，气实际上是大量细胞和器官相互配合和集体组装形成的一种态势。这种态势正如战争中兵家的部署，士兵组织好了，战斗力就会大增，这种增量就是气。或者像放在山顶上蓄势待下的石头。总之，是一个复杂系统各个部分之间的关系、组装方式决定了它能产生巨大的作用。

英国《自然》杂志主编坎贝尔博士就世界科技发展趋势发表看法说：目前对生命科学的研究仍然局限在局部细节上，尚没有从整个生命系统角度去研究，未来对生命科学的研究应当上升到一个整体的、系统的高度，因为生命是一个整体。

著有《东方科学文化的复兴》的姜岩博士曾著文指出：混沌理论推动了复杂科学的诞生。而复杂科学的问世彻底动摇了还原论——能用还原论近似描述的仅仅是我们世界的很小的一部分。哥德尔不完备性定理断言，不仅仅是数学的全部，甚至任何一个系统，都不可能用类似哥德尔使用的能算术化的数学和逻辑公理系统加以概括。哥德尔的结果是对内涵公理化一个致命的打击。

著名生物学家、生命科学哲学家迈尔强调科学的多元性。他认为，由于近代物理学的进步，"仿佛世界上并没有活生生的有机世界。因此，必须建立一种新的哲学，这种哲学主要的任务是摆脱物理主义的影响"。他指出生物学中还原是徒劳的、没有意义的……生物学领域重要的不是本质而是个体。

诺贝尔奖获得者、杰出现代科学家普利高津说过："物理学正处于结束现实世界简单性信念的阶段，人们应当在各个单元的相互作用中了解整体，要了解在相当长的时间内，在宏观的尺度上组成整体的小单元怎样表现出一致的运动。"而这些观念与中医的学术思想更为接近。美国物理学家卡普拉把现代物理学与中国传统思想作了对比，认为两者在许多地方极其一致。哈肯提出"协同学和中国古代思想在整体性观念上有深刻的联系"，他创立协同学是受到中医等东方思维的启发。以中国古代整体论思想为基础的中医将大大促进医学和科学的发展。

（三）哲学家的洞见

曾深入研究过中医的哲学家刘长林先生指出，当前困扰中医学的不是中医药学术本身，而是哲学。一些流行的认识论观念必须突破、更新，这样才能树立正确的科学观，破除对西方和现代科学的迷信，正确理解中医学的科学价值，划清中医与西医的界限，此乃发展中医学的关键。

刘先生认为：科学多元的客观依据是宇宙的无限性，宇宙和任一具体事物都具有无限多的方面和层面……任何认识方法都是对世界的一种选择，都是主客体的一种特殊的耦合关系。你的方法选择认识这一方面，就不能同时认识那一方面；你建立的耦合关系进入这一层面，就不能同时进入那一层面，因为世界是由各种对立互补的方面、层面所组成的。这就形成了不同的认识方法，而认识方法的不同，导致了认识的结果也就不同，所获规律的形态也不一样，从而形成不同的科学模型，但却都是对这一事物的正确认识。于是形成形态各异的科学体系，这就是科学的多元性。[1]

恩格斯说：一切存在的基本形式是空间和时间。孟庆云先生认为，《内经》的思想主旨是从时间结构的不同内容阐发有机论人体观，提出了关于阴阳始终、藏象经络、四时气化、诊法治则等学说中时间要素的生命特征，具有独特的科学价值。

刘先生指出：西方科学体系以空间为主。空间性实，其特性在于广延和并列。空间可以分割，可以占有。空间关系的特点是相互排斥，突显差别。对空间的深入认识以分解为条件。在空间中，人与物

---

[1] 刘长林. 关于中国象科学的思考——兼谈中医学的认识论实质. 杭州师范大学学报（社会科学版），2009，31（2）：4-11.

是不平等的，人居主位，对物持征服和主宰的态度。因此，主体与客体采取对立的形式……以空间为本位，就会着重研究事物的有形实体和物质构成，这与主客对立的认识方式是统一的。认识空间性质主要靠分析、抽象和有控制条件的实验。抽象的前提是在思维中将对象定格、与周围环境分割开，然后找出具有本质意义的共性。在控制的条件下做实验研究，是在有限的空间范围内（如实验室），在实际中将对象与周围环境分割开，然后寻找被分离出来的不同要素之间的规律性联系。

刘先生还认为：东方科学体系以时间为主。时间性虚，其特性在于持续和变异。时间不能分割，不能占有，只能共享。在时间里，人与人、人与万物是平等、共进的关系。主体与客体采取相融的方式……从时间的角度认识事物，着眼在自然的原本的整体，表现为现象和自然的流行。向宇宙彻底开放的状态，在"因""顺"对象的自然存在和流行中，寻找其本质和规律。用老子的话说，就是"道法自然"，这是总的原则。

"现象联系的本质是'气'，气是万物自然生化的根源。现象层面的规律体现为气的运动，通过气来实现。中医学研究的是现象层面的规律，在认识过程中，严格保持人和万物的自然整体状态，坚持整体决定和产生部分，部分受整体统摄，因而要从整体看部分，而不是从部分看整体。西医学研究的是现象背后的实体层面，把对象看作是合成的整体，因而认为部分决定整体，整体可以用部分来说明，故主要采取还原论的方法。"

"现象表达的是事物的波动性，是各种功能、信息的联系。现象论强调的是事物的运动变易，即时间方面。庄子说：'与物委蛇，而同其波。'（《庄子·庚桑楚》）'同其波'，就是因顺现象的自然流变，去发现并遵循其时间规律。所以中医学研究的是整体。而西医学以实体为支撑事物存在的本质，将生命活动归结为静态的物质形体元素，故西医学研究的是'粒子'的整体。"

"中医学认为：'器者，生化之宇。'（《素问·六微旨大论篇》）而生化之道，以气为本。'气始而生化，气散而有形，气布而蕃育，气终而象变，其致一也。'（《素问·五常政大论篇》）可见，中医学以无形的人体为主要对象，着意关注的是气化，把人看作是气的整体。而西医学则以有形的人体为对象，研究器官、细胞和分子对生命的意义，把人看作是实体的整体。"

刘先生进而指出：时间与空间是共存关系，不是因果关系。人无论依靠何种手段都不可能将时空两个方面同时准确测定，也不可能从其中的一个方面过渡到另一方面。量子力学的不确定性原理告诉我们，微观粒子的波动特性的关系也是这样。它们既相互补充，又相互排斥。

部分决定整体和整体决定部分，这两个反向的关系和过程同时存在。但是，观测前者时就看不清后者，观测后者时又看不清前者，所以我们只能肯定二者必定相互衔接，畅然联通，但却永远不能弄清其如何衔接，如何联通。这是认识的盲区，是认识不可逾越的局限。要承认这类盲区的存在，因为世界上有些不可分割的事物只是共存关系，而没有因果联系。

刘先生从哲学的高度对中西医把握客观事物认识论原理，燃犀烛微，深刻剖析，充满了哲学家的洞见，觉闻清钟，发人深省。

李约瑟曾经指出：中西医结合在技术层面是可以探讨的，理论层面是不可能的。刘长林先生也认为：人的自然整体（中医）与合成的整体（西医），这两个层面之间尽管没有因果联系，但却有某种程度的概率性的对应关系。寻求这种对应关系，有利于临床。我们永远做不到将两者真正沟通，就是说，无论用中医研究西医，还是用西医研究中医，永远不可能从一方走到另一方。

早在 20 世纪 80 年代，傅景华先生就形成了中医过程论思想。傅先生认为：中医不仅包括对有形世界的认识，而且具有对自然和生命本源以及发生演化过程的认识。中医的认识领域主要在生命过程与枢机，而不仅是人体结构与功能，中医是"天地人和通、神气形和通"的大道。傅先生认为中医五脏属于五行序列，分别代表五类最基本的生命活动方式。《素问·灵兰秘典论篇》喻以君主、相傅、将军、仓廪、作强之官，形象地反映出五类生命运动方式的特征。在生命信息的运行机制中，心、肺、肝、脾、肾恰似驱动、传递、反馈、演化、发生机制一样，立足于生命的动态过程，而非实体器官。针对实体层面探求中医脏腑经络实质已走入死胡同，傅景华先生以"中医过程论"诠释中医实质，空谷足音，振聋发聩，惜了无唱和。笔者曾多次和傅景华讨论，好像那时他并不知道怀特海的过程哲学，只是基于对《周易》等典籍中过程思想的理解，能提出如此深刻的见解，笔者十分敬佩他深邃的洞见。十几年后，怀特海的过程哲学已在中国传播，渐至大行其道了。

怀特海明确地说过，他的过程哲学与东方思想更加接近！而不是更接近于西方哲学。杨富斌教授指出，怀特海过程哲学的"生成"和"过程"思想，与中国哲学关于生成和变易的思想相接近。

怀特海的有机体概念，通常是指无限"绵延"（持续）的宇宙运动过程的某一点上包含了与其他点上的事物的相互关系，因而获得自身的具体现实规定性的事物。意在取代以牛顿物理学绝对时空观为基础的机械唯物论宇宙观中的"物质"或"实在"观，即宇宙观问题。在他看来，传统的机械论宇宙观中所说的"物质"或"实在"实际上都是处于过程之中的存在物或实有（entity），都是与其他存在物相互作用、相互影响、相互依赖的，并在此过程中获得自身的规定性，不是单纯的、永恒的、具有绝对意义的东西，而是具有过程性、可变性和相对性的复杂有机体；认识过程中的主体和客体也是同一运动（认识）过程中彼此相关、相互渗透和相互依赖的两个有机体，因而并没有完全自主、自足的"主体"，也没有绝对不受主体影响的、具有绝对意义的客体，因此对于主体与客体的关系，也应当从二者的相互作用、相互影响和相互渗透及其与周围的关系等方面来考察。而中国古代哲学追求超现象的本质、超感觉的概念、超个体性的普遍性（同一性）为哲学的最高任务。在中国哲学家看来，天地人相通，自然与社会相通，阴阳相通相合。《黄帝内经》通过揭示自然变化对人体生理的影响，自然变化与疾病、自然环境与治疗的关系，认为"人与天地相参也，与日月相应也。"（《灵枢·岁露论》）怀特海的有机体思想与中国哲学的天人合一确有相通之处。

（四）医学不是纯粹的科学

除了极少数的哲学家、科学家认为中医是科学，而中医不是科学几乎成为世人之共识。但医学哲学家同样拷问：西医学是科学吗？

西医学之父威廉姆·奥斯勒说，"医疗行为是植根于科学的一种艺术"，进而他解释道，"如果人和人都一样，那医学或许能成为一门科学，而不是艺术。"

1981 年 6 月密苏里大学哲学系的罗纳尔德·穆森在《医学与哲学》（The Journal of Medicine and Philosophy）发表了 25 页的长文"为什么医学不可能是一门科学"，医学圈里为之哗然，因为文章发表在暑月，因此常常被称为"暑月暴动"。依照穆森的观点，"医学是科学"缺乏有说服力的论证；从历史和哲学上可以论证医学"不是""不应该是"也"不可能是"（单一的、纯粹的）科学。在愿景、职业价值、终极关怀、职业目的与职业精神上，医学与科学之间是有冲突的；医学一旦成为科学，就会必然遮蔽偏离医学的职业愿景、价值、终极关怀、目的与精神。科学的基本目的是获得新知，以便理解这个世界和这个世界中的事物，医学的目的是通过预防或治疗疾病来增进人们的健康；科学的标准是获得真理，医学的标准是获得健康和疗效；科学的价值旨向为有知、有理（客观、实验、实证、还原）、有用、有利（效益最大化）；医学的价值旨向为有用、有理、有德、有情、有根、有灵，寻求科学性、人文性、社会性的统一。针对人的医学诉求和服务，科学存在严重的"缺损配置"。

穆森的结论是：尽管医学（知识）大部分是科学的，但它并不是、也不可能成为一门科学。

范瑞平先生指出，不能完全按照当代科学性与科学化的指标、方法与价值来衡量医学，裁判中西医之争，在当代科学万能和科学至上的意识形态中，技术乌托邦的期盼遮蔽了医学的独立价值，穆森的文章力矫时弊。

医学的原本是人学，这是众所周知的事实，其性质必须遵循人的属性而定。穆森和拥护者所做的，其实是站在我们所处的时代——医学有离科技更近、离人性更远，离具体更近、离整体更远的趋势——发出的"重拾医学人性"的呼吁。

我们还用为中医是不是科学而捶胸顿足地大声疾呼吗？

二、理论－实践脱节与"文字之医"

理论－实践脱节，即书本上的知识（包括教科书知识），并不能完全指导临床实践，这是中医学术发展未能解决的首要问题。形成理论－实践脱节的因素比较复杂，笔者认为欲分析解决这一问题，必须研究中医学术发展的历史，尤其是正确剖析文人治医对中医学术的影响。

迫医巫分野后，随着文人治医的不断增多，中医人员的素质不断提高，因为大量儒医的出现，极大地提高了医生的基础文化水平。文人治医，繁荣了中医学，增进了学术争鸣，促进了学术发展。通医文人增加，对医学发展的直接作用是形成了以整理编次医学文献为主的学派。由于儒家济世利天下的人生观，促使各阶层高度重视医籍的校勘整理、编撰刊行，使之广为流传。

文人治医对中医学术的消极影响约有以下诸端：

（一）尊经崇古阻碍了中医学的创新发展

两汉后，在儒生墨客中逐渐形成以研究经学、弘扬经书和从经探讨古代圣贤思想规范的风气，后人称之为"经学风气"。

儒家"信而好古""述而不作"一直成为医学写作的指导思想，这种牢固的趋同心理，削磨、遏制了医家的进取和创新。尊经泥古带给医坛的是万马齐喑，见解深邃的医家亦不敢自标新见，极大地禁锢了人们的思想，导致了医学新思想的难以产生及产生后易受抑压，也导致了人们沿用陈旧的形式来容纳与之并不相称的新内容，从而限制了新内容的进一步发展，极大地延缓了中医学的发展。

（二）侈谈玄理，无谓争辩

一些医学家受理学方法影响，以思辨为主要方法，过分强调理性作用，心外无物，盲目夸大了尽心明性在医学研究中的地位，对医学事实进行随意的演绎推理，以至于在各家学说中掺杂了大量的主观臆测、似是而非的内容（宋代以前文献尚重实效，宋代以后则多矜夸偏颇、侈谈玄理、思辨攻讦之作）。

无谓争辩中的医家，所运用的思辨玄学的方法，使某些医学概念外延无限拓宽，无限循环，反而使内涵减少和贫乏，事实上思辨只是把人引入凝固的空洞理论之中。这种理论似乎能解释一切，实际上却一切都解释不清。它以自然哲学的普遍性和涵容性左右逢源，一切临床经验都可以成为它的诠注和衍化，阻碍和束缚了人们对问题继续深入的研究。理论僵化，学术惰于创新，通过思辨玄学方法构建的某些理论，不但没有激起后来医家的创新心理，反而把人们拉离临床实践的土壤。命门之争，玄而又玄，六味、八味何以包治百病？

（三）无病呻吟，附庸风雅的因袭之作

"立言"的观念在文人中根深蒂固，一些稍涉医籍的文人，也常附庸风雅，编撰方书，有的仅是零星经验，有的只是道听途说，因袭之作，俯拾皆是。

（四）重文献，轻实践

受经学的影响，中医学的研究方法大抵停留在医书的重新修订、编次、整理、汇纂，呈现出"滚雪球"的势态。文献虽多，而少科学含量。从传统意义上看，尚有可取之处，但在时间上付出的代价是沉重的，因为这样的思想延缓了中医学的发展。

伤寒系统，有人统计注释《伤寒》不下千余家，主要是编次、注释，但大都停留在理论上的发挥和争鸣，甚或在如何恢复仲景全书原貌等问题上大做文章，进而争论诋毁不休，站在临床角度上深入研究者太少了。马继兴先生对《伤寒论》版本的研究，证明"重订错简"几百年形成的流派竟属子虚乌有。

整个中医研究体系中重经典文献，轻临床实践是十分明显的。

一些医家先儒而后医，或弃仕途而业医，他们系统研究中医时多已年逾不惑，还要从事著述，真正从事临床的时间并不多，其著作之实践价值仍需推敲。

苏东坡曾荐圣散子方。某年大疫，苏轼用圣散子方而获效，逾时永嘉又逢大疫，又告知民众用圣散子方，而贻误病情者甚伙。陈无择《三因方》云：此药实治寒疫，因东坡作序，天下通行。辛未年，永嘉瘟疫，被害者不可胜数。盖当东坡时寒疫流行，其药偶中而便谓与三建散同类。一切不问，似太不近人情。夫寒疫亦自能发狂，盖阴能发燥，阳能发厥，物极则反，理之常然，不可不知。今录以备寒疫治疗用者，宜审究寒温二疫，无使偏奏也。

《冷庐医话》记载了苏东坡孟浪服药自误：士大夫不知医，遇疾每为庸工所误。又有喜谈医事，孟浪服药以自误。如苏文忠公事可惋叹焉……

文人治医，其写作素养，在其学问成就上起到举足轻重的作用。而不是其在临床上有多少真知灼见。在中医学发展史上占有重要地位的医学著作并非都是经验丰富的临床大家所为。

《温病条辨》全面总结了叶天士的卫气营血理论，成为温病学术发展的里程碑，至今仍有人奉为必读之经典著作。其实吴鞠通著《温病条辨》时，从事临床只有六年，还不能说是经验宏富的临床家。《温病条辨》确系演绎《临证指南》之作，对其纰谬，前哲今贤之驳辨批评，多为灼见。研究吴鞠通学术思想，必须研究其晚年之作《医医病书》及其晚年医案。因《温病条辨》成书于1798年，吴氏40岁，而《医医病书》成于道光辛卯（1831）年，吴氏时已73岁。仔细研究即可发现风格为之大变，如倡三元气候不同医要随时变化，斥用药轻描淡写，倡治温重用石膏，从主张扶正祛邪，到主张祛除邪气，从重养阴到重扶阳……

《证治准绳》全书总结了明代以前中医临床成就，临床医生多奉为圭臬，至今仍有十分重要的学术价值。但是王肯堂并不是职业医生、临床家。肯堂少因母病而读岐黄家言，曾起其妹于垂死，并为邻里治病。后为其父严戒，乃不复究。万历十七年进士，选翰林院庶吉士，三年后受翰林院检讨，后引疾归。家居十四年，僻居读书。丙午补南行人司副，迁南膳部郎，壬子转福建参政……独好著书，于经传多所发明，凡阴阳五行、历象……术数，无不造其精微。著《尚书要旨》《论语义府》《律例笺释》《郁冈斋笔尘》，雅工书法，又为藏书大家。曾辑《郁冈斋帖》数十卷，手自钩拓，为一时刻石冠。

林珮琴之《类证治裁》于叶天士内科心法多有总结，实为内科之集大成者，为不可不读之书，但林氏在自序中讲得清清楚楚：本不业医。

目尽数千年，学识渊博，两次应诏入京的徐灵胎，亦非以医为业，如《洄溪医案》多次提及：非行道之人。

王三尊曾提出"文字之医"的概念（《医权初编》上卷论石室秘录第二十八）：

夫《石室秘录》一书，乃从《医贯》中化出。观其专于补肾、补脾、疏肝，即《医贯》之好用地黄汤、补中益气汤、枳术丸、逍遥散之意也。彼则补脾肾而不杂，此又好脾肾兼补者也……此乃读书多而临证少，所谓文字之医是也。惟恐世人不信，枉以神道设教。吾惧其十中必杀人之二三也。何则？病之虚者，虽十中七八，而实者岂无二三，彼只有补无泻，虚者自可取效，实者即可立毙……医贵切中病情，最忌迂远牵扯。凡病毕竟直取者多，隔治者少，彼皆用隔治而弃直取，是以伐卫致楚为奇策，而仗义执言为无谋也……何舍近而求远，尚奇而弃正哉。予业医之初，亦执补正则邪去之理，与隔治玄妙之法，每多不应。后改为直治病本，但使无虚虚实实之误，标本缓急之差，则效如桴鼓矣……是书论理甚微，辨症辨脉则甚疏，是又不及《医贯》矣……终为纸上谈兵。

"文字之医"实际的临床实践比较少，偶而幸中，不足为凭。某些疾病属于自限性疾病，即使不治疗也会向愈康复。偶然取效，即以偏概全，实不足为法。

"文字之医"为数不少，他们的著作影响并左右着中医学术。

笔者认为理论与实践脱节，正是文人治医对中医学术负性影响的集中体现。

必须指出，古代医学文献临床实用价值的研究是十分艰巨的工作。笔者虽引用王三尊之论，却认为《石室秘录》《辨证录》诸书，独到之处颇多，同样对非以医为业的医家，如王肯堂、徐灵胎、林珮琴等之著作，亦推崇备至，以为不可不读。

三、辨病下的辨证论治

笔者师从洪哲明先生临诊时，先生已近八旬。尝见其恒用某方治某一病，而非分型辨治。小儿腹泻概以"治中散"（理中丸方以苍术易白术）治之，其效甚捷；产后缺乳概用双解散送服马钱子；疝气每用《金匮》蜘蛛散。辨病还是辨证？

中医是先辨病再辨证，即辨证居于第二层次。《伤寒论》"辨太阳病脉证并治""辨阳明病脉症论治"……已甚明了。后世注家妄以己意，曲加发挥，才演绎出林林总总的"六经辨证"，已背离仲师原旨。

1985年，有一次拜谒张琪先生，以中医是辨病下的辨证论治为题就教，张老十分高兴地给我讲了一个多小时：同为中焦湿热，淋病、黄疸、湿温有何不同，先生毫分缕析，剀切详明。张老十分肯定中医是辨病下的辨证论治。

徐灵胎《兰台轨范》序：欲治病者，必先识病之名，能识病名，而后求其病之由生，知其所由生，又当辨其生之因各不同，而病状所由异，然后考其治之之法。一病必有主方，一方必有主药。或病名同而病因异，或病因同而病症异，则又各有主方，各有主药，千变万化之中，实有一定不移之法。

中医临床流派以经典杂病派为主流，张石顽、徐灵胎、尤在泾为其代表人物，《张氏医通》为其代表作。张石顽倡"一病有一病之祖方"，显系以辨病为纲领。细读《金匮要略》，自可发现仲景是努力建立辨病体系的，一如《伤寒论》。

外感热病中温病学派，临证每抓住疫疠之气外犯，热毒鸱盛这一基本病因病机，以祛邪为不易大法，一治到底，同样是以辨病为主导的。

《伤寒论》是由"三阴三阳"辨"病"与"八纲"辨"证"的两级构成诊断的。如"太阳病，桂枝证"（34条）、"太阳病……表证仍在"（128条）。首先是通过辨病，从整体上获得对该病的病性、病势、病位、发展变化规律以及转归预后等方面的全面了解，从而把握贯穿该病过程的始终，并明确其发生、发展的基本矛盾，然后才有可能对各个发展阶段和不同条件（如治疗、宿疾等）影响下所表现出来的症候现象做出正确的分析和估价，得出符合该阶段病理变化性质（即该阶段的主要矛盾）的"证"诊断，从而防止和克服单纯辨证的盲目性。只有首先明确"少阴病"的诊断，了解贯穿于少阴病整个发展过程中的主要矛盾是"心肾功能低下，水火阴阳俱不足"，才有可能在其"得之两三日"仅仅出现口燥咽干的情况下判断为"邪热亢盛，真阴被灼"，果断地用大承气汤急下存阴。正确的辨证分析，必须以明确的"病"诊断为前提，没有这个前提就难以对证候的表现意义做出应有的估价，势必影响辨证的准确性。

辨"病"诊断的意义在于揭示不同疾病的本质，掌握各病总体矛盾的特殊性；辨"证"诊断的意义在于认识每一疾病在不同阶段、不同条件下矛盾的个性和各病在一定时期内的共性矛盾，做到因时、因地、因人制宜。首先，辨病是准确诊断的基础和前提；结合辨证，则是对疾病认识的深入和补充。二者相辅相成，缺一不可。

"六经辨证"的说法之所以是错误的，就在于把仲景当时已经区分出的六个不同外感病种，看成了一种病的六个阶段，即所谓的太阳病是表证阶段，阳明病是里证阶段，少阳病是半表半里阶段等。这种认识混淆和抹杀了"病"与"证"概念区别，既与原文事实相违背，又与临床实际不相符合。按照这种说法去解释原文，就难免捉襟见肘，矛盾百出。"六经辨证"说认为太阳病即是表证，全不顾太阳病还有蓄血、蓄水的里证；认为阳明病是里证，却无视阳明病还有麻黄汤证和桂枝汤证。既为阳明病下了"里证"定义，却又有"阳明病兼表证"之说。试问阳明病既为里证，何以又能兼表证，则阳明病为里证之说又何以成立？

张正昭先生指出："六经辨证"说无端地给三阴三阳的名称加上一个"经"字，无形中把"三阴三阳"这六个抽象概念所包括的诸多含义变成了单一的经络含义，使人误认为"三阴三阳"病就是六条经络之病，违背了《伤寒论》以"三阴三阳"病名的原义。可见，把"三阴三阳"病说成"六经病"固属不妥，而称其为"六经证"就更是错误的了。

李心机先生鉴于《伤寒论》研究史上"注不破经，疏不破注"的顽固"误读传统"，就鲜明地指出"让伤寒论自己诠释自己"。

四、亚健康不是"未病"是"已病"

近年来，较多的中医学者把亚健康与中医治未病、欲病等同起来，亚健康不是中医的未病，机械的对应、简单的比附，不仅仅犯了逻辑上的错误，于全面继承中医学术精华并发扬光大十分不利。

（一）中医"未病"不能等同于亚健康

《素问·四气调神大论篇》："圣人不治已病，治未病，不治已乱，治未乱，此之谓也。夫病已成而后药之，乱已成而后治之，譬犹渴而穿井，斗而铸锥，不亦晚乎。"体现了治未病是中医对摄生保健的指导思想，强壮身体，防于未病之先。

"未病"是个体尚未患病，应注意未病先防。中医的"未病"和"已病"，是相对概念，健康属于未病，疾病属于已病。

《难经·七十七难》："上工治未病，中工治已病者，何谓也？然所谓治未病者，见肝之病，则知肝当传之与脾，故先实其脾气，无令得受肝之邪，故曰治未病焉。"此时，未病是以已病之脏腑为前提，以已病脏腑之转变趋向为依据，务先安未受邪之地。

《灵枢·官能》中有"正邪之中人也微，先见于色，不知于其身。"指出病邪初袭机体，首先见体表某部位颜色的变化，而身体并未感到任何不适，然机体的气血阴阳已出现失衡，仅表现一些细微病前征象的状态便为未病状态。由健康到出现机体症状，发生疾病，并非是卒然出现的，而是逐渐形成，由量变到质变的过程。

《灵枢·顺逆》也指出，"上工刺其未生者也；其次，刺其未盛者也……上工治未病，不治已病，此之谓也"。

《素问·八正神明论篇》："上工救其萌芽，必先见三部九候之气，尽调不败而救之，故曰上工。下工救其已成，救其已败。"显示早期诊断，把握时机，早期治疗，既病防变之意。

唐孙思邈的《千金方》中有"古之医者，上医治未病之病，中医治欲病之病，下医治已病之病"的论述，明确地将疾病分为"未病""欲病""已病"三个层次。未病指机体已有或无病理信息，未有任何临床表现的状态或不能明确诊断的一种状态，是病象未充分显露的隐潜阶段。

中医的治未病是一种原则和指导思想，既包涵未病先防的养生防病、预防保健思想，也包涵既病防变、早期治疗、控制病情的临床治疗原则。

亚健康无论如何都是有明显身体不适而又不能符合（西医的）某种疾病诊断标准的状态，把未病和亚健康等同起来，是毫无道理的。

（二）亚健康是中医的已病

作为"中间状态"的亚健康，应包括三条：首先，没有生物学意义上的疾病（尚未发现躯体构造方面的异常）及明确的精神心理障碍（属"疾病"）；其次，它涉及躯体上的不适（如虚弱、疲劳等非特异性的，尚无可明确躯体异常、却偏离健康的症状或体验，但还够不上西医的"疾病"）；再次，还可涉及精神心理上的不适（够不上精神医学诊断上的"障碍"），以及社会生存上的适应不良。以亚健康状态常见的头痛、头晕、失眠等为例，均已构成中医"病"的诊断。多数亚健康个体，其体内的病机已启动，已经出现了阴阳偏盛偏衰，或气血亏损，或气血瘀滞，或有某些病理性产物积聚等病机变化。

"亚健康状态"指机体正气不足或邪气侵犯时机体已具备疾病的一些病理条件或过程，已有一些或部分病症（证）存在，但是未具备西医学疾病的诊断标准。我们不能采取把中医的"病"的概念与西医"疾病"的概念等同起来的思考和研究方式。

笔者认为全部中医的"病"只要还不具备西医学疾病诊断的证据，均属亚健康范畴。

中医生存和发展有一最关键的因素，就是临床范围日益窄化，中医文化基础日渐式微，信仰人群的迁移，观念的转变，后继乏人。很多研究都表明，人群中健康状态占10%，疾病状态占15%，75%属于亚健康状态。西医还没有明确的方法和药物治疗亚健康。中医学在亚健康状态方面的潜在优势，不仅可拓展中医学术新的生存空间，而且必将促进整个世界医学的进化与发展，从而为全人类的健康做出新的贡献。

闫希军先生所著《大健康观》中提出了大健康医学模式。在大健康医学模式中，中医被赋予十分重要的地位，而拥有了更加广阔的空间。中医理论与系统生物学及大数据方法契合，并将与系统生物学和生态医学等领域取得的成果相互交通，水乳交融，这是未来西方医学和中医学发展必然的走向。

五、正本清源，重建中医范式

范式是某一科学共同体在某一专业或学科中所具有的共同信念，这种信念规定了它们的共同的基本观点、基本理论和基本方法，为它们提供了共同的理论模式和解决问题的框架，从而成为该学科的一种共同的传统，并为该学科的发展规定了共同的方向。

库恩认为"范式"是成熟科学的标志，由于"范式"的存在，科学家们一方面可以在特定领域里进行更有效率的研究，从而使他们的研究更加深入；而另一方面，"范式"也意味着该领域里"更严格的规定"，"如果有谁不肯或不能同它协调起来，就会陷于孤立，或者依附到别的集团那里去"。因此，同一范式内部，研究者拥有相同的世界观、研究方法、理论、仪器和交流方法，但在不同"范式"之间却是不可通约的。不同"范式"下的研究者对同一领域的看法就像是两个世界那样完全不同。这也是造成"一条定律对一组科学家甚至不能说明，而对另一组科学家有时好像直观那样显而易见"的原因。

李致重等学者从具体研究对象、研究方法及基础理论等方面论述了中西医范式的不可通约性。而且，中、西医关系的特殊之处还在于，它们不只是同一领域的两个不同"学派"，更是基于两种完全不同的文化而发展起来的，这也使得二者之间的不可通约性表现得尤其明显和强烈。正是由于这种不可通约性导致了中西医之争。屈于特定历史条件下"科学主义"的强势地位，中医最终被迫部分接受了西医"范式"。"范式丢失"是近现代中医举步维艰、发展停滞、甚至后退的根本原因。

任何一门科学的重大发展，都表现在基本概念的更新和范式的变革上……变革范式，是现时代中医理论发展的必经之路。

如何正本清源，重建范式？

正本清源是中医范式或重建的基础，这是一项十分艰巨浩大的工程。正本首先是建立传统范式。必须从经典著作入手，梳理还原，删汰芜杂，尽呈精华。

（一）解释学·语言能力与重建

东汉许慎在《说文解字·叙》中说："盖文字者，经艺之本，王政之始，前人所以垂后，后人所以识古。故曰：本立而道生。"给予中国古典解释学以崇高的地位。

解释学把生命哲学、现象学、存在主义分析哲学、语言哲学、心理学、符号学等理论融合在一起，强调语言的本体论地位，认为我们所能认识的世界只能是语言的世界，人与世界的关系的本质是语言的关系，不仅把解释当作人文科学的方法论基础，而且是哲学的普遍方法。

狭义解释学特指现代西方哲学领域中的解释学理论，它经过狄尔泰、海德格尔、伽达默尔、利科、哈贝马斯等思想巨匠在理论上的构建和推动，形成了哲学释义学；广义解释学则不限于西方哲学领域，一切关于文本的说明、注解、解读、校勘、训诂、修订、引申及阐释的工作都属于解释活动，都要依靠相应的解释方法和解释理论来完成，因而都可以称作解释学。中医书籍中只有少部分是经典原著，而其余大部分都属于关于经典原著的解释性著作。

从当代解释学观点看，任何现代理论或现代文化都发轫于传统，传统文化的生命力则在于不断的解释和再解释之中。传统文化和现代文化并不是对立的，而是统一的，确切地说，是对立统一。人类文化是一条河流，它从传统走来，向未来走去，亦如黑格尔所说，离开其源头愈远，它就膨胀得愈大。

拉法格相信：《老子》在其产生之初，在它的著者与当时的读者之间存在着一种共识，这种共识便是《老子》的初始意义，《老子》著者传达的是它，当时的读者从中读懂的也是它。那么，这种共识又是从何而来的呢？拉法格认为：处于同一时代同一环境中的人可能会在词义的联想、语言结构的使用、社会问题的关注上具有共同之处，所以他们之间能够彼此理解。拉法格采用语言学家乔姆斯基的"语言能力"一词来指代这种基于共有的语言与社会背景的理解能力。在他看来，这种"语言能力"是历史解释学的关键，是发现历史文本原始意义的途径。他建议读者利用多种传统方法增强自己理解《老子》的语言能力，如古汉语字词含义的研究、历史事件与古代社会结构的分析，其他古代思想家思想的讨论等。也就是说，旨在发现《老子》原始意义的现代读者应尽可能地将自己置于《老子》所处的时代，将当时的社会背景、语言现象等历史的事物内化为自己的"语言能力"。

历史的解释者的任务是利用历史的证据重新将《道德经》与它产生的背景联结起来，在该背景下对其进行分析研究。解释者首先必须去掉成见，不可以将我们现代的思想强加于古人，或用现代思想批判古人。

历史解释学方法是中医经典著作、传统理论研究的基本方法。其要旨在于忠实细密地根据经典话语资料和现代方法对原典重新解读。旧有的词语和概念通过词语组合方式和语境组件方式的特殊安排，突显出原典文本固有的基本意义结构。通过意义结构分析，探询其原始涵义、历史作用和现代意义。

（二）解构与重建

理解分析就是"解构"，而"解构"旨在重建，使新的理论概念或理论结构因此建立。自然科学家就是依循这一程序不断地改弦更张，发展其理论系统……解构和重建与科恩所说的"范式变革"有所类同。何裕民先生认为：对原有理论概念或规则的重新理解和分析，对传统中医理论体系进行解构和重建，是现阶段中医理论发展的切实可行的最佳选择。

事实的确认和概念的重建是重建的途径与环节。

严肃的科学研究应以经验事实为基础，而不仅仅是古书古人的描述，古人的认识充其量只是帮助人们寻找经验事实，并在研究中给予一定的启示。

概念的重建与事实的确认可以说是互为因果的两大环节。梳理每个名词术语的历史演变和沿革情况、分析它们眼下使用情况及混乱原因，这两者有助于旧术语的解构；组织专家集体研讨以期相对清晰、合理地约定每一概念（名词术语）的特征和实质。

阴阳五行学说对传统中医理论之建构，具有决定性的作用。它们作为主导性观念和认识方法渗入中医学，有的又与具体的学术内容融合成一体，衍生出众多层次低得多的理论概念。藏象、经络、气血津液等可视作中医理论体系的第二层次，第三层次的是众多较为具体的概念或术语，其大多与病因病机、治法及"证"相关联。最低层次的是一些带有经验陈述性质的论述。形成这些概念，司外揣内、援物比类等起着主要作用，不少是从表象信息直接跳跃到理论概念的，许多概念与实体并不存在明确的对应关系，其内涵和外延有时也颇难作出清晰的界定。

一些学者主张：与学术内容融合在一起的阴阳五行术语，应通过概念的清晰化、实体化和可经验化而清理出去。亦即使哲学的阴阳五行与具体（中医）的科学理论分离……愚意以为不可，以其广泛渗透而不可剥离，阴阳五行已成为不可或缺的纲领框架，当以中医学理视之，而不仅仅视为居于指导地位的古典哲学思想。

（三）方法

正本清源，重建范式，必须有良好的方法。我们反对科学主义，但我们崇尚科学精神，我们必须学习运用科学方法，尤其是科学思维方法，科学观察方法，科学实证方法（不仅仅是实验室方法）。

"医林改错，越改越错"，《医林改错》中提出的"心无血，脉藏气"之说，显然是错误的。为什么导致错误的结论？主要是他不知道，观察是有其一定条件，一定范围的。离开原来的条件、时间、地点，观察结果会有很大差异。运用观察结论做超出原条件、原范围的外推时，必须十分审慎。他所观察的都是尸体，由于动脉弹力大，把血驱入静脉系统。这是尸体的条件，不可外推到活着的人体。对观察结果进行理解和处理时，必须注意其条件性、相对性和可变性。

在广泛占有资料的基础上，还必须要有正确的思维方法。对于马王堆汉墓出土的缣帛及竹木简医书成书年代的推定和对该批资料的运用，我国的有关专家认为："如果从《黄帝内经》成书于战国时期来推定，那么两部灸经的成书年代至少可以上溯到春秋战国之际甚至更早。"而日本山田庆儿先生认为，这种"推论的方法是错误的。不管我们最后会达到什么样的结论，我都不应该根据所谓《黄帝内经》是战国时期的著作这个还没有确证的假定，去推断帛书医书的成书年代，而必须相反地从关于后者已经确证了的事实出发，来推断前者成书的过程和年代"。山田庆儿先生基于"借助马王堆医书之光，可以逐渐看清中国医学的起源及其形成过程"。

吴坤安认为：喻嘉言、吴又可、张景岳辈，治疫可谓论切治详，发前人所未发。但景岳宜于汗，又可宜于下，嘉言又宜于芳香逐秽，三子皆名家，其治法之所以悬绝若此，以其所治之疫各有不同。景岳所论之疫，即六淫之邪，非时之气，其感同于伤寒，故每以伤寒并提，而以汗为主，欲尽汗法之妙，景岳书精切无遗。又可所论之疫，是热淫之气，从口鼻吸入，伏于募原，募原为半表半里之界，其邪非汗所能达，故有不可强汗、峻汗之戒；附胃最近，入里尤速，故有急下、屡下之法。欲究疫邪传变之情，惟又可之论最为详尽，然又可所论之疫，即四时之常疫，即俗名时气症也。若嘉言所论之疫，乃由于兵荒之后，因病致病，病气、尸气混合天地不正之气，更兼春夏温热暑湿之邪交结互蒸，人在气交中，无隙可避，由是沿门阖境，传染无休，而为两间之大疫，其秽恶之气，都从口鼻吸入，直行中道，流布三焦，非表非里，汗之不解，下之仍留，故以芳香逐秽为主，而以解毒兼之。是三子之治，各合其宜，不得执此而议彼。

学术研究中，所设置的讨论的问题必须同一，必须是一个总体，这是比较研究的基本原则。执此而议彼，古代医家多有此弊，六经辨证与卫气营血辨证、三焦辨证之争论，概源于方法之偏颇。

六、提高疗效是中医学术发展的关键

中医药学历数千年而不衰，并不断发展，主要依靠历代医学家临床经验的积累、整理提高。历代名医辈出，多得自家传师授。《周礼》有"医不三世，不服其药"，可见在很早人们即已重视了老中医经验。

以文献形式保留在中医典籍之中的中医学术精华仅仅是中医学术精华的一部分。为什么这样说？这是因为中医学术精华更为宝贵的部分是以经验的形式保留在老中医手中的。这是必须予以充分肯定、高度重视的问题。临床家，尤其是临床经验丰富、疗效卓著者，每每忙于诊务，无暇著述，其临床宝贵经验，留下来甚少。叶天士是临床大家，《外感温热篇》乃于舟中口述，弟子记录整理而成。《临证指南医案》，亦弟子侍诊笔录而成，真正是叶天士自己写的东西又有什么？

老中医经验，或禀家学，或承师传，通过几代人，或十几代或数百年的长期临床实践，反复验证，不断发展补充，这种经验比一般书本中所记述的知识要宝贵得多。老中医经验是中医学术精华的重要组成部分，舍全面继承，无法提高疗效。

书中的知识要通过自己的实践，不断摸索不断体会，有了一些感受，才能真正为自己所利用。真正达到积累一些经验，不消说对某些疾病能形成一些真知灼见，就是能准确地把握一些疾病的转归，亦属相当困难，没有十年二十年的长期摸索，是不可能的。很显然，通过看书把老中医经验学到手，等于间接地积累了经验，很快增加了几十

年的临床功力，这是中青年医生提高临床能力的必由之路。全面提高中医队伍的临床水平，必将对中医学术发展产生极大的推动作用。

老中医经验中不乏个人的真知灼见，尤其是独具特色的理论见解、自成体系的治疗规律都将为中医理论体系的发展提供重要的素材。尤其是传统的临床理论并不能完全满足临床需要时，理论与临床脱节时，老中医的自成规律的独特经验理论价值更大。

在强大的西医学冲击下，中医仍然能在某些领域卓然自立，是因为其临床实效，西医学尚不能取而代之。这是中医学赖以存在的基础，中医学的发展亦系之于此。无论如何，提高临床疗效都是中医学术发展的战略起点和关键所在。

中医以其疗效，被全世界越来越多的人认可，仅在英国就有3000多家中医诊所（这已是多年前的数字）。在美国有超过30%的人群，崇尚包括中医在内的替代医学自然疗法。在医学界也认为有一些疾病，西医学是束手无策的，应从中医学中寻求解决的办法。美国医学会在1997年出版的通用医疗程序编码中特别增加两个针灸专用编码，对没有解剖结构，没有物质基础的中医针灸学予以承认；在2015年实施的"国际疾病分类"ICD-11，辟专章将中医纳入其中。我们应客观地对待百年中医西化历史，襟怀大度地包容对中医的批评，矜平躁释，心态平和，目标清晰，化压力为动力，寓继承于创新，与时俱进。展望未来，我们对中医事业发展充满了信心。

单书健

2016年12月

序

　　十年前出版之《当代名医临证精华》丛书，由于素材搜罗之宏富，编辑剪裁之精当，一经问世，即纸贵洛阳，一版再版，被医林同仁赞为当代中医临床学最切实用、最为新颖之百科全书。一卷在手，得益匪浅，如名师之亲炙，若醍醐之灌顶，沁人心脾，开慧迪智，予人以钥，深入堂奥，提高辨治之水平，顿获解难之捷径，乃近世不可多得之巨著，振兴中医之辉煌乐章也，厥功伟矣，令人颂赞！

　　名老中医之实践经验，乃中医学术精华之最重要部分，系砺炼卓识，心传秘诀，可谓珍贵至极。今杏林耆宿贤达，破除"传子不传女，传内不传外"之旧规，以仁者之心，和盘托出；又经书健同志广为征集，精心编选，画龙点睛，引人入胜。熟谙某一专辑，即可成为某病专家，此绝非虚夸。愚在各地讲学，曾多次向同道推荐，读者咸谓得益极大。

　　由于本丛书问世迄已十载，近年来各地之新经验、新创获，如雨后春笋，需加补充；而各省市名老中医珍贵之实践经验，未能整理入编者，亦复不少，更应广搜博采，而有重订《当代名医临证精华》之议，以期进一步充实提高，为振兴中医学术，继承当代临床大家之实践经验，提高中青年中医辨治之水平，促进新一代名医更多涌现，发展中医学术，作出卓越贡献。

　　与书健同志神交多年，常有鱼雁往还，愚对其长期埋首发掘整理老中医学术经验，采撷精华，指点迷津，详析底蕴，精心编辑，一心为振兴中医事业而勤奋笔耕，其淡泊之心志，崇高之精神，实令人钦佩。所写《继承老中医经验是中医学术发展的关键》一文，可谓切中时弊，力挽狂澜，为抢救老中医经验而呼吁，为振兴中医事业而献策，愚完全赞同，愿有识之士，共襄盛举。

顷接书健来函，出版社嘱加古代医家经验，颜曰：古今名医临证金鉴。愚以为熔冶古今，荟为一帙，览一编于某病即无遗蕴，学术发展之脉络了然于胸，如此巨构，实令人兴奋不已。

书健为人谦诚，善读书，且有悟性，编辑工作之余，能选择系之于中医学术如何发展之研究方向，足证其识见与功力，治学已臻成熟，远非浅尝浮躁者可比。欣慰之余，聊弁数语以为序。

八二叟朱良春谨识
时在一九九八年夏月

凡　例

1.明清之季中医临床体系方臻于成熟，故古代文献之选辑，以明清文献为主。

2.文献来源及整理者，均列入文后。未列整理者，多为老先生自撰。或所寄资料未列，或转抄遗漏，间亦有之，于兹恳请见谅。

3.古代文献，间有体例欠明晰者，则略作条理，少数文献乃原著之删节摘录，皆着眼实用，意在避免重复，简而有要。

4.古代文献中计量单位，悉遵古制，当代医家文献则改为法定计量单位。一书两制，实有所因。药名多遵原貌，不予划一。

5.曾请一些老先生对文章进行修改或重新整理素材，使主旨鲜明，识邃意新；或理纷治乱，重新组构，俾叶剪花明，云净月出。

6.各文章之题目多为编纂者所拟，或对仗不工，或平仄欠谐，或失雅训，或难概全貌，实为避免文题重复，勉强而为之，敬请读者鉴谅。

7.凡入药成分涉及国家禁猎和保护动物的（如犀角、虎骨等），为保持方剂原貌，原则上不改。但在临床运用时，应使用相关的替代品。

8.因涉及中医辨证论治，故对于普通读者而言，请务必在医生的指导下使用，切不可盲目选方，自行使用。

目　录

述 要

咳嗽之论肇始于《内经》。如,《素问·咳论》:"肺之令人咳,何也? 岐伯对曰:五脏六腑皆令人咳,非独肺也。"《素问·咳论》指出:"肺之令人咳,何也? 岐伯对曰:五脏六腑皆令人咳,非独肺气。""肺咳之状,咳而喘息有音,甚则唾血。心咳之状,咳则心痛,喉中介介如梗状,甚则咽肿喉痹……","五脏之久咳,乃移于六腑。脾咳不已,则胃受之,胃咳之状,咳而呕,呕甚则长虫出……",为咳嗽辨证奠定了理论基础。并论述了五脏六腑功能失调所致咳嗽之不同特征。

《伤寒论》《金匮要略》对咳嗽证治论述颇多,如伤寒表不解,心下有水气,干呕发热而咳之用小青龙汤,寒饮内停之用苓甘五味姜辛汤,虚烦咳逆之用麦门冬汤,至今仍为广泛运用之效方。

《诸病源候论》咳分十种,虽主辨证,然不尽实用。

子和《儒门事亲·嗽分六气勿拘以寒说》指出:风寒暑湿燥火,六气皆令人咳,非独寒邪……。"岂知六气皆能嗽,若谓咳止为寒邪,何以岁火太过,炎暑流行,金肺受邪,民病咳嗽……若此之类,皆生于火与热也,岂可专于寒乎。"于《素问·咳论》仅以寒邪为外感致病之因之补充。

明《景岳全书·咳嗽篇》云:"咳嗽一证,窃见诸家之论太繁,皆不得其要,多致后人临证,莫知所从,所以治难得效,以余观之,则咳嗽之要，止惟二证。何为二证？一曰外感，一曰内伤，而尽之矣。外感之咳必由皮毛而入，盖皮毛为肺之合。而凡外邪袭之，则必先入于肺，久而不愈则必自肺而传于五脏也。内伤之嗽，又起于阴分，盖肺属燥金为水之母，阴损于下则阳孤于上，水涸金枯，肺苦于燥，肺燥则痒，痒则咳不能已也。医之咳证虽多，亦无外此之后而已。但于二者之中，当辨阴阳，当分虚实耳。"

喻昌《医门法律》首论秋伤于燥之燥咳，是为发明。垂范后世，功不可没。于内伤咳嗽还提出：内伤之咳，治各不同，火盛壮水，金虚荣土，郁甚疏肝，气逆理肺，食积和中，房劳补下，用热远热，用寒远寒，内已伤药不宜峻。对新久咳嗽提出六条戒律，示人不可违犯。

《医宗必读·咳嗽》在总其纲领不过内伤外感而已的前提下提出：大抵治表者，药不宜静，静则留连不解变生他病，故忌寒凉收敛……治内者，药不宜动，动则虚火不宁……。

沈金鳌《杂病源流犀烛》，于咳嗽亦有心得，"盖肺不伤不咳，脾不伤不久咳，肾不伤火不炽咳不甚，其大较也"。程钟龄创制之止嗽散，温润和平，不寒不热，乃外感咳嗽不易之良方。

《临证指南医案》："若因风者，辛平解之；因于寒者，辛温散之……因于火者……以甘寒为主……至于内因为病……有刚亢之威，木扣而金鸣者，当清金制木，佐以柔肝入络；若土虚而不生金，真气无所禀摄者，有甘凉、甘温二法……又因水虚痰泛，元海竭而诸气上冲者，则有金水双收，阴阳并补之治，或大剂滋填镇摄，保固先天一炁元精。"渐臻细密。

是卷哀集古今医家治疗咳嗽之经验，以咳嗽为主之咳喘亦有收入。诸如祝味菊、徐小圃、孔伯华、刘民叔、严苍山、夏仲方、严二陵、陈道隆、程门雪、赵锡武、岳美中、傅再希、郭贞卿、唐步祺、姜春华等名家经验，洋洋大观，美不胜收矣。

丁老光迪先生阐扬两感咳嗽，前哲今贤均少论及；夏老奕钧先生主张宣清润三法，次第而施，能识夹杂，方可应机；郭老贞卿、凌老耀星均为著名女中医，郭老阐扬升降、开阖、出纳乃治咳之要，凌老论勿以炎症皆属火热，而滥投苦寒冰遏之剂；姜老春华教授，治咳倡用截断，久咳每补气阴；孙弼纲教授，每重升麻，效法东垣而用风药。

江尔逊先生，久咳概用金沸草散，痰壅津伤任以豁痰之剂，乃禀师传，其师陈鼎三先生曾拯江老之危，切身体会，六十载验证，不比平常。孔伯华先生清疏豁痰，并和肝胃，而非惓惓偏执于肺；严苍山之论伏风咳嗽；陈道隆先生言，痰之寒热，不可拘于其色之白黄，经验之谈，每令人耳目为之一新。夏仲方先生体验，柴胡方治咳，疗效卓著，乃千金难得之良方。

于咳喘之辨治，程门雪先生审寒热虚实，酌宣肃清润，细致入微，间不容发；赵锡武教授视咳用药，辨痰论治，恪守仲景法度；裘老沛然先生每并用辛温苦寒，蠲饮泄肺；欧阳琦老之究开合升降，足证其医理精深。焦树德教授之两纲六证三原则，皆经验之谈，足可示人以规矩。胡翘武先生之化裁阳和，孟澍江教授之金水六君合以三拗，皆可师法。

刘老渡舟教授，乃经方大家，擅用经方治疗咳喘；湖北已故名医朱紫来先生亦为经方家，他们经方之运用，均臻化境。

虞抟

咳嗽正传

虞抟（1438~1517），字天民，明代医家

《内经》曰：五脏六腑皆令人咳，非独肺也。皮毛者肺之合也，皮毛先受邪气，邪气以从其合也。五脏之咳延久，乃移于六腑。河间曰：咳谓无痰而有声，肺气伤而不清也。嗽谓无声而有痰，脾湿动而生痰也。咳嗽谓有痰而有声，盖因伤于肺气，动于脾湿，咳而为嗽也。脾湿者，秋伤于湿，积于脾也。故《内经》又曰：秋伤于湿，冬必咳嗽。大抵素秋之气宜清肃，反动之，气必上冲而为咳，甚则动于脾湿，发而为痰焉。又曰：寒、暑、燥、湿、风、火，六气皆令人咳，惟湿病痰饮入胃，留之而不行，上入于肺，则为咳嗽。假令湿在心经，谓之热痰；湿在肝经，谓之风痰；湿在肺经，谓之气痰；湿在肾经，谓之寒痰，为患不同，宜随证而治之。是故咳而无痰者，以辛甘润其肺。夫欲治咳嗽者，当以治痰为先；治痰者，必以顺气为主。是以南星、半夏胜其痰，而咳嗽自愈；枳壳、橘红利其气，而痰饮自降。痰盛而能食者，小承气汤微下之；痰盛而不能食者，厚朴汤疏导之。夏月嗽而发热者，谓之热嗽，小柴胡加石膏、知母；冬月嗽而发寒热，谓之寒嗽，小青龙汤加杏仁。此治法之大要也，学者不可不知。

脉　　法

关上脉微为咳，肺脉微急为咳而唾血，脉弦涩而咳为少血，脉紧者为肺寒，双弦者寒，脉浮而紧者为虚寒，脉浮而缓者伤风，脉细者湿，脉数为热，脉沉数为实热，脉弦为水，偏弦为饮，脉沉为留饮，洪滑多痰。

咳，脉浮直者生。脉浮濡者生。脉紧者死。沉小伏匿者死。咳而羸瘦，脉坚大者死。咳而脱形发热，脉小坚急者死。凡肌瘦脱形，热不去，咳呕，腹胀且泄，脉弦急者，皆死证也。

方　　法

丹溪曰：咳嗽有风寒，有火，有劳，有痰，有肺胀。

风寒者，主发散行痰，二陈汤加麻黄、杏仁、桔梗之类。

戴氏曰：风寒者，鼻塞声重恶寒是也。

风寒郁热于肺，夜嗽者，三拗汤加知母。脉大而浮，有热，加黄芩、生姜。

寒嗽，古方有以生姜切作薄片，焙干为末，糯米糊为丸，如芥子大，空心清米饮下三十丸。

声哑属寒（寒包热也，此言感寒而嗽者），宜细辛、半夏、生姜，辛以散之。

风入肺久嗽者，用鹅管石、雄黄、郁金、款冬花为末，以生姜一片置舌上，以药末拌艾，于姜上灸之，取烟入喉中愈。一方有南星、佛耳草，无郁金此即烟筒法，小异。

治嗽烟筒方，用鹅管石、雄黄、款冬花、佛耳草为末，以鸡子清刷纸上，卷药末作筒，烧烟，以口衔，吸烟入喉，姜汤送下。

喘嗽遇冬则发，此寒包热也，解表热自除。用桔梗枳壳汤，枳壳、桔梗（各一钱）、麻黄、防风、甘草、陈皮、紫苏、木通、黄芩（各等份）。如严寒，丢黄芩，加杏仁五分。感冷则嗽，膈上有痰，二陈汤加炒枳壳、黄芩、桔梗、苍术、麻黄、木通、生姜。

火者，主降火清金化痰，黄芩、海石、瓜蒌、青黛、桔梗、半夏、香附、诃子、青皮之类（戴氏曰：有声痰少面赤是也），蜜丸噙化。

干咳嗽者，系火郁之甚，难治，乃痰郁火，邪在肺中，用苦梗以开之，下用补阴降火，不已则成劳，须行倒仓法，此证不得志者有之。

有痰因火逆上者，必先治火，然亦看痰火孰急，若痰急，先治痰而后降火也。

劳者，主补阴清金，四物汤加竹沥、姜汁。戴氏曰：盗汗出，兼痰多作寒热是也。

阴虚火动而嗽，四物合二陈，顺而下之。加炒黄柏、知母尤佳。阴虚喘嗽或吐红者，四物汤加知母、黄柏、五味子、人参、麦门冬、桑白皮、地骨皮。

好色之人，元气虚弱，咳嗽不愈，琼玉膏最捷。

肺虚甚者，人参膏以生姜、陈皮佐之，有痰加痰药，此好色肾虚者有之。

久嗽、劳嗽，用贝母、知母各一两，以巴豆同炒黄色，去巴豆，再用白矾、白及各一两为末，以生姜一片蘸药，睡时噙化，药尽嚼姜咽之。麦门冬、陈皮、阿胶珠各等份，蜜丸噙化。又方有人参、五味子。

咳嗽令声嘶，乃血虚受热，用青黛、蛤粉蜜调服之。

《医说》内一方治痰嗽，用蚌粉新瓦上炒通红，拌入青黛少许，以淡齑水滴入麻油数点调服。

痰者，主豁痰。戴氏曰：嗽动便有痰声，痰出嗽止是也。

痰嗽，用半夏、瓜蒌子各五两，贝母、桔梗各二两，知母一两，枳壳一两半，为细末，生姜汁浸，蒸饼为丸服。

一方：黄芩（酒洗）一两半，白芥子（去壳）、滑石各五钱，贝母、南星各一两，风化硝二钱半，姜汁浸，蒸饼为丸，青黛为衣。

痰多喘嗽，白术、半夏、苍术、香附、杏仁各一两，黄芩五钱，为末，姜汁调面糊为丸服。

痰嗽因酒伤肺，瓜蒌仁、杏仁俱杵如泥，黄连为末，以竹沥入紫苏叶煎，再入韭汁调丸服。一方用青黛、瓜蒌，蜜丸噙化以救肺。

久嗽，有积痰留肺脘中如胶，气不能升降，或挟湿与酒而作，茜根（俗名过山龙，童便浸）、僵蚕、炒海粉、瓜蒌仁、蜂房、杏仁、神曲为末，姜汁、竹沥调，噙化。

痰嗽气急，苍术三两，香附一两半，萝卜子（蒸）、杏仁、瓜蒌仁、半夏各一两，黄芩、茯苓各五钱，川芎三钱，丸服。

嗽而有痰，宜灸天突穴、肺俞穴，以泄火热，泻肺气。

食积痰嗽发热，半夏、南星为君，瓜蒌、萝卜子为臣，青黛、海石、石碱为使，姜汁浸，蒸饼丸服。

食积痰嗽，三补加二母炒为末，丸如椒核大，以竹沥、藕汁吞三补，芩、连、柏也。二母，知、贝母也。

肺胀者，主收敛，戴氏曰：动则喘满、气急声重者是也。

肺因火伤极，遂成郁遏胀满，用诃子为君，佐以海粉、香附、青黛、杏仁之类。

肺胀，郁遏不得眠者，难治。

凡嗽，春是春升之气，夏是火炎于上，秋是湿热伤肺，冬是风寒外束，用药发散之后，必以半夏等药，逐去其痰，庶不再作。

早晨嗽多者，此胃中有食积，至此时火气流入肺中，以知母、地骨皮降肺火。上半日嗽多者，胃中有火，知母、石膏降之。午后嗽多者，属阴虚，四物汤加知母、黄柏先降其火。黄昏嗽多者，火气浮乘肺，不宜用凉剂，以五味子、五倍敛而降之。

嗽而胁痛，宜以青皮疏肝气，后以二陈汤加南星、香附、青黛、姜汁。一云：实者，白芥子之类。

嗽而心烦不安，六一散加辰砂服。

嗽而失声，润肺散

诃子肉　五倍子　五味子　黄芩　甘草各等份

上为细末，蜜丸噙化。

（以上丹溪方法凡三十八条）

嗽而无声有痰方（河间）

半夏　白术　五味子　防风　枳壳　甘草各等份

嗽而有声无痰方（河间）

生姜　杏仁泡去皮尖　五味子九枚　升麻　防风　桔梗各等份甘草炙，二分

嗽而有声有痰方

白术　半夏　五味子　防风

久不愈，加枳壳、阿胶珠各等份。

寒热交作而痰嗽者，小柴胡加知母之类。一方加白芍药、五味子、桑白皮。

阴气在下，阳气在上，咳嗽呕吐喘促，泻白散加青皮、五味子、人参、茯苓、粳米。

热嗽胸满，小陷胸汤。

治嗽劫药，五味子汤

五味子五钱　甘草一钱半　五倍子　风化硝上为末，各一钱

蜜丸噙化。

或用诃子、百药煎、荆芥穗，蜜丸噙化。治嗽最要分肺虚肺实。若肺虚久嗽，宜五味子、款冬花、紫菀、马兜铃之类以补之；若肺实有火邪，宜黄芩、天花粉、桑白皮、杏仁之类以泻之。

东垣曰：治嗽必用五味子为君，然有外邪者骤用之，恐闭住其邪气，必先发散之，而后用之可也。

治嗽用诃子，味酸苦有收敛降火之功。五味子收肺气，乃火热必用之剂。杏仁散肺气风热，然肺实有热因于寒者为宜。桑白皮泻肺气，然性不纯良，用之多者当戒。或用马兜铃，以其去肺热补肺也。多用生姜，以其辛能发散也。瓜蒌子甘，能补肺润肺降气，胸中有痰者，以肺受火逼，失降下之令，今得甘缓润下之助，则痰自降，宜其为治嗽之要药也。

琼玉膏（丹溪）治虚劳、干咳嗽。

人参十二两　沉香、琥珀各五钱　白砂蜜煎沸去沫，五斤　白茯苓去皮净者，二十五两　生地黄去芦净者，洗净银石器内，杵细，取自然汁，大总铁器，十斤

臞仙曰：今予所制此方，加沉香、琥珀二味，其功效异于世传之方。

上以人参、茯苓、沉香、琥珀俱为细末，先将地黄汁与白砂蜜搅匀，用密绢滤去细渣，入药末搅匀，入好瓷瓶或银瓶内，用绵纸十数层，外加箭箬包封，扎瓶口，入砂锅内或铜锅内，以长流水浸没瓶颈，用桑柴文武火煮三昼夜取出，换蜡纸数重包扎瓶口；浸没井中半日，以出火毒，提起，仍入前锅内煮半日，以出水气，然后收藏。每日清晨及午前、后，取一二匙，用温酒一盏调服。不饮酒人，白汤亦可。

九仙散（局方）治一切咳嗽、久嗽，乃击其惰归之药也。

人参　款冬花　桑白皮　桔梗　阿胶炒成珠　五味子各一钱　乌梅一个　贝母五分　罂粟壳去瓤蒂盖，蜜炙，二钱

上细切，作一服，加生姜三片、水二盏，煎至一盏，温服。

三拗汤（局方）治风寒咳嗽喘急。

麻黄不去根节　甘草生用　杏仁不去皮尖，另研细，各一钱五分

上细切，作一服，加生姜五片、枣二枚、水一盏半，煎至一盏，温服，痰清乃止。

温肺汤（局方）治肺感寒邪，咳嗽吐痰。

半夏泡　陈皮去白　五味子　干姜泡　桂心各五分　杏仁去皮，炒研，五分　北细辛　阿胶炒成珠　甘草炙，各二分半

上细切，作一服，加生姜三片、大枣二枚、水一盏半，煎至一盏，去渣温服。

愚按：此方乃冬月寒冷之时，触冒寒邪而未郁热者，极效。如久嗽郁热者，切不可用。

杏苏饮（局方）治上气喘嗽，面目浮肿。

紫苏叶七分　五味子　大腹皮酒洗净　乌梅肉　杏仁泥各五分　陈皮去白　桔梗　麻黄去根节　桑白皮蜜炙　阿胶珠各二分半　紫菀茸三分半　甘草炙，一分

上细切，加生姜五片、水一盏半，煎至一盏，温服。

〔丹溪活套〕云：二陈汤治咳嗽，去痰代病根之药也，除阴虚血虚火盛干咳嗽者勿用。如血虚有痰者，本方合四物汤，加五味子、麦门冬、瓜蒌仁之类。如伤风邪咳嗽，本方加南星、枳壳、防风、荆芥、前胡、细辛、旋覆花之类。如伤寒邪咳嗽，本方加麻黄、杏仁、桔梗、干姜、桂枝之类。如伤热邪咳嗽，本方加黄芩、薄荷、知母、石膏、桔梗之类。如先伤风寒郁热，久嗽不已，欲成劳者，本方加知母、贝母、款冬花、紫菀、五味子、天麦二门冬、马兜铃、当归、生

地黄之类。如伤风寒，喘嗽并作，本方加麻黄、杏仁、防风、荆芥、枳壳、桑白皮、桔梗、地骨皮、紫苏之类。如咳嗽声嘶，引两胁痛不可忍者，本方加芎、归、芍药、青皮、柴胡、草龙胆、黄芩、竹茹之类。如年久喘嗽，遇风寒则发作者。本方加紫菀、款冬花、桑白皮、杏仁、五味子、知母、石膏之类。不问风寒郁热，劳嗽久嗽，曾先服麻黄、杏仁、防风等药，病虽退减而病根未除者，本方加粟壳、乌梅、阿胶、五味子、瓜蒌仁之类，可一服而愈。凡诸嗽，须分气虚、气实、新、久用药。如新咳嗽挟虚者，可用人参；风寒邪甚者，则不可用；如久嗽已郁热者，切不可用人参，反增喘满嗽剧。如肺虚久嗽，加五味子、款冬花、紫菀茸、马兜铃之类以补之。若肺实而有火邪者，宜桑白皮、片黄芩、天花粉、杏仁、枳壳、桔梗之类以泻之。

祖传方

润肺除嗽饮 治远年咳嗽如神。

人参 杏仁 生甘草 薄荷各三分 五味子九粒 款冬花 紫菀茸 麻黄 陈皮去白 石膏煅 桔梗 半夏 桑白皮蜜炙 枳壳麸炒 乌梅 粟壳去瓤，蜜炙，各等份

上细切，加生姜三片、细茶一撮、水一盏半，煎至一盏服。

三圣丹 治久嗽极效。

天南星炮制，一两 半夏汤泡七次，二两 甘草生用，五钱 先以星、夏二味研为细末，用生姜自然汁拌匀，盦作曲，春秋七日，冬十日，夏五日取出，再同甘草共研为细末，别取淡竹沥一碗，将前药末用竹沥拌匀作饼子，焙干，又将竹沥沃湿，又焙干，如此沃焙十数次，待竹沥尽为度，研为极细末，用白砂蜜调如饧，每临卧，抄一匙于口内噙化下，再用竹沥漱口咽之。

（《医学正传》）

龚廷贤

咳 嗽 保 元

龚廷贤（1522~1619），字子才，江西金溪人，明代名医

脉：咳嗽所因，浮风紧寒，数热细湿，房劳涩难。右关濡者，饮食伤脾。左关弦短，疲极肝衰。浮短肺伤，法当咳嗽。五脏之嗽，各视本部，浮紧虚冷，沉数实热，洪滑多痰，弦涩少血。形盛脉细，不足以息，沉少伏匿，皆是死脉。惟有浮大而嗽者生。

夫咳谓有声，肺气伤而不清。嗽谓有痰，脾湿动而生痰。咳嗽者，因伤肺气而动脾湿也。病本须分六气、五脏之殊，而其要，皆主于肺。盖肺主气而声出也，戴云：因风寒者，鼻塞声重，恶寒者是也。因火者，声痰少，面赤者是也。因劳者，盗汗出。兼痰者，多作恶热。肺胀者，动则喘满，气急身重。痰者，嗽动便有痰声，痰出嗽止。五者大概耳，亦当明其是否也。治法须分新久虚实，新病风寒则散之，火热则清之，痰涎则化之，湿热则泻之。久病便属虚、属郁，气虚则补气，血虚则补血，兼郁则开郁，滋之、润之、敛之、降之，则治虚之法也。

一论四时感冒，发热头疼，咳嗽声重，涕唾稠黏，中脘痞满，呕吐痰水。宽中快膈，不致伤脾，此药大解肌热，潮热将欲成劳，痰嗽喘热，并效。用：

参苏饮

紫苏 前胡 桔梗 枳壳去瓤 干葛 陈皮 半夏汤泡 白茯苓去

皮，各一钱　甘草三分　人参五分　木香（初病热嗽去之）三分

上锉一剂，姜枣煎服。若天寒感冒，恶寒多汗，咳嗽喘急。或伤风无汗，鼻塞声重，加麻黄二钱、杏仁一钱、金沸草一钱以汗散之。若初感冒，肺多有热，加杏仁、桑皮、黄芩、乌梅。胸满痰多加瓜蒌仁。气促喘嗽，加知母、贝母。肺寒咳嗽加五味、干葛。心下痞闷烦热，嘈杂恶心，或停酒不散，加姜炒黄连、枳实、干葛，陈皮倍用之。鼻衄加乌梅、麦门冬、白茅根。心盛发热加柴胡、黄芩。头痛加川芎、细辛。咳嗽吐血加升麻、牡丹皮、生地黄。火热咳嗽久不愈，加知母、贝母、麦门冬。见血加阿胶、生地黄、乌梅、赤芍、牡丹皮。吐血痰嗽加四物汤，名茯苓补心汤。妊娠伤寒去半夏，加香附子。

一论上气喘逆，咽喉不利，痰滞咳嗽，口舌干渴。

二母清顺汤

天门冬去心，一钱　麦门冬去心，一钱　知母蜜汤浸，二钱　贝母甘草汤洗，二钱　人参五分　当归身一钱　枯芩一钱　山栀子炒，一钱　玄参一钱　桔梗一钱　天花粉一钱　薄荷七分　生甘草三分

上锉，水煎服。

清热宁嗽化痰定喘丸

橘红五钱　青黛三钱　贝母七钱　胆星一两　天花粉七钱　桑白皮七钱　杏仁去皮尖，七钱　桔梗七钱　黄芩五钱　前胡七钱　甘草三分

用法：上为细末，炼蜜为丸，如龙眼大，每服一丸，淡姜汤化下。

一论痰嗽，服前方不效者，多属气血虚弱，四肢沉困，宜八物汤加黄柏、知母、贝母、麦门冬、五味、瓜蒌、紫苏、陈皮等份，姜枣煎服。

一论咳嗽，早间吐痰甚多，夜间喘急不寐。然早间多痰，乃脾

虚，饮食所化。夜间喘急乃肺虚，阴火上冲，以后方服之。

补中益气汤　依本方加麦门冬、五味子。

六味地黄丸　依本方加麦门冬、五味子。

一论伤风寒，鼻流清涕，寒噤喷嚏，此脾肺气虚，不能实腠理。以补中益气汤主之。

一论咳嗽面白，鼻流清涕，此脾肺虚而兼外邪。补中益气汤加茯苓、半夏、五味子而愈。

一论咳嗽吐痰，失音声哑，此元气虚弱而致也。补中益气汤加黄柏、知母、天门冬、麦门冬、五味子、杏仁、黄芩、瓜蒌仁。

一论咳嗽吐痰，手足时冷，此脾肺虚寒，以补中益气汤加炮干姜、半夏。

一论声音不出，用新槐花不拘多少，瓦上慢火炒焦，置怀中、袖中，时时将一二粒口中咀嚼咽之，使喉中常有味，久声自出。

一治语言不出，用：

真苏子二钱　诃子三个　杏仁三十个　百药煎二两

上为末，每服二钱，热酒调服。

一治久嗽，语声不出。

诃子去核，一两　杏仁泡，去皮尖，一两　通草二钱

上锉，每服四钱，煨姜五片，水煎，食后温服。

一论老年人，日久咳嗽不能卧者，多年不愈。用

猪板油四两　蜂蜜四两　米糖四两

上三味熬化成膏，时时刻刻挑一匙，口中噙化，二五日，其嗽即止。

一论久年咳嗽吐痰。

银杏膏

陈细茶略焙，为细末，四两　白果肉一半去白膜，一半去红膜，擂烂，四两

核桃肉擂，四两　家蜜半斤

上药入锅内，炼成膏，不拘时服。

一治久嗽不疗，并虚劳喘嗽。

紫菀去芦头　款冬花各二两　百部五钱

上为末，每服三钱，生姜三片、乌梅一个，同煎汤调下，食后临卧各一服。

一论久嗽，并连嗽四五十声者，用连皮生姜自然汁一勺，加白蜜二茶匙，同放茶碗内，煎一滚，温服，三四次即止。

一切咳嗽上气者，一道士专卖此药，不拘新久皆效。

干姜桂心紫色辛辣者，去皮　皂荚泡，去皮子，肥大无孔者

上三味，并另捣下，筛了，各秤分两和合后，更捣，筛一遍，炼白蜜搂和，又捣一二千杵，每服三丸，如梧桐子大，不限食之先后，嗽发即服，日进三五服，忌葱、蒜、油腻、面物。

一论年久，近日咳嗽，哮吼喘急等症。

神吸散　国子博士颜心吾传。

鹅管石火煅，好醋淬七次，一钱　余粮石火煅，醋淬七次，一钱　官桂三分　粉草三分　枯白矾五分　款冬花五分　石膏煅，五分

上为细末，每服三分二厘，准秤。至夜食后，静坐片时，将药放纸上，以竹筒五寸长，直插喉内，用力吸药，速亦不怕，吸药令尽为度。以细茶一口，嗽而咽之。忌鸡、鱼、羊、鹅一切动风发物，并生冷诸物，惟食白煮猪肉、鸡子，戒三七日。日宜用公猪肺一副，加肉半斤，栀子一岁一个，炒成炭，桑白皮不拘多少，用水同煨至熟烂，去药，至五更，病人不要开口言语，令人将汤肺喂之，病人嚼吃任用，余者过时再食，神效。

一论久嗽痰喘，百药不效，并年久不瘥者，或能饮酒人，久嗽无效。

清金膏　曲阜令孔桂窗传。

天门冬去心，八两　麦门冬去心，四两　贝母四两　杏仁去皮，四两
半夏姜制，四两

上五味切片，水熬去渣，取汁五碗，入白粉葛末四两、蜜一斤，共煎汁入坛内，重汤煮一日成膏，取出，每日无时频频服之。

一人时唾痰涎，内热作渴，肢体倦怠，劳而足热，用清气化痰益甚。

余曰：此肾水泛而为痰，法当补肾。不信，另进滚痰丸一服，吐泻不止，大食不入，头晕眼闭，始信。余用六君子汤数剂，胃气渐复，却用六味丸一月余，诸症悉愈。

一人咳嗽气喘，鼻塞流涕，余用参苏饮一剂以散寒邪，更用补中益气以实腠理而愈。后因劳怒仍作，自用前饮益甚，加黄连、枳实，腹胀不食，小便短少。二陈、四苓，前症愈剧，小便不通。余曰：腹胀不食，脾胃虚也。小便短少，肺肾虚也。悉因攻伐所致，投以六君子加黄芪、炮姜、五味，二剂诸症顿退，再用补中益气加炮姜、五味，数剂痊愈。

一治咳嗽秘方。

款冬花三钱　石膏三钱　硼砂七厘　甘草三钱

上为末，吹入喉内，用细茶漱下即好。

脉滑而手足温者生，脉沉涩而四肢寒者死。数者亦死，为其形损改也。肺受邪则喘，手太阴肺专主外感，无汗而喘属表实，有汗而喘属良虚。凡久喘未发，扶正气为要；已发，攻邪为主。大概喘急甚者，不可使用苦药，火气盛故也。

一论外邪在表，无汗而喘者。

五虎汤

麻黄三钱　杏仁去皮尖，三钱　石膏五钱　甘草一钱　细茶一撮

有痰加二陈汤。上锉一剂，生姜、葱水煎，热服。加桑白皮一钱，尤良。

一论在里邪实不便，脉实而喘者。

三乙承气汤

大黄　芒硝　厚朴　枳实　甘草

加木香、槟榔。上锉，生姜三片，水煎热服。

一论痰盛而喘者，此治痰喘不能卧，人扶而坐数日，一服而安。

千缗导痰汤

南星一钱　半夏火炮，破皮，分四片，七个　赤茯苓　枳壳麸炒，各一钱　皂角炙，去弦子，一寸　甘草炙，一寸

上锉，生姜一指大，水煎服。

一论七情郁结，上气而喘者，用：

四磨汤

人参　槟榔　沉香　乌药

上四味，各用水磨汁，合一处，温服之。

三子汤　治气喘如神。

苏子　白芥子　萝卜子

水煎服，立已。

一论腹胀气喘，坐卧不得者，宜服：

沉香散

沉香二钱半　木香二钱半　枳壳麸炒，三钱　萝卜子三钱

上锉一剂，生姜三片，水煎温服。

一论喘急，因内伤元气，气不接续而喘者，宜用补中益气汤。方见内伤。

一论阴虚火动，火炎上攻而喘者，宜此清离滋坎汤。一用六味丸加黄柏、知母，亦效。

一论虚阳上攻，气不升降，上盛下虚，痰涎壅盛，喘促短气，咳嗽而喘者。

苏子降气汤

苏子五钱　陈皮　厚朴姜汁炒，一钱　前胡　肉桂各二钱　半夏姜炒，五钱　当归三钱　甘草一钱

上锉，姜枣煎服。

一论老人痰嗽气喘，宜服：

三子养亲汤

白芥子研，八分　萝卜子研，八分　苏子研，八分　南星水泡，八分　半夏水泡，八分　陈皮去白，六分　枳实炒，六分　片芩去朽，八分　赤茯苓去皮，八分　甘草二分

上锉一剂，生姜三片，水煎温服。

一人体肥善饮，仲秋痰喘，用二陈、芩、连益甚，加桑皮、杏仁，盗汗气促；加贝母、枳壳，不时发热；予以为脾肺虚寒，用八味丸以补土母，补中益气汤接补中气。

八味丸。

（《寿世保元》）

张景岳

首揭外感内伤两纲

张景岳（1563~1640），名介宾，明代医家

咳嗽一证，窃见诸家立论太繁，皆不得其要，多致后人临证莫知所从，所以治难得效。以余观之，则咳嗽之要，止惟二证。何为二证？一曰外感，一曰内伤，而尽之矣。夫外感之咳，必由皮毛而入，盖皮毛为肺之合，而凡外邪袭之，则必先入于肺，久而不愈，则必自肺而传于五脏也；内伤之嗽，必起于阴分，盖肺属燥金，为水之母，阴损于下，则阳孤于上，水涸金枯，肺苦于燥，肺燥则痒，痒则咳不能已也。总之，咳证虽多，无非肺病，而肺之为病，亦无非此二者而已。但于二者之中，当辨阴阳、当分虚实耳。

盖外感之咳阳邪也，阳邪自外而入，故治宜辛温，邪得温而自散也；内伤之嗽阴病也，阴气受伤于内，故治宜甘平养阴，阴气复而嗽自愈也。然外感之邪多有余，若实中有虚，则宜兼补以散之；内伤之病多不足，若虚中挟实，亦当兼清以润之。大都咳嗽之因，无出于此，于此求之，自得其本，得其本则治之无不应手，又何有巢氏之十咳证、陈氏之三因证，徒致乱人心目，而不得其际也。留心者，其熟知此意。

经云：肺之令人咳。又曰：五脏六腑皆令人咳，非独肺也。又曰：皮毛先受邪气，邪气以从其合也。又曰：五脏各以其时受病，非

其时各传以与之。然则五脏之咳，由肺所传，则肺为主脏，而五脏其兼者也。故五脏六腑各有其证，正以辨其兼证耳。既有兼证，则亦当有兼治，虽有兼治，然无非以肺为主也，是固然矣，然愚则犹有说焉，则谓外感之咳与内伤之咳，其所本不同而所治亦异。盖外感之咳，其来在肺，故必由肺以及脏，此肺为本而脏为标也；内伤之咳，先因伤脏，故必由脏以及肺，此脏为本而肺为标也。凡治内伤者，使不知治脏而单治肺，则真阴何由以复？阴不复则咳终不愈；治外感者，使不知治阳而妄治阴，则邪气何由以解？邪不解则嗽终不宁。经曰治病必求其本，何今人之不能察也！

劳风证，《素问·评热病论》曰：劳风，法在肺下，其为病，使人强上冥视，唾出若涕，恶风而振寒，此为劳风之病。巨阳引精者三日，中年者五日，不精者七日，咳出青黄涕，其状如脓，大如弹丸，从口中若鼻中出，不出则伤肺，伤肺则死矣。

宾按：此劳风之证，即劳力伤风证也。盖人之劳者，必毛窍开而汗液泄，所以风邪易入。凡今人之患伤风者，多有此证，故轻者惟三四日，重者五七日，必咳出浊痰如涕而愈者，此即劳风之属也。但以外感之法治之，自无不愈。其有劳之甚者，或内摇其精，或外劳其形，劳伤既甚，精血必亏，故邪不能散而痰不能出，此即劳损干嗽之类也，所以多不可治。

外感有嗽，内伤亦有嗽，此一实一虚，治当有辨也。

盖外感之嗽，必因偶受风寒，故或为寒热，或为气急或为鼻塞声重，头痛吐痰，邪轻者脉亦和缓，邪甚者脉或弦洪微数，但其素无积劳虚损等证，而陡病咳嗽者，即外感证也；若内伤之嗽，则其病来有渐，或因酒色，或因劳伤，必先有微嗽而日渐以甚。其证则或为夜热潮热，或为形容瘦减，或两颧常赤，或气短喉干，其脉轻者亦必微数，重者必细数弦紧。盖外感之嗽其来暴，内伤之嗽其来徐；外感之嗽因于寒邪，内伤之嗽因于阴虚；外感之嗽可温可散，其治易，内伤之嗽宜补宜和，其治难。此固其辨也。然或其脉证素弱，而忽病外感者有之，或其形体素强，而病致内伤者亦有之，此中疑似，但于病因脉色中细加权察，自有声应可证。若或认之不真，而互谬其治，则吉凶攸系不浅也，最宜慎之。

外感之嗽证治

外感之嗽，无论四时，必皆因于寒邪。盖寒随时气入客肺中，所以治嗽但治以辛温，其邪自散，惟六安煎加生姜为最妙，凡属外感，悉宜先以此汤加减主之。

若肺脘燥涩，痰气不利，或年老血衰，咳嗽费力者，于本方加当归二三钱；若寒气太盛，或中寒肺气不温，邪不能解者，于此方加北细辛七八分或一钱；若冬月寒盛气闭，邪不易散者，即麻黄、桂枝俱可加用，或用小青龙汤；若伤风见寒，或伤寒见风，而往来寒热，咳嗽不止者，宜柴陈煎主之；若寒邪不甚，痰气不多者，但以二陈汤加减主之，则无有不愈。

外感之嗽，凡属阴虚少血，或脾肺虚寒之辈，则最易感邪，但察其脉体稍弱，胸膈无滞，或肾气不足，水泛为痰，或心嘈呕恶，饥不欲食，或年及中衰，血气渐弱，而咳嗽不能愈者，悉宜金水六君煎加减主之，足称神剂。若兼阳分气虚，而脉微神困，懒言多汗者，必加人参勿疑也；若但以脾胃土虚，不能生金，而邪不能解，宜六君子汤以补脾肺；或脾虚不能制水，泛而为痰，宜理中汤或理阴煎、八味丸之类以补土母，皆良法也。

外感咳嗽而兼火者，必有内热喜冷、脉滑等症，亦但以二陈、六安等汤，酌加凉药佐之。热微者可加黄芩一二钱，热甚者再加知母、栀子之属。若火在阳明，而兼头痛热咳者，惟加石膏为宜。

外感之证，春多升浮之气，治宜兼降，如泽泻、前胡、海石、瓜蒌之属是也；夏多炎热之气，治宜兼凉，如芩、连、知、柏之属是也；秋多阴湿之气，治宜兼燥，如苍术、白术、干姜、细辛之属是也；冬多风寒之气，治宜兼散，如防风、紫苏、桂枝、麻黄之属是也。

经言岁气天和，即此之类。然时气固不可不知，而病气尤不可不察，若当其时而非其病，及时证有不相合者，又当舍时从证也。至于各脏之气，证有兼见者，又当随宜兼治，故不可任胶柱之见。咳嗽凡遇秋冬即发者，此寒包热也，但解其寒，其热自散，宜六安煎、二陈汤、金水六君煎三方，察其虚实壮老，随宜用之。如果内热甚者，不妨佐以黄芩、知母之类。

内伤之咳证治

凡内伤之嗽，必皆本于阴分。何为阴分？五脏之精气是也。然五脏皆有精气，而又惟肾为元精之本，肺为元气之主。故五脏之气分受伤，则病必自上而下，由肺由脾以极于肾；五脏之精受伤，则病必自下而上，由肾由脾以极于肺。肺肾俱病，则他脏不免矣。所以劳损之嗽，最为难治，正以其病在根本，而不易为力也。病在根本，尚堪治不求本乎？故欲治上者，不在乎上而在乎下，欲治下者，不在乎下而在乎上，知气中有精，精中有气，斯可以言虚劳之嗽矣。

肺属金，为清虚之脏。凡金被火刑则为嗽，金寒水冷亦为嗽，此咳嗽所当治肺也，然内伤之嗽则不独在肺，盖五脏之精皆藏于肾，而少阴肾脉从肾上贯肝膈，入肺中，循喉咙，挟舌本，所以肺金之虚，多由肾水之涸，正以子令母虚也。故凡治劳损咳嗽，必当以壮水滋阴为主，庶肺气得充，嗽可渐愈。宜一阴煎、左归饮、琼玉膏、左归丸、六味地黄丸之类，择而用之。其有元阳不亏，生气不布，以致脾困于中，肺困于上，而为喘促，为痞满，为痰涎呕恶，为泄泻畏寒，凡脉见细弱，证见虚寒，而咳嗽不已者，此等证候皆不必治嗽，但补其阳而嗽自止，如右归饮、右归丸、八味地黄丸、大补元煎、六味回阳饮、理中汤、劫劳散之类，皆当随宜速用，不得因循，以致汲深无及也。

内伤咳嗽，凡水亏于下，火炎于上，以致火烁肺金而为干渴烦热，喉痛口疮，潮热，便结喜冷，尺寸滑数等症，则不得不清火以存其水，宜四阴煎，或加减一阴煎、人参固本丸主之。此当与咳血证参酌其治，详见血证门。

咳嗽声哑者，以肺本属金，盖金实则不鸣，金破亦不鸣。金实者以肺中有邪，非寒邪即火邪也；金破者以真阴受损，非气虚即精虚也。寒邪者宜辛宜温，火邪者宜甘宜清，气虚者宜补阳，精虚者宜补阴。大都此证邪实者其来暴，其治亦易；虚损者其来徐，其治亦难。治损之法，当与后干咳证参酌用之。

内伤虚损之嗽，多不宜用燥药，及辛香动气等剂，如六安、二陈之类，皆不可轻用。惟甘润养阴，如乳酥、蜂蜜、百合、地黄、阿胶、麦冬、去皮胡桃肉之类，皆所宜也。外邪证多有误认为劳伤，而遂成真劳者，此必其人身体柔弱，而医家望之已有成心，故见其发热，遂认为火，见其咳嗽，遂认为劳，不明表里，率用滋阴降火等剂，不知寒邪既已在表，凉药不宜妄投。

若外既有寒而内又得寒，则表里合邪，必致邪留不解，延绵日甚，俗云伤风不愈变成劳。夫伤风岂能变劳，特以庸医误治而日加清削，则柔弱之人能堪几多清理，久而不愈，则至成劳不已也。此实医之所误耳，故医于此证最当详察在表在里，及新邪久病等因，脉色形气等辨。辨得其真，则但以六安煎、金水六君煎，或柴陈煎之类，不数剂而可愈矣。医之不精，此其一也。

干咳嗽证，在丹溪云火郁之甚，乃痰郁火邪在肺中，用苦梗以开之，下用补阴降火，不已则成劳，须用倒仓法。此证多是不得志者有之。愚谓丹溪此说殊不其然，夫既云不得志，则其忧思内伤，岂痰火病也？又岂苦梗、倒仓所宜攻也？盖干咳嗽者，以肺中津液不足，枯涸而然，此明系内伤亏损，肺肾不交，气不生精，精不化气，所以干涩如此，但其有火无火，亦当辨治。若脏平无火者，只因肺虚，故必先补气，自能生精，宜五福饮之类主之；若脏气微寒者，非辛不润，故必先补阳，自可生阴，宜理阴煎或六君子汤之类主之，若兼内热有火者，须保真阴，故必先壮水，自能制火，宜一阴煎或加减一阴煎兼贝母丸之类主之。若以此证而但知消痰开郁，将见气愈耗水愈亏，未免为涸辙之鲋矣。

（《景岳全书》）

李中梓

治咳必读

李中梓（1588~1655），字士材，号念莪，明代医家

　　咳虽肺病，五脏六腑皆能致之。析其条目，经文尚有漏义；总其纲领，不过内伤外感而已。风寒暑湿伤其外，则先中于皮毛，皮毛为肺之合，肺邪不解，他经亦病，此自肺而后传于诸脏也；劳役情志伤其内，则脏气受伤，先由阴分而病及上焦，此自诸脏而后传于肺也。自表而入者，病在阳，宜辛温以散邪，则肺清而咳愈；自内而生者，病在阴，宜甘以壮水，润以养金，则肺宁而咳愈。大抵治表者药不宜静，静则留连不解，变生他病，故忌寒凉收敛，如《素问·五脏生成》所谓肺欲辛是也；治内者药不宜动，动则虚火不宁，燥痒愈甚，故忌辛香燥热，如《素问·宣明五气》所谓辛走气，气病无多食辛是也。然治表者虽宜动以散邪，若形病俱虚者，又当补中益气而佐以和解，倘专于发散，恐肺气益弱，腠理益疏，邪乘虚入，病反增剧也；治内者虽宜静以养阴，若命门火衰，不能归元，则参、芪、桂、附，在所必用，否则气不化水，终无补于阴也。至夫因于火者宜清，因于湿者宜利，因痰者消之，因气者利之，随其所见之证而调治。老人虚人，皆以温养脾肺为主，稍稍治标可也。若欲速愈而亟攻其邪，因而危困者多矣，慎之！

（《医宗必读》）

喻嘉言

五脏六气皆可致咳，斟酌虚实执律唯细

喻嘉言（1585~1664），名昌，清初医家

咳 嗽 论

喻昌曰：咳嗽一证，求之《内经》，博而寡要，求之《金匮要略》，惟附五方于痰饮之后，亦无颛论。不得已问津于后代诸贤所述，美璧琳琅，非不芬然案头，究竟各鸣己得而鲜会归。昌不以漫然渺然之说，传信后人，将何以为言哉？盖尝反复《内经》之文，黄帝问于岐伯曰：肺之令人咳者，何也？岐伯对曰：五脏六腑，皆足令人咳，非独肺也。此一语推开肺咳，似涉太骤。设当曰先陈肺咳，以渐推详，则了无疑义，后世有成法可遵矣。非然也，圣神立言，不过随文演义，微启其端，苟必一一致详，即非片言居要之体。所以读《内经》，贵在自得其要。得其要，则一言而终；不得其要，则流散无穷，岂特论咳嗽一证为然哉？黄帝训雷公之辞有曰：不知比类，足以自乱，不足以自明。固知比类之法，不但足以蔽《内经》之义，并足以蔽穷无穷极无极之义，管可窥天，蠡可测海。《内经》千万年脱略之文，一知比类，直可合符一堂。至于苟病当前，游刃恢恢，不待言矣。

请申之，岐伯虽言五脏六腑，皆足令人咳，其所重全在于肺。观

其下文云：皮毛者，肺之合也。皮毛先受邪气，邪气以从其合也。其寒饮食入胃，从胃脉上至于肺，则肺寒，肺寒则内外合邪，因而客之，则为肺咳，此举形寒饮冷伤肺之一端，以明咳始之因耳。内外合邪四字扼要，比类之法，重在于此。人身有外邪，有内邪，有外内合邪，有外邪已去，而内邪不解，有内邪已除，而外邪未尽，才一比类，了然明白，奈何不辨之于早，听其酿患日深耶。夫形寒者，外感风寒也。饮冷者，内伤饮食也。风寒无形之邪入内，与饮食有形之邪相合，必留恋不舍。治之外邪须从外出，内邪须从下出，然未可表里并施也。《金匮要略》五方总不出小青龙汤一方为加减，是《内经》有其论，《金匮要略》有其方矣。而《内经》《金匮要略》之所无者，欲从比类得之，果何从哉？进而求之暑湿，暑湿之邪，皆足令人咳也。盖暑湿之外邪内入，必与素蕴之热邪相合，增其烦咳，宜从辛凉解散，又当变小青龙汤之例为白虎，而兼用天水五苓之辱矣。进而求之于火，则有君相之合，无内外之合，而其足以令人致咳者，十常八九。以心与肺同居膈上，心火本易于克制肺金，然君火无为而治，恒不自动，有时劳其心而致咳，息其心咳亦自止，尚不为剥肤之灾也。惟相火从下而上，挟君火之威而刑其肺，上下合邪，为患最烈，治之亦可从外内合邪之例比拟，其或引或折以下其火，俾不至于燎原耳。于中咳嗽烦冤，肾气之逆，亦为上下合邪，但浊阴之气，上于清阳，为膈肓遮蔽，任其烦冤，不能透出。亦惟下驱其浊阴，而咳自止矣。进而求之于燥，内外上下，初无定属，或因汗吐太过而津越于外；或因泻利太久而阴亡于下；或荣血衰少，不养于筋；或精髓耗竭，不充于骨，乃致肺金日就干燥，火入莫御，咳无止息。此时亟生其津，亟养其血，亟补其精水，犹可为也。失此不治，转盼瓮干杯罄，毛瘁色弊，筋急爪枯，咳引胸背，吊胁疼痛，肺气膹郁，诸痿喘呕，嗌塞血泄，种种危象，相因而见，更有何法可以沃其焦枯耶？经谓咳不止而出白血者死，岂非肺受燥火煎熬而腐败，其血亦从金化而色白耶？至于五脏六腑之咳,《内经》言之不尽者,要亦可比类而会通之耳。昌一人知见有限,由形寒饮冷伤肺一端,比类以及暑湿火燥,不过粗枝大叶,启发聪明之一助,至从根本入理深谈,是必待于后人矣。

咳 嗽 续 论

昌著咳嗽论,比类《内经》,未尽底里,窃不自安。再取《金匮要略》嚼蜡,终日不辍,始得恍然有会,始知《金匮要略》以咳嗽叙于痰饮之下,有深意焉。盖以咳嗽必因之痰饮,而五饮之中,独膈上支饮,最为咳嗽根底。外邪入而合之固嗽,即无外邪,而支饮渍入肺中,自足令人咳嗽不已,况支饮久蓄膈上,其下焦之气逆冲而上者,尤易上下合邪也。夫以支饮之故,而令外邪可内,下邪可上,不去支饮,其咳终无宁宇矣。去支饮取用十枣汤,不嫌其峻。岂但受病之初,即病蓄已久,亦不能舍此别求良法。其曰:咳家其脉弦,为有水,十枣汤主之。正谓急弦之脉,必以去支饮为亟也,犹易知也。其曰:夫有支饮家咳烦,胸中痛者不卒死,至一百日一岁,宜十枣汤。此则可以死而不死者,仍不外是方去其支饮,不几令人骇且疑乎?凡人胸膈间孰无支饮,其害何以若此之大,其去害何必若此之力,盖膈上为阳气所治,心肺所居,支饮横居其中,动肺则咳,动心则烦,搏击阳气则痛,逼处其中,荣卫不行,神魄无依,则卒死耳。至一百日一年而不死,阳气未散,神魂未散可知。惟亟去其邪,可安其正,所以不嫌于峻攻也。扫除阴浊,俾清明在躬,较彼姑待其死,何得何失耶?其曰:久咳数岁,其脉弱者可治,实大数者死,其脉虚者必苦冒,其人本有支饮在胸中故也。治属饮家,夫不治其咳,而治其饮,仲景意中之隐,不觉一言逗出。其实大数为火刑金而无制,故死。其弱且虚为邪正俱衰而易复,故可愈也。其曰:咳逆倚息不得卧,小青龙汤主之。明外内合邪之证,惟有小青龙的对一方耳。然而用小青龙汤，其中颇有精义，须防冲气自下而上，重增浊乱也。冲气重增浊乱，其咳不能堪矣。伤寒证用大青龙汤，无少阴证者可服，脉微弱者不可服，服之则肉瞤筋惕而亡阳。杂证用小青龙汤，亦恐少阴肾气素虚，冲任之火易于逆上，冲任火上，无咳且增烦咳，况久咳不已，顾可动其冲气耶。盖冲任二脉，与肾之大络，同起肾下出胞中，肾虚不得固守于下，则二脉相挟，从小腹逆冲而上也。于是用桂苓五味甘草汤，先治其冲气，冲气即低，而反更咳胸满者，因水在膈间不散，其病再变，前方去桂加干姜、细辛以治其咳满，咳满即止。第三变而更复渴，冲气复发者，以细辛、干姜为热药也，服之当遂渴，而渴反止者，为支饮也。支饮者，法当冒，冒者必呕，呕者复纳半夏以去其水，水去呕止。第四变其人形肿者，以水尚在表也，加杏仁主之。其证应纳麻黄，以其人遂痹，故不纳之。若逆而纳之者必燥，所以然者，以及人血虚，麻黄发其阳故也。第五变头面热如醉，此为胃热上冲熏其面，加大黄以利之。嗟夫！仲景治咳，全不从咳起见，去其支饮，下其冲气，且及下冲气，法中之法，游刃空虚，全牛划然已解，何其神耶？向也不解作者之意，只觉无阶可升，何期比类而得，外邪内入，下邪上入之端，因复参之《金匮要略》，其精蕴始得洞瞩，岂非神先告之耶。慰矣！慰矣！

《内经》秋伤于湿，冬生咳嗽，此脱文也。讹传千古，今特正之。曰：夏伤于暑，长夏伤于湿，秋必痎疟。秋伤于燥，冬生咳嗽。六气配四时之理，灿然明矣。盖湿者水类也，燥者火类也，湿病必甚于春夏，燥病必甚于秋冬。痎疟明是暑湿合邪，然湿更多于暑，何反遗而不言？至于咳嗽，全是火燥见病，何反以为伤湿耶？所以春夏多湿病者，春分以后，地气上升，天气下降，二气交而湿蒸于中，土膏水溽，础润木津，人身应之，湿病见焉。秋冬多燥病者，秋分以后，天气不降，地气不升，二气分而燥呈其象，草黄木落，山巉水枯，人身应之，燥病见焉。然则咳嗽之为伤燥，岂不明哉？

六气主病，风、火、热、湿、燥、寒，皆能乘肺，皆足致咳。其湿咳，即分属于风、火、热、燥、寒五气中也。风乘肺咳，汗出头痛，痰涎不利。火乘肺咳，喘急壅逆，涕唾见血。热乘肺咳，喘急面赤潮热，甚者热盛于中，四末反寒，热移于下，便泄无度。燥乘肺咳，皮毛干槁，细疮湿痒，痰胶便秘。寒乘肺咳，恶寒无汗，鼻塞身疼，发热躁烦。至于湿痰内动为咳，又必因风、因火、因热、因燥、因寒，所挟各不相同，至其乘肺则一也。

风寒外束，华盖散、参苏饮。如声音不出，风邪，人参荆芥汤。寒邪，三拗汤。遇冷咳发者，橘皮半夏汤。

火热内燔，加减泻白散，水煮金花丸。如身热如炙，紫菀膏。

伤暑之咳，自汗脉虚，发渴，人参白虎汤、清暑益气汤。

伤湿之咳，身重脉细痰多，五苓散、白术汤。如喘满浮肿，都气丸。湿热素蕴于中，黄连解毒汤、滚痰丸。湿热素蕴于上，连声进气不通者，桑白皮散。

伤燥之咳，痰黏气逆血腥，杏仁萝卜子丸。清金润燥，天门冬丸、风髓汤。如面目浮肿，蜜酥煎。

内伤之咳，治各不同。火盛壮水；金虚崇土；郁甚疏肝；气逆理肺；食积和中；房劳补下；用热远热，用寒远寒。内已先伤，药不宜峻。至于上焦虚寒，呕唾涎沫，则用温肺汤。上中二焦俱虚，则用加味理中汤。三焦俱虚，则用加味三才汤。

伤肾之咳，气逆烦冤，牵引腰腹，俯仰不利，六味地黄汤加五味子。水饮与里寒合作，腹痛下利，真武汤。于中有燥咳，热移大肠，亦主腹痛下利，毫厘千里，尤宜辨之。

荣卫两虚之咳，荣腹发热；卫虚自汗，或恶寒，宁肺汤。

虚劳之咳，五味黄芪散、麦门冬饮。

心火刑肺见血，人参苇归汤。

干咳无痰，火热内壅，用四物桔梗汤开提之。伤酒热积，用琼玉膏滋润之。色欲过度，肾水不升，用八味丸蒸动之。

上半日咳多，火在阳分，宜白虎汤。下半日咳多，火在阴分，宜四物芩连汤。久咳肺损肺痿，痰中见血，潮热声微，人参养肺汤。血腥喘乏，钟乳补肺汤。久咳宜收涩者，人参清肺汤。如声音不出，诃子散。

膏粱致咳，比湿热内蕴例治之。如色欲过度，元气虚损，又不可尽攻其痰，辛苦致咳，比风寒外表例治之。如外寒裹其内热，须分寒热多少，以消息于表罢兼治之法。

律 六 条

凡治咳不分外感内伤，虚实新久，袭用清凉药，少加疏散者，因仍苟且，贻患实深，良医所不为也。

凡治咳遇阴虚火盛，干燥少痰，及痰咯艰出者，妄用二陈汤，转劫其阴而生大患者，医之罪也。

凡咳而且利，上下交征，而不顾其人中气者，十无一起。如此死者，医杀之也。此有肺热肾寒两证，水火不同，毋论用凉用温，总以回护中气为主。

凡邪盛，咳频，断不可用劫涩药。咳久邪衰，其势不脱，方可涩之。误则伤肺，必至咳无休止，坐以待毙，医之罪也。

凡属肺痿、肺痈之咳，误作虚劳，妄补阴血，转滞其痰，因致其人不救者，医之罪也。

凡咳而渐至气高汗渍，宜不俟喘急痰鸣，急补其本。若仍治标亡本，必致气脱卒亡，医之罪也。

（《医门法律》）

咳嗽肺痈证治

张璐（1617~1699），字路玉，号石顽，清初大家

咳嗽证治

《素问》云：肺之令人咳，何也？五脏六腑，皆令人咳，非独肺也。皮毛者，肺之合也。皮毛先受邪气，邪气以从其合也。其寒饮食入胃，从肺脉上至于肺则肺寒，肺寒则外内合邪，因而客之，则为肺咳。肺咳之状，咳则喘息有音，甚则唾血。心咳之状，咳则心痛，喉中介介如梗状，甚则咽肿喉痹。肝咳之状，咳则两胁下痛，甚则不可以转，转则两胠下满。脾咳之状，咳则右胁下痛，阴阴引肩背，甚则不可以动，动则咳剧。肾咳之状，咳则腰背相引而痛，甚则咳涎。五脏之久咳，乃移于六腑。脾咳不已，则胃受之，胃咳之状，咳而呕，呕甚则长虫出。肝咳不已，则胆受之，胆咳之状，咳呕胆汁。肺咳不已，则大肠受之，大肠咳状，咳而遗矢。心咳不已，则小肠受之，小肠咳状，咳而失气，气与咳俱失。肾咳不已，则膀胱受之，膀胱咳状，咳而遗溺。久咳不已，则三焦受之，三焦咳状，咳而腹满，不欲食饮。此皆聚于胃，关于肺，使人多涕唾而面浮肿气逆也。

岐伯虽言五脏六腑皆令人咳，其所重全在肺胃，而尤重在外内合邪四字。人身有外邪，有内邪，有外内合邪，此云五脏之久咳乃移

于六腑，是指内邪郁发而言。若外邪入伤肺合而咳，原无脏腑相移之例也。

《金匮要略》云：咳逆倚息不得卧，小青龙汤主之。青龙汤下已，多唾口燥，寸脉沉，尺脉微，手足厥逆，气从小腹上冲胸咽，手足痹，其面翕热如醉状，因复下流阴股，小便难，时复冒者，与桂苓五味甘草汤治其冲气。冲气即低，而反更咳胸满者，用桂苓五味甘草汤去桂，加干姜、细辛，以治其咳满。咳满即止，而更复渴，冲气复发者，以细辛、干姜为热药也，服之当遂渴，而渴反止者，为支饮也。支饮者，法当冒，冒者必呕。呕者，复纳半夏以去其水。水去呕止，其人形肿者，加杏仁主之。其证应纳麻黄，以其人遂痹，故不纳之；若逆而纳之者必厥，所以然者，以其人血虚，麻黄发其阳故也。若面热如醉，此为胃热上冲熏其面，加大黄以利之。

按：《金匮要略》治咳，叙之痰饮之下，以咳必因之痰饮，而五饮之中，独膈上支饮，最为咳嗽根底，外邪入而合之因嗽。即无外邪，而支饮渍入肺中，自足令人咳不已，况支饮久蓄膈上，其下焦之气，逆冲而上，尤易上下合邪也。夫以支饮之故，而令外邪可内，下邪可上，不去支饮，则咳终无宁宇矣。其曰：咳逆倚息不得卧，小青龙汤主之。明外内合邪之证，惟小青龙汤为的对耳。然用小青龙汤，其中颇有精义，须防冲气自下而上，重增浊乱，其咳不能堪矣。《伤寒论》用小青龙汤，无少阴证者可服。杂证用小青龙汤，亦恐少阴肾气素虚，冲任之火易于逆上，冲任火上，无咳且增烦咳，况久咳不已，顾可动其冲气耶？盖冲任二脉，与肾络同出胞中，肾虚不能固守于下，则二脉相挟从少腹逆冲而上也。盖肾气本虚之人，即素无痰饮，才感外邪，则冲任之火便乘势上凌膈上，迫挼津液而为痰饮，支塞清道，必至咳逆倚息不得卧也。倚息者，倚伏而喘息。阴火内应外邪，为证最急，不得不以小青龙为务也。只缘真元素亏，纵有合剂，不能逞迅扫之力，所以余邪得以久待，致有如下变证也。多唾，饮上溢也；口燥，津液伤也；寸脉沉，尺脉微，手足逆冷，卫中阳气耗也；气从少腹上冲胸咽，阴火逆也；手足痹，营血虚也，其面翕热如醉状，阳明胃热也；因复下流阴股，小便难，阴火下流膀胱也；时复冒，太阳余邪未散也。然证虽屡变，皆为冲气逆上之故。且有时复昏冒一证，即定太阳表证，确守冒家汗出自愈之例，故反复出入，不离小青龙加减。所以用桂苓五味甘草汤先治冲气，冲气即低，而反更咳胸满，因水在膈间不散。再变前方，去桂加干姜、细辛以治其咳满，咳满即止。第三变，而更复渴冲气复发者，以细辛、干姜为热药也，服之当遂渴，而渴反止者，为支饮也。支饮者，法当冒，冒者必呕。呕者，复纳半夏以去其水，水去呕止。第四变，其人形肿者，以水尚在表也，加杏仁主之。其证应纳麻黄，以其人遂痹，故不纳之。若逆而纳之必厥，所以然者，以其人血虚，麻黄发其阳故也。第五变，若面热如醉，此为胃热上冲熏其面，加大黄以利之。前四变，随证加减施治，犹未离本来绳墨。至第五变，其证颇似戴阳，而能独断阳明胃热，乃加大黄以利之。

阳明病面合赤色，不可攻之，为其肾虚阳气不藏，故以攻下为戒；而此平昔阴亏血虚，反用大黄利之者，以其证变叠见，虽有面热如醉，脉见寸沉尺微，洵非表邪怫郁，而为胃中热蕴无疑，竟行涤饮攻热，恬不以阴虚为虑而致扼腕也。嗟夫！仲景治咳，全不从咳起见，治其支饮，下其逆气冲气，法中之法，游刃有余矣。

咳而上气，喉中水鸡声，射干麻黄汤主之。咳而脉浮者，厚朴麻黄汤主之。咳而脉沉者，泽漆汤主之。上气而作水鸡声，乃是痰碍其气，气触其痰，风寒入肺之一验耳。发表、下气、润燥、开痰四法，萃于一方，用以分解其邪。若咳而脉浮，则外形居多，全以散邪为主，用法即于小青龙汤中除去桂枝、芍药、甘草，加厚朴、石膏、小麦，仍从肺病起见。以桂枝之热，芍药之收，甘草之缓，概示不用，而加厚朴以下气，石膏以清热，小麦以引入胃中，助其升发之气也。若咳而脉沉，为邪在营分，即肺之里也。热过于营，吸而不出，其血必结，血结则痰气必外裹，故用泽漆之破血为君，加入开痰下气、清热和营诸药，俾垒一空，元气不损，制方之妙若此。

火逆上气，咽喉不利者，止逆下气，麦门冬汤主之。

此胃中津液干枯，虚火上炎之证。凡肺病有胃气则生，无胃气则死。胃气者，肺之母气也。故于竹叶石膏汤中，偏除方名二味，而用麦冬数倍为君，兼参、草、粳米以滋肺母，使水谷之精微，皆得上注于肺，自然沃泽无虞。当知火逆上气，皆是胃中痰气不清，上溢肺隧，占据津液流行之道而然，是以倍用半夏，更加大枣，通津涤饮为先，奥义全在乎此。若浊饮不除，津液不致，虽曰用润肺生津之剂，焉能建止逆下气之绩哉！俗以半夏性燥不用，殊失仲景立方之旨。

戴人云：肺为诸咳之门户，每为六气所乘。如风乘肺者，日夜无度，汗出头痛，痰涎不利；热乘肺者，喘急而嗽，面赤潮热，甚者热甚于中，手足反寒，热移于下，便泄无度；火乘肺者，咳喘上壅出血，甚者七窍血溢；燥乘肺者，气壅不利，百节内痛，头面汗出，寒热往来，皮肤干枯燥痒，大便秘，痰胶血腥；寒乘肺者，嗽急而喘，恶寒无汗，鼻塞身疼，发热烦躁；湿乘肺者，痰涎不利，面肿喘急，至于湿痰内动为咳，又必因风因火因热因寒，所挟各不相同，至于乘肺则一也。咳嗽外感，六气郁而成火，必六淫相合；内伤五脏相胜，必五邪相并。有此不同，而中间又有敛散二法。敛者，谓收敛肺气也；散者，谓解散寒邪也。宜散而敛，则肺受寒邪，一时敛住，为害非轻；宜敛而散，则肺气怯弱，一时发散而走泄正气，害亦非小。且如感风咳嗽，已经散后，其表虚，复感寒邪，虚邪相乘又为喘嗽。若欲散风则愈虚其肺，收敛则愈滞其邪，当先轻解，渐收敛之，肺不致虚，邪不致滞，咳嗽自止矣。

经言脏腑皆有咳嗽，嗽属肺，何为脏腑皆有之？盖咳嗽为病，有自外而入者，有自内而发者，风寒暑湿，先自皮毛而入。皮毛者肺之合，故虽外邪欲传脏，亦必先从其合而为嗽，此自外而入者也。七情郁结，五脏不和，则邪火逆上，肺为气出入之道，故五脏之邪上蒸于肺而为咳，此自内而发者也。然风寒暑湿有不为嗽者，盖所感者重，竟伤脏腑，不留于皮毛。七情亦有不为嗽者，盖病尚浅，止在本脏，未即上攻，所以《伤寒论》以有嗽为轻，而七情郁结之嗽久而后见。治法，当审脉证三因，若外因邪气，只当发散，又须原其虚实冷热；若内因七情，与气口脉相应，当以顺气为先，下痰次之。

戴复庵云：咳嗽因风寒者，鼻塞声重恶寒者是也。火者，有声痰少面赤者是也；劳者，盗汗出；兼痰者，多作寒热；肺胀者，动则喘满，气急息重；痰者，嗽动便有痰声，痰出嗽止。五者大概耳，亦当明其是否也。

赵养葵曰：咳谓无痰而有声，肺受火烁也；嗽是有声而有痰，脾受湿伤也。虽分五脏六腑之殊，而其要皆主于肺。盖肺为清虚之府，一物不容，毫毛必咳；又肺为娇脏，畏热畏寒，火刑金烁故嗽，水冷金寒亦嗽。故咳嗽者，必责之肺，而治法不在于肺而在于脾，不专在脾而反归重于肾。盖脾者肺之母，肾者金之子，故虚则补其母，虚则补其子也。

劳嗽见血，有劳伤元气，内火妄动而伤肺者；亦有劳伤肾水，阴火上炎而伤肺者。有因过服天冬、生地黄等寒药，损伤脾胃，不能生肺气而不愈者；有因误服知、柏之类，损伤阳气，不能生阴精而不愈者。凡此皆脾肺亏损而肾水不足，以致虚火上炎真脏为患也。须用异功散加门冬、五味补脾土而生肺金，用六味丸滋肾水而生阴精，否则不救。

凡阴虚火盛，干咳少痰，及痰咯难出之嗽，妄用二陈汤，转劫其阴，而生大患矣。

张介宾云：大法，咳嗽治表邪者，药不宜静，静则留连不解，变生他病，故忌寒凉收敛，经所谓肺欲辛者是也。治里证者，药不宜动，动则虚火不宁，燥痒愈甚，故忌辛香燥热，所谓辛走气，气病无多食辛是也。然治表者，虽宜动以散邪，若形病俱虚者，又当补中气而佐以和解，倘专于发散，则肺气益弱，腠理益疏，邪乘虚人，病反增剧也；治内者，虽当静以养四阴，若命门火衰不能归元，则参、姜、桂、附在所必用，否则气不化水，终无济于阴也。至若因于火者宜清，因于湿者宜利，因痰者降其痰，因气者理其气，随其所见之证而兼以调之。大抵风邪胃火，此实热为患，易治。惟肺肾亏损，此真脏为患，最难治。在老人虚人，皆宜温养脾肺，稍兼治标为当。

石顽曰：经云：劳风法在肺下，其为病也，使人强上冥视，唾出若涕，恶风而振寒，此为劳风之病。治之以救俯仰，巨阳引，句精者三日，中年者五日，不精者七日。咳出青黄涕，其状如脓，大如弹丸，从口中若鼻中出，不出则伤肺，伤肺则死也。此段奥义，从无正释，今特明之。夫人劳力则肺气胀满，俞穴大开而汗泄，斯时感冒，风邪乘其俞穴之开，直入肺下，少顷俞穴仍闭，其邪有入无出，郁闭不通，而生痰聚饮，流入膺胸肩背经络窍遂之中，故使人强上冥视。强上者，身半以上为风所中，而胸背强戾，但可仰卧而不能俯，非若肾风之不能正偃也。冥视者，邪害空窍，所以目睛反戾，半开不动，不能视物也。唾出若涕者，痰饮上溢之征也。恶风振寒者，肺气受困，木邪反肆为虐也。风寒之邪，必由巨阳而寻出路，今邪在肺下，逼近胃口，既不能从表而解，又非实热燥结，可攻下而除，势必借资膀胱阳气，上吸胸中，使阴噎郁闭之邪，庶得从上解散。本乎天者亲上，故涕从口鼻而出。其色青黄，其状如脓者，风邪挟肝胆而乘脾胃之候也。大如弹丸者，乃久已支塞肺窍之结痰，见邪蓄之盛也，设不急治，则伤肺而死矣。故治此证者，当急使巨阳之上引，则肺气清肃下行，而风邪痰涕方中得上出，胸中既空洞无余，自然俯仰无碍矣。又须知此证邪气入深，即使治得其当，虽精壮之人，亦必服药三日，始得见效。

若治中年者，及不精壮者，更须五日七日为期。设遇羸者困惫之人，胃气寝衰，不能行其药力，何能计日取效哉！治此者，惟金匮桂苓五味甘草汤加姜汁、竹沥，差堪对证。盖桂枝上散肺下邪风，下通膀胱阳气；茯苓先升后降，专祛肺下浊饮；五味约束桂枝辛散，使津液不随气外泄，而为巨阳之向导；甘草之甘缓，使三味缓留膈上，共成匡济之功。若痰逆势甚者，又当用桂枝二越婢一汤、小青龙加石膏汤。禀气素虚者，炙甘草汤。皆为合剂，奈何守真宣明论，特举芎枳丸，专治此证，未审何所见而云然，是予不敢附会也。凡咳嗽，饮水一二口而暂止者，热嗽也；呷热汤而暂停者，冷嗽也。治热嗽，以小柴胡加桔梗；冷嗽，理中汤加五味。

感风者，鼻塞声重；伤冷者，凄清怯寒。挟热为焦烦，受湿为缠绵，瘀血则膈间腥闷，停水则心下怔忡，或实或虚，痰之黄白，唾之稠黏，从可知也。感风而嗽者，脉浮恶风自汗，或身体发热鼻塞，或鼻流清涕，欲语未竟而咳，宜桂枝汤加香豉、细辛。然火嗽亦有鼻流清涕，语未竟而咳者，但风则一嗽便多稠痰，火则顿咳无痰，为明辨耳。感寒而嗽者，脉紧恶寒，发热无汗鼻塞，遇寒则咳，内有郁热痰结也，华盖散；兼喘，九宝汤。暴感风寒，二气相兼而咳嗽，鼻塞声重者，芎苏散。肺感风寒咳嗽，倚息不得卧，背寒则嗽甚，小青龙汤、桂苓五味甘草汤，各随方下变证加减。客邪伤肺，久嗽不止，宁嗽化痰汤。形寒饮冷咳嗽，兼腹痛脉弦者，小建中汤加桔梗以提肺气之陷，寒热自汗，加黄芪。冬月嗽而发寒热，谓之寒嗽，小青龙汤加杏仁。冷热嗽，因增减衣裳，寒热俱感，遇乍寒乍热亦嗽，饮热饮冷亦嗽，脉浮，风重，金沸草散；脉数或涩，热重，葳蕤汤去川芎，加香豉三钱。入房汗出中风，嗽而面赤，《内经》谓之内风，脉浮紧，小青龙；脉沉紧，真武汤。饮酒中风，多汗而嗽，谓之漏风，桂枝汤加泽泻、术、麻黄根。水肿脉浮自汗，喘嗽便秘，小青龙加葶苈、木香。喘嗽脉沉畏寒，生料济生肾气丸煎服。有先伤风，咳嗽未除，更伤于热而咳嗽声嘶者，为热包寒，葳蕤汤加减。有素咳嗽人，更感于寒，而咳嗽声哑者，为寒包热，金沸草散去芍药加石膏；不应，用越婢汤。热嗽失音，多服寒剂，声愈不出者，古今录验续命汤发之。轻则消风散去僵蚕、蝉蜕，加桔梗、薄荷，以生姜汁调服，冷热嗽失音尤宜。夏月嗽而发热者，小柴胡加石膏、知母；但手足心热而不发热者，泻白散加橘红、桔梗；不应，凉膈散去硝、黄，加葳蕤、蜂蜜。伤热而嗽者，脉数烦渴引饮，咽喉干痛，鼻出热气，喉声不清，咳唾稠黏，其痰屡咳而难出，色黄且浓，或带血缕，或出血腥臭，或坚如蚬肉，不若风寒之嗽，痰清而白也，葳蕤汤；风热相兼，加减葱白香豉汤。

凡咳嗽面赤，胸腹胁常热，惟手足乍有凉时，其脉洪者，热痰在膈上也，小陷胸汤。感湿嗽者，脉细而缓，身体重着，骨节烦疼，或自汗，或小便不利，麻黄加术汤。有一嗽痰即出者，脾湿胜而痰滑也。有连嗽十数声，痰不即出者，肺燥胜而痰涩也。咳而无痰者，以甘寒润其肺。痰多致嗽者，以辛平燥其脾。形盛自汗，脉缓体重嗜卧之人咳者，脾湿胜也，二陈加防己、黄芪、白术之类。兼食积痰垢壅塞不利者，千缗汤荡涤之；兼食积痰气蕴酿火邪者，二陈加枳、术、黄连消导之。秋深伤热咳嗽而洒淅恶寒发热者，千金麦门冬汤；但嗽无寒热，痰不得出，极力略之乃得一丝黏痰者，千金五味子汤。咳而无声者，肺气伤而不清，乃痰郁火邪在中不能上出，此肺燥也，桔梗汤加贝母、葳蕤、蜜炙枇杷叶。洁古云：咳而无痰者，以辛甘润其肺，蜜煎姜、橘，蜜烧连皮胡桃。虚人当用人参同蜜烧胡桃，不时细嚼，或二味煎服最妙，即观音应梦散。久嗽声飒者，古法用酥蜜膏，今改用生地黄煎，取辛以润之。咳嗽声哑，气促满闷，语声不出者，心包火盛而肺气受伤也，古法用通声膏，今改用千金地黄煎，取润以泄之。盖声飒虽云金实不鸣，久嗽多缘肺气枯槁，是当清润为主，实则二陈、桔、薄、葳蕤，蜜煎姜、桔之类，枯则生脉、二冬、款冬、竹茹，亦加蜜煎姜、橘。又当详形气之肥瘠，时令之寒暄而为施治。声哑须分暴久，暴多寒郁热邪而肺络壅塞，久多热伤肺痿而真气受伤。壅则麻杏甘石，芩、半、姜、橘等，随微甚以搜涤之；伤则异功、生脉、保元，参脉证以培养之。若风热心烦，咳喘便秘，脾胃热壅，食不下者，千金地黄煎主之，不可拘于成则而废活法也。若喘咳失血，声飒音哑，食少便泄之金破不鸣，岐彭不能图治也。其生姜治咳嗽声哑，惟暴嗽寒郁，肺气不通者为宜，若久嗽热伤肺气而喑者，虽二冬、二母、二地、黄芩、花粉等，寒凉敛肺，为之禁剂；而麻、杏、辛、桂辛散耗气，亦为戈戟；其诃子、五味酸涩固气，尤须慎详。壅嗽声重痰稠，或咳有血，以薄荷、生胡麻各一撮细嚼，煎苏子降气汤送下。七情饥饱嗽，动传脏腑正气，致邪上逆，结成痰涎，肺道不利，四七汤加杏仁、五味、人参、阿胶、麦冬。劳心思虑，心血耗散，人每有思虑，则心火上乘，必发干咳，此为神伤，虽服药亦难取效，以归脾汤加麦冬、五味，作膏蜜收。其木香或减半，或换砂仁，另为细末，离火加入，不时滋养方妙。

大抵干咳，乃燥气乘肺，属火郁证，乃痰郁火邪在肺，先用逍遥散加苦桔以开之，后用六味丸加五味以补之；不已，则成劳。此证不得志者有之。咳嗽痛引肩背，虽久不已，不可误认为虚，此属三焦郁火，加味逍遥散；浊痰，加味导痰汤。如咳而胁痛，宣疏肝气，枳壳煮散，或去川芎加青皮、柴胡、香附、姜汁之属。肥盛气实者，二陈汤加白芥子。火热咳嗽，喉哑痰浓，或大便秘结者，凉膈散加桔梗。

凡内伤气虚不能上输于肺，而时嗽时止，其人黄白少神，脉亦虚微少力，补中益气去升麻，加煨葛根、麦冬、五味，或兼肾水不足，前汤送下都气丸。咳嗽痰中见血而脉细者，此火邪伤血分也，归脾汤；若痰中微有少血，或血丝，此肝血伤也，补中益气去升麻，加白芍、丹皮。前后心胀，喉中有血腥气，气口脉涩，此膈间有蓄血也。试法，呷热姜汤作呃者，瘀血也，犀角地黄汤加童便、桃仁、大黄攻散之，或平胃合越鞠，加韭汁、童便消伐之。气竭肝伤而咳嗽血腥者，四乌贼骨一藘茹丸。内伤瘀积在胃，不时吐血者，其人面色槁而滞，脉多弦涩，当先与百劳丸去瘀，后用异功、六君调补。有兼停饮食而咳，须用消化之方，不可用乌梅、粟壳酸涩药。其寒邪未除，宜用发散之剂，不可便用补药。咳嗽而面白，悲噫，或咳白痰白沫，属肺胃虚寒。若胸胁逆满，牵引背痛，心腹冷痛，饮食即吐者，温肺汤。口甘涎沫流，脉沉弦细迟，属中寒。口出清水，心下汪洋作嘈杂，胸胁胀痛不食，属冷饮停于胃中，攻肺则咳，半夏温肺汤，兼芦吸散亦妙。嗽而声暗气乏，寒从背起，口中如含冰雪，甚则吐血，此肺气不足，胃气虚寒也，千金补肺汤。嗽而声哑，脉细者属寒，宜半夏、生姜、细辛以辛散之。

如饮冷热酒，伤肺致嗽，谓之凑肺；或兼煎煿伤胃，咳嗽咽痒，痰多唾血，喘急胁痛，不得安卧，改定紫菀茸汤。咳嗽呕吐并作，为肺胃俱病，先安胃气，二陈加芦根、姜汁、姜制枇杷叶。虚者，六君子加桔梗。有咳嗽吐痰与食俱出者，此饮食失节，脾气不利，清浊相干，二陈加枳、术、杏仁、细辛。有食积痰嗽发热，其人面青白黄色不常，面上有黄白纹痕者，二陈加香附、枳壳、曲、蘖；食积发热，加姜汁炒川连；停寒食作嗽，加炮姜。嗽而得食即缓者，脾虚也，异功散；有痰，六君子。外感咳嗽与阴虚咳嗽，尤宜辨晰。外感咳嗽则声盛而浊，先缓后急，日夜无度，痰涎稠黏而喘急；阴虚劳嗽则声怯而槁，先急后缓，或早甚，或暮甚，清痰少气而喘乏也。阴虚脉弦而数，或细数，或涩证兼盗汗，下午作寒热，面色纯白，两颊赤，多清痰干咳者，劳也，属阴虚火盛，夜服六味丸，晨服异功散。久嗽之人，发散清肺俱不应，胸膈不利，咳唾脓血。坐卧不宁，语言不出者，将成肺痿之候也，紫菀散；肺热顿嗽，肌肤灼热，面赤如醉者，紫菀膏微利之。治嗽须分新久虚实，如久嗽脉弱，或虽洪大按之不鼓，属肺虚，宜门冬、五味子、款冬、紫菀之类敛而补之。酒色过度，虚劳少血，津液内耗，心火自炎，致令燥热乘肺，咯唾脓血，上气涎潮，其嗽连续不已，加以邪客皮毛，入伤于肺，而自背得之尤速，当与炙甘草汤，或黄芪建中加丹皮。盖丹皮辛香，调和营气，治无汗骨蒸，故阴虚人解表，以丹皮为向导。好色之人元气素弱，咳嗽不愈，喉中血腥，肠中隐痛，琼玉膏；不应，加减八味丸，久服乃效。有暴嗽，诸药不效，服生料鹿茸丸，即愈。此乃肾虚所致，不可以暴嗽而疑遽补之非。有便溺如常，饮食不妨而咳嗽不安；或兼血腥，年久不愈者，此肺胃虚热也，异功散加丹皮、山药。有肺胃虚弱，咳嗽喘促，或时吐血衄血，自汗盗汗者，门冬清肺饮。劳嗽，即火郁嗽，因火伤迫，遂成郁遏胀满，一边不得眠者难治。咳嗽吐粉红痰，谓之吐白血，仅可绵延岁月；若血色正赤如朱，浓厚如漆，为守藏血，不治。有经年累月久嗽，服药不瘥，余无他证，此是风寒客邪，久伏肺胃也，与劳嗽不同，三拗汤佐以千缗汤，瘦人多火禁用。若饥时胸中大痛，唇面上有白点如秕，咽喉或痒或痛，而咳不可忍，脉极数，或忽大忽小，此必肺中有寸白虫，饥则虫上求食，痛嗽不宁也，一味百部熬膏，略加槟榔、乌梅。上半日嗽多，属胃中有火，竹叶石膏汤降泄之。胃气虚者，补中益气或五味异功，并加山栀；午后嗽多，属阴虚，六味丸加麦冬、五味以敛之；黄昏嗽者，火浮于肺，不宜用凉药，都气丸敛而降之；五更嗽甚者，胃中有食积也，二陈汤加枳实、川连以消导之；虚者，六君子加姜汁炒川连。增补《素问》五脏六腑咳治例。加咳，千金五味子汤去续断、地黄、赤小豆，加麦门冬、葳蕤、细辛。心咳，凉膈散去硝、黄，加黄连、竹叶。肝咳，枳壳煮散去芎、防，加肉桂、橘红、苏子。脾咳，六君子汤加枳壳、桔梗。肾咳，都气丸加麦门冬、人参。胃咳，异功散加蜀椒、黄连、乌梅。胆咳，小柴胡汤加芦根汁。大肠咳，补中益气汤去升麻加桔梗。

小肠咳，桔梗汤加入参、茯苓、橘红、五味。膀胱咳，五苓散加人参。三焦咳，局方七气汤加黄连、枳实。久嗽服药不应，可用熏法。款冬花将蜜拌润，焙干，入有嘴壶中烧，吸烟咽之。

若胸中闷，举起头，以指掩定烟，稍间再吸。杏仁散肺中风热，然肺实有火，因风寒者为宜。桑皮泻肺气，然性不纯良，虚寒者当戒。补肺多用生姜，以其辛能发散也。瓜蒌仁甘能润肺，寒能降火，治热嗽之要药，阴虚血虚者勿用，以其能作呕作泻也。咳而吐痰，膺乳痛，当看痰色如何，若浓浊如脓，或血丝而臭，当从肺痈例治之。

诊　咳嗽之脉，浮为风，紧为寒，洪数为热，濡细为湿。寸关涩难而尺内弦紧，为房劳阴虚；右关濡大，为饮食伤脾；左关弦数，为疲极肝伤；右寸浮短为伤肺，迟涩肺寒。咳嗽洪滑为多痰，弦涩为少血。肺脉微急，咳而唾血，脉或沉或浮，声不损者，易治；脉来洪数，形瘦面赤，肾脏气衰，不能上循于喉而声哑者难疗。亦有肺络支塞而声哑者，不在此例。暴病咳嗽，睡卧不下，为肺胀，可治；久病喘嗽，左侧不能卧者，为肝伤，若精力未衰者可治。右边不能卧者，为肺损，无问新久，皆不可治。久嗽脉弱者生，实大数者死。咳而脱形身热，脉小坚急以疾为逆，不出十五日死。咳脱形，身热脉疾，不过五日死。咳溲血，形肉脱，脉搏者死。咳呕腹胀，且飧泄，其脉绝，不及一时而死。咳嗽形羸，脉形坚大者死，沉紧及伏匿者死，浮直者可治，浮软者易治。咳而呕，腹满泄泻，脉弦急欲绝者死。久嗽数岁，其脉弱者可治，实大数者死。其脉虚者必苦冒，其人本有支饮在胸中故也，治属饮家。

石顽疗吴江邑侯华野郭公，仲秋喘嗽气逆。诊之两尺左关弦数，两寸右关涩数。弦者肾之虚，涩者肺之燥，夏暑内伏肺络，遇秋燥收之令，而发为咳嗽也。诊后公详述病情，言每岁交秋则咳，连发四载，屡咳痰不得出则喘，至夜坐不得卧，咳剧则大便枯燥有血。先曾服令高徒施元倩越婢汤，嗽即稍可，数日间堂事劳心，复咳如前。时元倩归苕，松陵诸医，治之罔效，因求洞垣之鉴，起我沉疴。答曰：公本东鲁，肾气素强，因水亏火旺，阴火上烁肺金，金燥不能生水，所以至秋则咳。咳剧则便燥有血，肺移热于大肠之明验也。合用千金麦门冬汤，除去半夏、生姜之辛燥，易以葳蕤、白蜜之甘润，藉麻黄以鼓舞麦冬、生地之力，与越婢汤中麻黄、石膏分解互结之燥热同一义也。郭公曰：松陵诸医，咸诋麻黄为发汗之重剂，不可轻试，仅用杏仁、苏子、甘、桔、前胡等药，服之其咳转甚何也？答言：麻黄虽云主表，今在麦门冬汤中，不过借以开发肺气，原非发汗之谓。麻黄在大青龙汤、麻黄汤、麻杏甘石汤方，其力便峻，以其中皆有杏仁也。杏仁虽举世视为治嗽之通药，不问虚实浑用，然辛温走肺，最不纯良，耗气动血莫此为甚，熬黑入大陷胸丸，佐甘遂等搜逐结垢，性味可知。公首肯以为然。连进二剂，是夜便得安寝，次早复诊，其脉之弦虽未退，而按之稍软，气口则虚濡乏力，因与六味、生脉，加葳蕤、白蜜作汤四服，其嗽顿减。郭公复云：向闻元倩有言，六味、八味丸中，不可杂用参、术，而先生居之不疑，用之辄应，其义云何？答曰：六味为填补真阴药，与人参同用，原非正理。此兼麦冬、五味，缘合肺肾金水相生，当无留中恋膈之虑。善后之策，即以此方制丸，三时恒服不彻，至秋庶无复嗽之虞。先是公子柔痓，予用桂枝汤，及六味作汤，咸加蝎尾，服之而瘥，其后夫人素有败痰失道，左右两胁俱有结块，大如覆杯，发则咳嗽喘逆，腹胁掣痛，六脉止促而按之少力。余用六君子加胆星、枳实、香附、沉香二剂，服之，大吐稠痰结垢一二升。因呕势太甚，甲夜渡湖速往，黎明至署候之，呕止嗽宁，脉息调匀，不必更进他药矣。

江右督学何涵斋媳，内翰范秋涛女，素常咳嗽不已，痰中间有血点，恒服童真丸不彻。秋涛殁后，哀痛迫切，咳逆倍常，而痰中杂见鲜血，因与瑞金丹四服，仍以童真丸、乌骨鸡丸调补而安。

又治通政劳书绅太夫人，年五十余，素秉气虚多痰。数日来患风热咳逆，咳甚则厄厄欲吐，且宿有崩淋，近幸向安。法当先治其咳，因以桔梗汤加葳蕤、白薇、丹皮、橘皮、蜜煎生姜四剂撤其标证，次与六君子加葳蕤以安其胃气，继进乌骨鸡丸方疗其痼疾。而夫人以久不茹腥，不忍伤残物命，改用大温经汤加麋茸角作丸，药虽异而功则一也。

肺痈论治

《金匮要略》云：问曰：病咳逆，脉之何以知为肺痈？当有脓血，吐之则死。其脉何类？师曰：寸口脉微而数，微则为风，数则为热，微则汗出，数则恶寒。风中于卫，呼气不入，热过于营，吸而不出。风伤皮毛，热伤血脉。风舍于肺，其人则咳，口干喘满，咽燥不渴，多唾浊沫，时时振寒，热之所过，血为之凝滞，蓄结痈脓，吐如米粥，始萌可救，脓成则死。

肺痈之脉，既云滑数，此复云微数者，非脉之有不同也，滑数者已成之脉，微数者初起之因也。初起以左右三部脉微，知卫中于风而自汗；左右三部脉数，为营吸其热而畏寒。然风入卫，尚随呼气而出，不能深入，所伤者不过在于皮毛，以渐舍肺俞，而咳唾振寒。兹时从外入者，从外出之易易也，若夫热过于营，即随吸气深入不出而伤其血脉矣。卫中于风，得营中之热留恋，固结于肺叶之间，乃致血为凝滞，以渐结为痈脓，是则有形之败浊，必从泻肺之法而下驱之，安在始萌不救，听其脓成，而致肺叶腐败耶！

咳逆上气，时时唾浊，坐不得眠，皂荚丸主之。

火热之毒，结聚于肺，表之里之，清之温之，曾不少应。坚而不可攻，惟此无坚不入，聿成荡涤之功，不可以药之微贱而忽诸。若因外感所触而成，当取用千金桂枝去芍药加皂荚汤最佳，足可补仲景之未迨也。

咳而胸满振寒，脉数，咽干不渴，时吐浊唾腥臭，久久吐脓如米粥者，为肺痈，桔梗汤主之。

此上提之法也。痈结肺中，所以浊唾腥臭，乘其新造未固，提而出之。如其势已入里，又当引之从胃入肠，此法殊不中用矣。所以宋人附以十六味桔梗汤，兼合葶苈泻肺之意，外内合邪之治也。

肺痈喘不得卧，葶苈大枣泻肺汤主之。

此治肺痈吃紧之方也。肺中生痈不泻其肺，更欲何待？然日久痈脓已成，泻之无益；日久肺气已索，泻之转伤。惟血结而脓未成，当亟以泻肺之法夺之。若一身面目浮肿，鼻塞清涕出，为表证未罢，当先与小青龙汤一剂，后乃服之。

石顽曰：肺痈危证，乘初起时，极力攻之，庶可救疗。《金匮要略》特立二方，各有主见。如患人平昔善饮嗜啖，痰湿渐溃于肺，宜皂荚丸；肥盛喘满多痰，宜葶苈大枣泻肺汤。《千金》补所不足，复立桂枝去芍药加皂荚汤以治风寒客邪感触发热之证，苇茎汤以治心脾过劳，肺气不化，水道不利之疾，功效最速。宋人又有十六味桔梗汤，虽未尽善，亦可以备诸治之采用。若畏其峻，而守王道之方，真养痈以待毙耳，明眼者辨治宜早也。

　　凡咳嗽吐臭稠痰，胸中隐痛，鼻息不闻香臭，项强不能转侧，咳则遗溺，自汗喘急，呼吸不利，饮食减少，脉数盛而芤，恶风毛耸，便是肺痈之候。盖由感受风寒，未经发越，停留肺中，蕴发为热，或挟湿热痰涎垢腻，蒸淫肺窍，皆能致此。慎不可用温补保肺药，尤忌发汗伤其肺气，往往不救。金匮皂荚丸、葶苈大枣泻肺汤、千金桂枝去芍药加皂荚汤、苇茎汤，宋人十六味桔梗汤，俱肺痈专药。初起用苇茎汤，此方大疏肺气，服之使湿瘀悉趋溺孔而去，一二服即应。脉浮表热，加葱白、香豉；气口脉盛，加犀角、竹茹；痰多加贝母、蒌仁、蛤粉；引痛，加紫菀、白蜜。初起咳逆不利，二味桔梗汤加贝母、紫菀；多汗，加防己、黄芪。溃后唾脓血不止，葶苈薏苡泻肺汤随证加减。咳有微热烦满，胸中块垒甲错者，《千金》用合欢皮一味，日取掌大一块煎汤服。平昔劳心思虑多郁火入，唾臭痰鲜血，此属阴火，但与生料六味丸加麦冬、紫菀之类；若误投参芪补气补火，臭痰转甚者，急宜上法加童便，服之自清。初起疑似未真，生大豆绞浆饮之，不觉腥气，便为真候。大抵声音清朗，脓痰稀泽，或间有鲜血，饮食知味，胸胁不疼，或咳则微痛，痛在右畔肺之长叶，而坐卧得宁，形色如常，便溺自调者可治。若溃后大热不止，时时恶寒，胸中隐痛，痛在左畔肺之短叶，此金气浅薄，溃后最难平复；而喘汗面赤，坐卧不安，饮食无味，脓痰腥秽不已者难治。若喘鸣不休，唇反，咯吐脓血，色如败卤，溺臭异常，正气大败，而不知痛，坐不得卧，饮食难进，爪甲紫而带弯，手掌如枯树皮，面艳颧红，声哑鼻煽者不治。肺痈初起，脉不宜数大，溃后最忌短涩。脉缓滑面白者生，脉弦急面赤者死。肺痈已破入风者不治，即浓煎葱白香豉汤频服之，然多不救。

　　肺痈丹方，初起唾臭痰沫，用陈年芥齑汁，温服灌吐最妙。一方，用荷叶浓煎，稍入白蜜，不时服之，不问已溃未溃皆效。又方，以猪肺去心，竹刀剖去垢沫，取接骨木二两，缶器中煮熟淡食，日服无间，五七日当效。溃后排脓，用金鲤汤。以小活鲤鱼去肠垢，入贝母末三钱，隔水童便煮，和汁食之，日服一枚，皆屡验；然不若薏苡根捣汁，炖热服之，其效最捷。下咽其臭即解，有虫者虫即死出。薏苡为肺痈专药，然性燥气滞，服之未免上壅，不及根汁之立能下夺，已溃未溃，皆可挽回，诸方皆不及也。肺痈溃后，脓痰渐稀，气息渐减，忽然臭痰复甚，此余毒未尽，内气复发，必然之理，不可归就于调理服食失宜也。但虽屡发，而势渐轻可，可许收功；若屡发而痰秽转甚，脉形转疾者，终成不起也。

（《张氏医通》）

程国彭

治咳贵初起，奇方止嗽散

程国彭（1662~1735），字钟龄，清代医家

咳嗽证，虚劳门已言之，而未详及外感诸病因，故再言之。肺体属金譬若钟然，钟非叩不鸣。风寒暑湿燥火，六淫之邪，自外击之则鸣，劳欲情志饮食炙煿之火，自内攻之则亦鸣。医者不去其鸣钟之具，而日磨锉其钟，将钟损声嘶而鸣之者如故也。钟其能保乎？吾愿治咳者，作如是观。

大法，风寒初起，头痛鼻塞，发热恶寒而咳嗽者，用止嗽散，加荆芥、防风、苏叶、生姜以散邪。既散而咳不止，专用本方，调和肺气，或兼用人参胡桃汤，以润之。若汗多食少，此脾虚也，用五味异功散加桔梗，补脾土以生肺金。若中寒入里而咳者，但温其中而咳自止。若暑气伤肺，口渴烦心溺赤者，其症最重，用止嗽散，加黄连、黄芩、花粉以直折其火。若湿气生痰，痰涎稠黏者，用止嗽散，加半夏、茯苓、桑白皮、生姜、大枣以祛其湿。若燥火焚金，干咳无痰者，用止嗽散加瓜蒌、贝母、知母、柏子仁以润燥。此外感之治法也。

然外感之邪，初病在肺，肺咳不已，则移于五脏，脏咳不已，则移于六腑。须按《内经》十二经见证而加减如法，则治无不痊。经云：咳而喘息有音，甚则唾血者，属肺脏，此即风寒咳血也，止嗽散

加荆芥、紫苏、赤芍、丹参。咳而两胁痛，不能转侧，属肝脏，前方加柴胡、枳壳、赤芍。咳而喉中如梗状，甚则咽肿喉痹，属心脏，前方倍桔梗，加蒡子。咳而右胁痛，痛引肩背，甚则不可以动，动则咳剧，属脾脏，前方加葛根、秦艽、郁金。咳而腰背痛，甚则咳涎者，属肾脏，前方加附子。咳而呕苦水者，属胆腑，前方加黄芩、半夏、生姜。咳而失气者，属小肠腑，前方加芍药。咳而呕，呕甚则长虫出，属胃腑，前方去甘草，加乌梅、川椒、干姜，有热佐之以黄连。咳而遗屎，属大肠腑，前方加白术、赤石脂。咳而遗溺，属膀胱腑，前方加茯苓、半夏。久咳不止，三焦受之，其证腹满不食，令人多涕唾，面目浮肿，气逆，以止嗽散合五味异功散并用。投之对症，其效如神。

又以内伤论，前证若七情气结，郁火上冲者，用止嗽散，加香附、贝母、柴胡、黑山栀。若肾经阴虚，水衰不能制火，内热，脉细数者，宜朝用地黄丸滋肾水，午用止嗽散，去荆芥，加知母、贝母以开火郁，仍佐以葳蕤胡桃汤。若客邪混合肺经，变生虚热者，更佐以团鱼丸；若病势深沉，变为虚损，或尸虫入肺，喉痒而咳者，更佐以月华丸。若内伤饮食，口干痞闷，五更咳甚者，乃食积之火，至此时流入肺经，用止嗽散，加连翘、山楂、麦芽、卜子。若脾气虚弱，饮食不思，此气弱也，用五味异功散加桔梗。此内伤之治法也。

凡治咳嗽，贵在初起得法为善。经云：微寒微咳，咳嗽之因，属风寒者十居其九。故初治必须发散，而又不可以过散，不散则邪不去，过散则肺气必虚，皆令缠绵难愈。薛立斋云：肺有火，则风邪易入，治宜解表兼清肺火；肺气虚，则腠理不固，治宜解表兼补肺气。又云：肺属辛金，生于己土，久咳不已，必须补脾土以生肺金。此诚格致之言也。然清火之药，不宜久服。无论脉之洪大滑数，数剂后，即宜舍去。但用六味丸频频服之，而兼以白蜜、胡桃润之，其咳自住。若脾肺气虚，则用五味异功散、六君子等药，补土生肺，反掌收功，为至捷也。治咳者，宜细加详审。患咳者，宜戒口慎风。毋令久咳不除，变为肺痿、肺痈、虚损、痨瘵之候，慎之戒之。

止嗽散 治诸般咳嗽。

桔梗炒　荆芥　紫菀蒸　百部蒸　白前蒸，各二斤　甘草炒十二两
陈皮水洗去白，一斤

共为末，每服三钱，开水调下，食后临卧服，初感风寒，生姜汤调下。

予制此药普送，只前七味，服者多效。或问：药极轻微，而取效甚广，何也？予曰：药不贵险峻，惟期中病而已，此方系予苦心揣摩而得也。盖肺体属金，畏火者也，过热则咳；金性刚燥恶冷者也，过寒亦咳。且肺为娇脏，攻击之剂既不任受，而外主皮毛，最易受邪，不行表散则邪气留连而不解。经曰：微寒微咳，寒之感也。若小寇然，启门逐之即去矣。医者不审，妄用清凉酸涩之剂，未免闭门留寇，寇欲出而无门，必至穿蹢而走，则咳而见红。肺有二窍，一在鼻，二在喉。鼻窍贵开而不闭，喉窍宜闭而不开。今鼻窍不通，则喉窍将启，能无虑乎？本方温润和平，不寒不热，既无攻击过当之虞，又有启门驱贼之势。以客邪易散，肺气安宁。宜其投之有效欤？附论于此，以咨明哲。

人参胡桃汤 止嗽定喘。

人参五分　胡桃肉连衣研，三钱　生姜三片
水煎服。

本方以葳蕤易生姜，名葳蕤胡桃汤，治阴虚证。

又方，用白蜜二斤、胡桃肉二斤，隔汤炖熟，开水点服，不拘时。

《医学心悟》

叶天士

咳嗽案绎

叶天士（1667~1746），名桂，号香岩，清代医家

叶氏对外感风邪咳嗽，主张"辛以散邪，佐微苦以降气为治"；对温邪咳嗽，主张"用辛甘凉润"；对暑邪咳嗽，主张"以辛凉清润，不可表汗，以伤津液"。叶氏对内伤咳嗽，主张"津液受伤……胃汁暗亏……法以甘缓，益胃中之阴"；"于有年久嗽，都从脾肾子母相生主治；更有咳久，气多发泄，亦必益气，甘补敛摄，实至理也"；"肝病易于犯胃……则肝用宜泄，胃腑宜通，为定例矣"。他对外感咳，反对过辛泄肺和苦寒沉降，他说："过辛泄肺，肺气散，斯咳不已；苦味沉降，胃口戕，而肾关伤。"他对内伤咳嗽，也反对泄气和清寒之品，他说："苏子、钩藤，皆泄气锋芒之药，施于阴阳两损之体，最宜斟酌"；"内损虚证……大忌清寒理肺，希冀止嗽，嗽不能止，必致胃败食减致剧。"予此可见，叶氏虽然治咳不局限于肺，重视肺、脾（胃）、肾三脏，而且方药灵活，不拘一格，但是对于辛散和苦寒之药用得很有分寸。在叶案中，辛散之品仅有桑叶、薄荷、枝、麻黄等，苦寒之品仅有山栀、连翘、桑叶、地骨皮，而且常据症酌配沙参、玉竹、花粉、芦根之类养阴柔润之药。对于黄芩、黄连、黄柏、羌活、葛根、升麻、柴胡等几乎没有选用。至于止咳化痰类药物，常选用杏仁、贝母、苡仁、冬瓜仁、枇杷叶、蒌皮、橘红、郁金、兜铃、桔梗等2~4

味，也不悉数多用。这些都是他治咳的特点。

辨 治 规 律

一、外感咳嗽

1. 风寒伤卫

如寒邪伤卫，症见形寒发热、咳嗽头痛、脉浮缓或沉细等，治当以辛温散寒。常用桂枝汤加杏仁，或桂枝汤去芍、枣，加杏仁、茯苓、苡仁（桂枝、杏仁、茯苓、炙草、生姜、苡仁），口渴加花粉；如脉细小无力，有气阴不足之象，加玉竹。如风袭肺卫，症见咳嗽鼻塞，咳嗽不止，则不必用桂枝，以辛散邪，佐微苦以降气，常用杏仁苏梗方（杏仁、苏梗、象贝、桔梗、枳壳、苡仁），鼻塞可加辛夷、牛蒡。如寒热客气，包裹肺俞，郁而化热，俗称"寒包火"者，症见咳嗽面浮、声音不扬、恶寒发热、脉右寸独坚，治宜辛散搜逐上焦，常先用麻杏石甘汤，再予千金苇茎汤善后。轻证则用三拗汤加射干、苡仁（麻黄、杏仁、甘草、射干、苡仁）。

2. 风温上受

风温上受，首先犯肺，症见头胀发热、咳嗽、失音咽痛、脉右搏数等，治宜辛凉解表，常用桑叶薄荷方（桑叶、薄荷、杏仁、象贝、沙参、连翘），发热加黄芩、地骨皮、丝瓜叶，咽痛失音加桔梗、生甘草、射干、玄参；也可用千金苇茎汤或泻白散。如风温化燥，症见咳嗽不爽、喉痒咽干，甚则痰中偶带血点、脉右浮数等，治宜辛甘凉润，常用桑叶贝母方（桑叶、贝母、沙参、杏仁、兜铃、枇杷叶），或桑叶玉竹方（桑叶、玉竹、沙参、杏仁、生草、苡仁），或芦根桑叶方（芦根、桑叶、沙参、苡仁、地骨皮、象贝、滑石、橘红）。如果气分炽热，症见痰嗽欲呕、咽阻胸痞、头胀音嘶、脉左弱、右寸独搏，治宜微苦微辛之属开上痹，用山栀豆豉方（山栀、豆豉、杏仁、蒌皮、郁金、石膏），或枇杷杏仁方（枇杷叶、杏仁、象贝、山栀、兜铃、马勃）。如麻疹后咳呛，用黄芩泻白散（黄芩、桑皮、地骨皮、粳米、甘草）。如果素体阴虚，复感温邪，嗽缓潮热，用地骨皮青蒿方（地骨皮、青蒿、知母、生甘草、南沙参、川斛）以养阴清热。

3. 暑郁在肺

暑郁在肺，症见但热无寒或微寒热、咳嗽喉痒、渴饮、脉右弦数大，治当祛暑风之邪，佐以宣通营卫，常用桂枝白虎汤。如暑风袭于肺卫，症见咳嗽头胀、口渴形瘦、脉数等，治以轻清中上，用竹叶滑石方（竹叶、滑石、杏仁、花粉、桑叶、甘草），解暑可加香薷、西瓜翠衣，暑热可加桑叶、黄芩、连翘、芦根，止咳化痰可加象贝、蒌仁、米仁。

4. 湿痰阻气

症见寒热汗出、痰多咳嗽、胸脘不饥、大小便不爽，治在气分，用杏仁莱菔方（杏仁、莱菔子、白芥子、苏子、郁金、蒌皮、通草、橘红）。如水谷不运，湿聚气阻，咳喘肿胀，用杏仁厚朴方（杏仁、厚朴、苡仁、广皮白、苏梗、通草）。如果湿痰化热，咳甚渴饮，大便不爽，用石膏花粉方（石膏、花粉、通草、紫菀、木防己、杏仁、苡仁），或芦根杏仁方（芦根、通草、茯苓、杏仁、桑皮、米仁）。如果中虚少运，湿痰多阻气分，咳嗽舌白，用半夏茯苓方（半夏、茯苓、桂枝、炙草、苡仁）。

5. 肺饮咳逆

症见咳嗽气逆、胸闷不爽，用枇杷苏子方（枇杷叶、苏子、苡仁、旋覆花、橘红、杏仁），可用三子养亲汤加味（旋覆花、苏子、莱菔子、橘红、白芥子、杏仁、苡仁、瓜蒌），如久嗽形寒身痛，用苓桂味甘汤。

6. 秋燥犯肺

症见痰嗽气促、音嘶耳胀口干、胸膈痹痛、咽痛晡甚、大便燥结、脉弦或右寸独大等，治以清燥法，宜辛凉薄滋，用桑叶玉竹方（桑叶、玉竹、沙参、苡仁、甘草、石膏、杏仁），或桑叶杏仁方（桑叶、杏仁、沙参、连翘、滑石、芦根），清热可加地骨皮，养津可加甘蔗浆、甜梨汁、花粉。如水亏温伏，症见干咳暮甚，入暮寒热，晨汗始解，口渴，脉小数，用复脉汤加减（炙甘草、鲜生地、麦冬、麻仁、阿胶、白芍、蔗浆）。

二、内伤咳嗽

1. 阴伤肺胃

症见久嗽夜热，食少萎黄，渴饮咽干，大便通而不爽，或三四日一更衣，脉细小或右数或两寸促数，治以甘缓养阴，用麦门冬汤去半夏加北沙参，或沙参玉竹方（玉竹、南沙参、石斛、桑叶、梨肉、茯神），或用人参固本丸（人参、天冬、麦冬、生地、熟地），或玉竹杏仁方（玉竹、麦冬、花粉、杏仁、橘红、蔗浆），或贞元饮加茯神、玉竹（熟地、炙草、当归、茯神、玉竹）。许寿仁在《剑隐庐医学笔记》中说："余每年立春之后，清明以前，常遇到一些阴虚患者，无故发生咳嗽，或有寒热，或无寒热，颇似伤风表证。此盖由于春令阳气升发，阴虚者耐受不了所致。余每用叶天士验方（党参、炒麦冬、黑枣、炙甘草、粳米），数剂而愈。"

2. 肺肾阴虚

症见冲气咳逆、脉数，治以摄纳肾阴、滋养柔金，予金水同治法。用补肺阿胶汤加桔梗（阿胶、牛蒡子、炙甘草、马兜铃、杏仁、糯米、桔梗），或熟地扁豆方（熟地、扁豆、北沙参、麦冬、川斛、茯神），或生地川贝方（生地、川贝、麦冬、霍斛、沙参、阿胶）。

3. 肾虚不纳

如肝肾阴虚，冲气上触，症见气急咳频欲呕、平卧则气冲咳甚、身动气喘、声音不扬、着左眠卧左胁上有牵掣之状，下午火升，傍晚厥昏汗出，脉左弱右搏，治以填精实下、收摄固纳。用都气丸加青铅，或六味丸加秋石、阿胶、麦冬，或济生肾气丸去附子加黄柏、知母、青盐，或贞元饮，或熟地萸肉方（熟地、萸肉、山药、茯苓、湖莲、芡实、五味、人乳粉、金樱膏），或熟地胡桃方（熟地、茯苓、五味、建莲、山药、车前子、怀牛膝、胡桃肉、猪脊髓），或阿胶鸡子黄方（阿胶、鸡子黄、北沙参、麦冬、茯神、料豆衣）。如肾阳衰微，肾虚不能收摄，症见气急嗽逆、不得着枕卧眠、足冷、脉垂尺泽，治宜摄纳、水中藏火法，用金匮肾气丸（形气不足可加人参、河车），或六味汤加附子、车前、补骨脂、胡桃、沉香，或真武汤（附子、干姜、白术、茯苓、白芍），或坎炁人乳方（坎炁、人乳粉、枸杞、五味、胡桃肉、茯神、巴戟肉、萸肉、山药），或熟地阿胶方（熟地、阿胶、燕窝、海参、天冬、茯苓、紫石英、胡桃）。如咳嗽、肉消形瘦，治宜温和柔剂，用斑龙丸加减（鹿角胶、鹿角霜、熟地、菟丝、茯苓、青盐、补骨脂、柏子仁）。

4. 脾胃虚伤

如果脾阳受伤，症见咳嗽日久，食减便溏，短气少气，背寒足跗常冷，色白肌柔。治宜甘益脾土，中土宁则金受益，用小建中汤，或黄芪建中汤去姜，或异功散加归、芪、姜、枣，或四君子汤加白芍、南枣，或桂枝茯苓方（桂枝、茯苓、干姜、五味、甘草、大枣）。如脾阴受伤，症见咳久痰多、食减便泻、脉弦细，用人参茯神方（人参、茯神、山药、建莲、芡实、苡仁、诃子皮、糯稻根须）。如胃阳虚馁，症见咳嗽呕甚、脉沉濡，用大半夏汤（半夏、人参、白蜜）或小半夏汤加姜汁（半夏、生姜）。如果胃阴受伤，症见咳逆欲呕燥痒、知饥不食，治宜益胃生金法，用麦门冬汤，或沙参芪皮方（北沙、芪皮、麦冬、扁豆、甘草、南枣、柿霜），或养胃汤加减（扁豆、北沙、麦冬、茯神、南枣、糯稻根须），或益土泄木法（炙甘草、茯神、桑叶、丹皮、白芍、南枣）。

5. 肝胆犯肺

胆火犯肺，症见咳甚喉痒、脘闷头胀、耳鼻窍闭、两寸脉大，治拟解木火之郁，用羚角连翘方（羚角、连翘、栀皮、薄荷、苦丁茶、杏仁、蒌皮、菊花叶）。肝逆乘胃射肺，症见暴咳不已、呕吐涎沫黄水、腹胀、坐不得卧，得治宜泄肝通胃法：如有寒热者，用小青龙汤去麻、辛加石膏（桂枝、白芍、干姜、五味、半夏、石膏）；如无寒热者，用安胃丸（乌梅、川椒、附子、桂枝、干姜、黄柏、黄连、川楝、广皮、青皮、白芍、人参）。如症见寒热、咳声不扬、胁中拘急、不饥不纳，为肝阳逆行，乘肺犯胃，用桑叶丹皮方（桑叶、丹皮、钩藤、茯苓、半夏、广皮、威喜丸）。如症见动怒气逆、作咳脘闷，用杷叶苏子方（枇杷叶、苏子、钩藤、橘红、茯苓、桑叶）。如咳呛已久、形肌消烁、嘈杂如饥、纳食则胃中不舒、热升面颊、头胀喉痹，为热久伤阴，肝阳化风，旋扰刑金，治宜清寒滋阴息风以缓图，用阿胶鸡子黄方（阿胶、鸡子黄、生地、天冬、女贞、糯稻根须），或牡蛎阿胶汤（牡蛎、阿胶、青黛、淡菜）。如久嗽胁痛，可予旋覆花汤加桃仁、柏子仁、苡仁、冬瓜仁，以和肝络。

方 案 选 析

一、桑叶贝母方

某 咳嗽痰黄，咽喉不利，此温邪上侵，肺气不清故耳。

桑叶　川贝母　白沙参　杏仁　兜铃　鲜枇杷叶（《临证指南医案·咳嗽》）

主治：温邪上侵，肺气不清，咳嗽痰黄，咽喉不利，脉细数。

方义：方中以桑叶轻清温邪，贝母、杏仁、兜铃、枇杷叶化痰止咳，沙参养阴。全方有辛润止咳化痰之效。在《未刻本叶氏医案》治咳诸案中，有一个由沙参、花粉、桑叶、川贝四味药组成的比较固定的药组，用以治疗素体阴液不足而感温邪，或温邪袭肺后化燥伤阴所致的发热咽痛、呛咳痰难咯等症。

加减：宣肺，可加桔梗。清热养阴，可加芦根、花粉。化痰，可加苡仁、冬瓜子。

二、山栀豆豉方

范　脉左弱、右寸独搏，久咳音嘶，寐则成噎阻咽。平昔嗜饮，胃热遗肺，酒客忌甜。微苦微辛之属，开上痹。

山栀　香淡豉　杏仁　瓜蒌皮　郁金　石膏（《临证指南医案·咳嗽》）

主治：外感温邪，肺胃气热，久咳暗嘶，寐则成噎阻咽，脉左弱右寸独搏。

方义：此方由栀子豉汤加味而成。方中以豆豉清解外邪，山栀、石膏清气分热邪，杏仁宣肺止咳，蒌皮、郁金化痰宽胸。总之，以微苦微辛之品，开通上痹。

加减：表邪甚，加苏梗、桑叶。痰多，加象贝、苡仁。

三、杏仁莱菔方

某　雨湿，寒热汗出，痰多咳嗽，大小便不爽，胸脘不饥，脐左窒塞。

杏仁　莱菔子　白芥子　苏子　郁金　蒌皮　通草　橘红（《临证指南医案·咳嗽》）

主治：雨湿外犯，或痰湿内生，寒热汗出，痰多咳嗽，胸脘痞塞，不知饥饿，大小便不爽。

方义：此方由三子养亲汤加味而成。方中以杏仁、莱菔、白芥子、苏子化痰降气为主，佐以郁金、蒌皮、橘红、通草化湿理化。全方有化痰湿、畅气机之功。

四、桑叶杏仁方

某　燥热内伏，发热，咳嗽口渴。

桑叶　杏仁　白沙参　连翘　囝囵滑石　鲜芦根（《临证指南医案·咳嗽》）

主治：燥热内伏，发热咳嗽，口渴尿赤。

方中以桑叶、杏仁轻清宣肺，连翘、滑石清热，沙参、芦根养阴润燥。此方与《温病条辨》桑杏汤（桑叶、杏仁、沙参、象贝、香豉、栀皮、梨皮）大法相似。

加减：阴虚燥，加玉竹、花粉、川斛、鸡子白。清热，加地骨皮、桑皮、知母、绿豆皮。化痰，加贝母、冬瓜子。

五、熟地补骨脂方

老人　久嗽，古人但以温养脾肾，未必以肺药见病治病贻害，但身小质薄，络脉单弱，桂、附雄猛液枯必犯肺疡，此温剂通纳为无弊耳。

姜汁制熟地四两　补骨脂两半　枸杞子二两　怀牛膝两半　茯苓四两　五味子两半　胡桃肉霜三两　淡苁蓉一两　车前子两半　角沉五钱
蜜丸，淡盐汤送下（《叶案存真类编咳嗽》）

主治：肾不纳气，久嗽气喘，动则更甚，不能平卧。

方中以熟地、枸杞、五味、怀牛膝滋补肾阴，苁蓉、胡桃、补骨脂温养肾阳，茯苓、车前子健脾利湿，沉香降气。

全方有收摄固纳肾气之功，但无刚燥伤液之弊。近贤程门雪曾说："此方所选药，则温补柔养，通而不腻，且重摄纳之力，较八味尤佳，又可久服无弊，高年内伤久恙调理最妙。"

加减：形气不足，加人参、河车、人乳。摄纳肾气，加紫石英。

六、羚角连翘方

范　两寸脉大，咳甚，脘闷头胀，耳鼻窍闭，此少阳郁热，上逆犯肺，肺燥喉痒，先拟解木火之郁。

羚羊角　连翘　栀皮　薄荷梗　苦丁茶　杏仁　蒌皮　菊花叶（《临证指南医案·咳嗽》）

主治：肝胆火郁，上逆犯肺，咳嗽喉痒，脘闷头胀，耳鼻窍闭，脉两寸大。

方义：方中以羚角、连翘、山栀、苦丁茶清肝胆郁火，薄荷、菊花舒解平肝，杏仁、蒌皮止咳调气。全方有清肝郁、止咳逆之功。本方比黛蛤散力宏效捷，尤适宜于百日咳。

加减：咳痰多，加象贝、枇杷叶。

七、培土泄木方

陆　脉小久咳，背寒骨热，知饥不食，厌恶食物气味，此忧思抑郁，皆属内损。阅方药，都以清寒治肺不应，议益土泄木法。

炙甘草　茯神　冬桑叶　炒丹皮　炒白芍　南枣（《临证指南医案·咳嗽》）

主治：郁火伤中，土虚不能生金，久咳，背寒骨热，知饥不食，口不渴，周身汗出，脉小。

此由忧思抑郁，肝木乘金，故治宜培中土、制肝木、生肺金。方中以桑皮、丹皮泄肝木，白芍敛肝，炙甘草、南枣、茯神培补中宫，使中有砥柱，则风阳不能上越。全方为缓肝养胃生金之方，除咳嗽外，对眩晕、不食、低热、自汗、失眠等也可使用。

（陈克正主编《叶天士诊治大全》）

尤在泾

咳嗽方治，羽翼金匮

尤在泾（1650~1749），清代医学家

经言五脏六腑，皆令人咳。盖有自外而入者，风寒暑湿燥火是也；有自内而发者，七情饥饱劳伤是也。风寒诸气，先自皮毛而入，皮毛者肺之合，皮毛受邪，内从其所合则咳者，自外而入者也。七情饥饱，内有所伤，则邪上逆，肺为气出入之道，故五脏之邪，上触于肺亦咳，此自内而发者也。然诸气所感，有不为嗽者，病邪特甚，径伤脏腑，不留于皮毛。七情所伤，亦有不为嗽者，病邪尚浅，止留本脏，未即上攻。所以伤寒以嗽为轻，而杂病以嗽为重也。

咳嗽一证，其因实多。辨证不明，妄投希效，亦安赖有医治哉。当按昔贤所述，如咳嗽有风寒、有火、有劳、有痰、有肺胀。风寒者，鼻塞声重，恶风寒是也，宜发散行痰。又有咳喘声哑，或咽痛遇冷则发者，此谓寒包热也，解表则热自除。肺中有痰者，遇冷亦发，宜解表豁痰。火郁者，咳多痰少，面赤焦烦是也。劳者，盗汗出，痰多唾红，作寒热是也。痰者，咳动便有痰，痰出咳止是也。肺胀者，动则喘满，气急声重是也。丹溪以上数条，合而观之，参之居养，合之气体，虽有不中，亦不远矣。

治嗽最要分别肺之虚实，痰之滑涩，邪之冷热，及他脏有无侵凌

之气，六腑有无积滞之物。虚者人参、黄芪之属补之，使气充则脏自固。实者葶苈、杏仁之属泻之，使邪去则肺自宁。痰滑者，南星、半夏之属燥其湿。痰涩者，瓜蒌、杏仁之属润其燥。寒者，干姜、细辛温之。热者，黄芩、栀子清之。气侵者，五味、芍药收其气，使不受邪也。积滞者，枳实、瓜蒌逐其客，使无来犯也。

冷　嗽

冷嗽者，身受寒气，口饮寒浆得之。盖肺主气，外合皮毛，而其经内循胃口，故外内得寒，皆能伤之。经云：形寒饮冷，外内合邪，因而客之，则为肺咳是也。其症呼吸不利，呕吐冷沫，胸中急痛，恶寒声嘶，得温则减，得寒益甚。

小青龙汤（仲景）　散外寒，蠲内饮。

麻黄　芍药　干姜　炙甘草　细辛　桂枝各三两　五味子　半夏各升半

上八味，以水一斗先煮麻黄减二升，去上沫，纳诸药，煮取三升，去滓，温服一升。

此散寒蠲饮之神剂。东垣云：肺寒气逆，则宜五味子同干姜治之。有痰者以半夏为佐。

按：《金匮要略》厚朴麻黄汤，加厚朴、石膏、杏仁、小麦，减桂枝、芍药。

《圣济》干姜汤，加紫菀、杏仁，减芍药、细辛、半夏。

《外台》羊肺汤，加款冬、紫菀、白前、食茱萸，减麻黄、芍药、半夏。

《易简》杏仁汤，加人参、茯苓、杏仁，去麻黄。其干姜、五味、甘草则四方如一辙也。盖本一青龙而各有裁制耳。

加减麻黄汤

麻黄去节，一两　桂枝　炙甘草各半两　陈皮　半夏各七钱　杏仁去皮尖，微炒另研，五十个

上细锉，每三钱，紫苏七叶、生姜四片，煎服。

三拗汤

麻黄　杏仁　甘草炙，各等份

上咬咀，每服三钱，生姜三片，煎服微汗愈。深师有细辛；《外台》加桂枝，名小投杯汤；《和剂》加苏子、茯苓、桑皮、陈皮，名华盖散。

《圣济》饴糖煎

饴糖干姜炒，一两半　豉炒，二两　杏仁去皮尖，五十个

上分二剂，煎去滓，入饴糖、干姜末服。

按：咳嗽经年不愈，余无他症，服药无效者，得三拗汤恒愈。多用清凉，屡发屡甚，别无热证者，得饴糖煎遂瘥。不可不知也。《局方》于麻黄、杏仁、甘草中，加阿胶、贝母、桑叶、知母、款冬、半夏，盖杂清润于辛温之内，凡阴虚邪伏者，服之最宜，名款冬花散。

热　　嗽

热嗽有久暴之异，暴者时热伤肺也，肺象金而恶热，得之则脉数，气促，口渴，胸膈不利，咽喉肿痛。子和云：热乘肺者，急喘而嗽，面赤潮热，手足寒，乳子每多有之。久者风寒不解，久而化火，肺受火邪，气从火化，有升无降，其候咳唾痰浊，烦热口渴，或吐脓血，甚者身热不已，则成肺痿。

六味竹叶石膏汤

石膏煅　淡竹叶　桔梗　薄荷叶　木通　甘草各一钱

水煎服。

又治热嗽，诸药不效者方

人参　石膏　甘草　半夏　麦冬　知母　五味　杏仁　枇杷叶

水煎服。

按：五味子治嗽，新病惟热伤肺者宜之。若风寒所客，则敛而不去矣。久病气耗者，非五味子不能收之，然热痰不除，则留固弥坚矣。

紫菀丸

《衍义》云：一妇人患肺热久嗽，身如炙，肌瘦，将成肺痿，以枇杷叶、木通、款冬花、紫菀、杏仁、桑白皮各等份，大黄减半，各如常制治讫，同为末，炼蜜丸如樱桃大，食后夜卧，各含化一丸，未终剂而愈。与泻肺中积热之剂。

人参清肺汤　《和剂》治肺痿，吐血，年久劳嗽，喘急坐卧不安。

人参　炙甘草　阿胶炒　杏仁去皮尖　桑皮　知母　粟壳去蒂盖，蜜炙　乌梅去核　地骨皮各等份

每服三钱，水盅半、姜一片、枣一枚，食后温服。

按：此方治劳嗽最宜，盖以温补虚损之阴，以酸收散亡之阳也。

元霜膏　治虚劳热嗽，咯血唾血神效。

乌梅汁　梨汁　柿霜　白砂糖　白蜜　萝卜汁各四两　生姜汁一两　赤茯苓末（用乳汁浸晒九次）八两　款冬花　紫菀并末，各二两

上共入砂锅内熬成膏，丸如弹子大，每一丸，临卧含化咽下。

定肺丸

款冬花　紫菀　知母　贝母　人参　炙甘草　桑白皮　马兜铃　御米壳　五味子　麦冬　百部　乌梅肉等份

上为细末，炼蜜丸樱桃大，嚼化下一丸。

《直指》人参紫菀散　治虚劳咳嗽。

人参　五味子　紫菀茸　陈皮　贝母　紫苏叶　桑白皮炒，各一两

白茯苓二两　杏仁　甘草炙,各七钱五分　川芎　半夏曲　阿胶蛤粉炒,
五钱

上哎咀,每服一两,水二盅、姜七片、乌梅一个,煎一盅温服。

郁　热　嗽

郁热者,由肺先有热,而寒复客之,热为寒郁,肺不得通,则喘咳暴作。其候恶寒,时有热,口中干,咽中痛,或失音不出是也。宜辛以散寒,凉以除热,或只用辛散,使寒去则热自解。若遽以苦寒折之,邪气被抑,遗祸不小。

《本事》利膈汤

鸡苏叶　荆芥　桔梗　牛蒡子　甘草　僵蚕　玄参各一两

上为末,每服一钱,沸汤点服,日三。

方古庵云:肺主皮毛。人无病之时,营卫周流,内气自皮肤腠理通达于外,一或风寒外束,则内气不得外达,便从中起,所以火升痰上,故咳嗽。宜用辛温或辛凉之剂,以发散风寒,则邪退正复而嗽止也。

饮　气　嗽

饮气嗽者,其症喘咳上气,胸膈注闷,难于偃卧。许仁则云:由所饮之物,停澄在胸,水气上冲入肺,便成咳嗽,此而不治,则为水气。《医余》亦云:此证宜利水道,化痰下气,不尔则成水。

深师白前汤

白前二两　半夏　紫菀各三两　大戟七合　水一斗

渍一宿,煮取三升,分作数服。

芫花散

芫花　干姜　白蜜等份

上用前二味为末，纳蜜中搅令相和，微火煎如糜，服如枣核一枚，日三夜一。《备急方》用枳壳（炒）二两，水煮去滓，纳白糖一斤，服如枣大。

葶苈大枣泻肺汤

葶苈不拘多少，炒令黄

上件细研，丸如弹子大，水三盏、枣十枚，煎一盏，去枣入药，煎七分，食后服。

孙兆治一人吐痰，顷间已升余，咳不已，面色郁暗，精神不快。兆告曰：肺中有痰，胸膈不利，当服仲景葶苈大枣汤，一服讫，已觉胸中快利，略无痰唾矣。《外台》用葶苈、杏仁各一升，大枣六十枚，合捣如膏，加蜜作丸梧子大，桑白皮饮下六七十丸，以大便通利为度。《本事》枣膏丸，无杏仁，有陈皮、苦桔梗，枣肉丸梧子大，每服五七丸，饮下。许叔微云：余常患停饮，久渍肺经，食已必嚏，渐喘，觉肺系急，服此良验。

苏子降气汤　治久年肺气，咳嗽喘逆，上盛下虚，痰涎壅盛，胸膈噎塞。

紫苏炒　半夏制，各二钱半　前胡　甘草炙　厚朴姜汁炒　陈皮去白，各一钱　当归一钱半　沉香七分

水二盅、生姜三片，煎至一盅，不拘时服。虚冷人加桂五分，黄芪一钱。

一人痰嗽，胁下痛，以白芥子、瓜蒌、桔梗、连翘、风化硝、竹沥，姜汁加蜜丸噙化，茶清下。

按：痰饮有寒有热，凡咳而面赤，胸腹胁常热，惟手足乍有凉时，其脉洪者，热痰在胸膈也。宜寒润清膈之剂下之。面白悲嚏，胁

急胀痛，脉沉细弦迟者，寒痰在胸腹，宜以辛热去之。

痰热久嗽，气急胸满，知母、杏仁、萝卜子、贝母各二钱，生姜一片，水煎服。

玉液丸 治热痰壅盛，咳嗽烦热。

寒水石烧令赤，出火毒，水飞过，三十两　半夏洗焙为末，十两白矾枯，细研，十两

上合研，面糊丸梧子大，每服三十丸，食后淡姜汤下。

治妇人形瘦，有时夜热痰嗽，月经不调。

香附童便浸，晒干　瓜蒌　青黛

上为末，姜汁蜜调，噙化豆大一丸。

食 积 咳 嗽

食积咳嗽者，谷肉过多，停凝不化，转为败浊，随呼吸之气而上溢入肺。肺者清虚之腑，不能容物，则有咳而出之耳。王节斋云：因咳而有痰者，咳为重，主治在肺。因痰而致咳者，痰为重，主治在脾。但是食积成痰，痰气上升，以致咳嗽，只治其痰，消其积，而咳自止，不必用肺药以治嗽也。

瓜蒌丸

瓜蒌仁　半夏　山楂　神曲等份

上为末，以瓜蒌瓢拌为丸，竹沥、姜汤送下。

《元珠》云：食积痰嗽，非青黛、瓜蒌仁不除。其人面色青黄不常，或面上如蟹爪路，一黄一白者是也。又方：杏仁、萝卜子，各二两为末，粥丸服。又方：治食积痰嗽发热，二陈加瓜蒌、莱菔子、山楂、枳实、神曲。

燥　咳

肺燥者，肺虚液少而燥气乘之也。其状咳甚而少涎沫，咽喉干，气哽不利。子和云：燥乘肺者，气壅不利，百节内痛，皮肤干燥，大便秘涩，涕唾稠黏。洁古云：咳而无痰者，宜以辛甘润其肺也。

延年天门冬煎

生天门冬煎汁，一升　生地黄汁五升　橘皮　炙甘草　人参各二两　白蜜五合　牛酥二合　白糖五两　杏仁一升　贝母　紫菀　通草各三两　百部　白前各二两　生姜汁各一合

上以水六升，煮贝母等取二升五合，去滓，入天门冬、地黄汁煎减半，纳酥蜜、姜汁等煎，令可丸，取如鸡子黄大，含咽之，日四五次。

杏仁煎

杏仁去皮尖，一升　白糖　酥　生姜汁各一合　蜜五合　贝母八合，别研　苏子研取汁，一升

上先捣杏仁如泥，纳后六味同煎如稠糖，取如枣大含咽之，日三。

又有一种肝燥碍肺者，其症咳而无痰，胁痛潮热，女子则月事不来，此不当治肺而当治肝。盖本非肺病，肝血燥，则肝气强而上触肺脏也，滋之调之，血液通行，干咳自愈。

《千金》豕膏丸

发灰　杏仁熬令黄色

上二味等份研如脂，以猪膏和酒，服如桐子大三丸，日三，神良。

上清丸　清声润肺，止咳嗽，爽气定神。

白砂糖八两　薄荷叶四两　柿霜四两　硼砂　寒水石　乌梅肉各五钱

片脑五分

上为末，甘草水熬成膏，和丸芡实大，每一丸噙化。

虚 寒 嗽

虚寒嗽者，其寒不从外入，乃上中二焦阳气不足而寒动于中也。或初虽起于火热，因过服寒凉消克，以致脾土受伤而肺益失养，脉微气少，饮食不入者，急宜温养脾肺为主也。

加味理中汤

人参　白术　干姜　甘草炙　橘红　茯苓　半夏　细辛　五味等份

上㕮咀，每服三钱，姜、枣煎，食前服。戴元礼云：饮水一二口而暂止者，热嗽也。呷热汤而得停者，寒嗽也。治热嗽以小柴胡加五味，冷嗽以理中汤加五味，皆已试之验。《直指方》理中丸加阿胶、五味。

《济生》紫菀汤　治肺虚寒嗽喘急，无热证者。

紫菀　干姜炮　黄芪　人参　五味子　钟乳石　杏仁麸炒，去皮尖　甘草炙，各五钱

上㕮咀，每服四钱，水一盏、姜五片、枣一枚，煎服。

肾 咳

肾虚气逆者，肾之脉从肾上贯肝膈，入肺中，循喉咙。肾中阴火上炎入肺则咳。肾中阴水随经入肺亦咳。《内经》云：咳嗽烦冤者，是肾气之逆也。又少阴所谓咳呕上气喘者，阴气在下，阳气在上，诸阳气浮，无所依从，故咳呕上气喘也。水则《济生》肾气补而逐之，火则六味、都气之属引而下之。又有一种少阴肾证，水饮与里寒，合而

作嗽，腹痛下利者，宜真武汤加减治之。

真武汤

白茯苓　白术　白芍各一两　熟附子半两

上锉散，每二钱半，加生姜、细辛、五味子各半钱，姜三片，食前煎服。

咳 嗽 失 音

咳而失音，有新久虚实之异。新者多实，痰火闭郁，所谓金实不鸣也。久者多虚，肺损气脱，所谓金破亦不鸣也。实者逐邪蠲饮易治。虚者补肺养气难治。亦有肺已虚损而风寒未尽，或痰火闭塞者，则攻补俱碍，其治尤难也。

诃子饮　治久嗽语声不出。

诃子肉　杏仁各一钱　炒通草一钱半

分二服，每服水二盏、姜三片，煎一盏，食远温服。一方诃子四个，有桔梗一两半，甘草二寸。

杏仁煎　治嗽失音不出。

杏仁研泥，三两　生姜汁　蜜各一两　木通　桑白皮　贝母各一两二钱　紫菀　五味各一两

水三升，煎半升，去滓，入杏仁、蜜、姜汁，再熬成稀膏，食后卧嚼化一匙。

又方　皂角一握，去皮弦子，萝卜三个，切片，水一碗，煎至半碗服之。不过三服，能使语出声。

治盛寒失音不语，咽喉痒痛。

桂心　杏仁各一两

为末，蜜丸樱桃大，绵裹咽津。

戴云：有嗽而咽痛失音，多进冷剂而声愈不出者，宜生姜汁调消风散，少少进之。或只一味姜汁亦得。又云：声哑者，寒包其热也，宜细辛、半夏、生姜之属，辛以散之。若痰热壅于肺者，金空则鸣，必清肺中邪滞，用清咽宁肺汤主之。

清咽宁肺汤

桔梗炒，二钱　山栀　黄芩　桑皮　甘草　前胡　知母　贝母各一钱

水二盅，煎八分，食后服。

《和剂》款冬花散　治肺已虚而风寒未尽，喘满烦闷，痰涎壅盛，鼻塞流涕，咽喉不利。

杏仁　阿胶炒　麻黄去根节　半夏汤洗，姜制　款冬花　桑叶　知母　贝母各一两

上㕮咀，每服二钱，水一盅、姜三片，水煎，食前温服。《准绳》用炙甘草与半夏，加一倍。

（《金匮翼》）

程文囿

小青龙汤化裁治疗风寒喘嗽案

程文囿（1761~1833），字杏轩，清代医家

黄敬修兄店内，有同事鲍宗海者。因感风寒，喘嗽多日。就彼地某姓老医看视，谓其证属内亏，药与地归参术。予见方劝其勿服。宗海以为伊体素虚，老医见识不谬，潜服其药，是夜喘嗽益甚。次日复往加减，医谓前药尚轻更增黄芪、五味子。服后胸高气筑，莫能卧下呷呀不休，闭闷欲绝。敬兄询知其故，嘱予拯治。予曰："前药吾原劝其勿服，伊不之信，况加酸敛，邪锢益坚，如何排解。"敬兄云："渠与我同事多年，不忍见其死而不救。"揣摩至再，立方用麻黄、桂枝、细辛、半夏、甘草、生姜、杏仁、葶苈子，并语之曰："此乃风寒客肺，气阻痰凝，因而喘嗽。医不开解，反投敛补，以致闭者愈闭，壅者愈壅，酿成肺胀危证。《金匮要略》云：咳逆倚息不得卧，小青龙汤主之。予于方中除五味、白芍之酸收，加葶苈、杏仁之苦泻者，盖肺苦气上逆，急食苦以泻之，如救眉燃，不容缓待也。"敬兄欣以为然，即令市药，煎服少顷，嗽出稠痰两盂，胸膈顿宽。再服复渣，又吐痰涎盏许，喘定，能卧。宗海始悟前药之误，泣求救援。予笑曰："无妨，枉自吃几日苦耳。"次剂麻桂等味分量减轻，参入桔梗、橘红、茯苓、苏子，更为调和肺胃而痊。

（《杏轩医案》）

陈　歧

药分四时，治咳传灯

陈歧，字德求，清代医家

有声无痰谓之咳，肺气伤而不清也；有痰无声谓之嗽，脾湿动而生痰也；有声有痰，谓之咳嗽，脾生痰而传于肺也。风寒劳嗽，自有本条；四时咳嗽，不可不辨。丹溪云：春是上升之气，夏是火炎上最重，秋是湿热伤肺，冬是风寒外束。所谓上升之气者，春天木旺，肝火太甚，乘于肺金，故令咳嗽。宜用清肝宁嗽汤，脉必弦数可据；久而不止，宜用归芍地黄汤。盖肾水，乃肝木之母，肾水虚弱，无以为发生滋荣之本，故内热而咳，归芍地黄是治其本也。所谓火炎上者，夏月心火用事，乘于肺金，有如金被火克，五行相贼。其症极重，若不急治，直至交秋方止，咳久多成痨怯，亦用归芍地黄汤，或天王补心丹，无不可也。所谓湿热伤肺者，秋分之后，燥金用事，所起之风，全是一团干燥之气，不比秋分之前，热中有湿也，是以无草不黄，无木不凋，人身应之，肺胃干燥，津液枯槁，所以作咳。丹溪反言湿热伤肺，当亦传刻之误，未可执为定论也，亦用归芍地黄汤。所谓风寒外束者，冬月天令严寒，易至伤人。感于风者，脉来细缓；感于寒者，脉来浮数，自可辨也。大抵四时咳嗽，虽有不同，而东南之地，往往多热多痰，先用清金化痰之剂，方可各治其本，不可骤用地黄泥药，名言卓识，极为紧要。又有咳嗽、气急、胸中不宽者，治之宜分虚实。实者脉来沉滑，可用二陈消食之剂；若脉来弦数微数，微寒微热，大便不甚通畅，欲出不出，极为危险，既不可攻，又不可补，惟有养血化痰、健脾消食，听天由命而已。此条诸书未有，不得草草忽过。

(《医学传灯》)

汪文琦

脏腑相关守辨证，权衡补泻求应机

汪文琦，字蕴谷，清代医家

咳嗽一证，有外感内伤之分，有阴阳虚实之别。医家症脉不察，混治误人，而概以表散风寒之说，尽咳嗽之治法，合病家之意见者，比比皆是也，岂不有愧司命之责乎。

外 感 咳 嗽

夫外感之咳，因偶受风寒，由皮毛而入肺，其症或头痛而身痛，或恶寒而发热，或鼻塞而声重，或鼻涕而气急，其脉或浮大而紧，或弦大而数。及素无积劳虚咳之症，而忽病咳不已者，即外感之症也。治法宜用甘桔汤升发肺气，使邪从外达，疏通肌腠，使热从表散，此治外感咳嗽之法也。第人生气禀薄弱者居多，肾水不足者居半，肌表空虚，风邪易入穿，医家不明邪之所凑，其气必虚之理，非投麻桂羌芷，即用细辛荆防，尝谓人曰：肺欲辛以辛泻之，此《内经》之旨也。闭门留寇，寇欲出而无路，致穿窬而走，此医家之忌也。于是坚执逐寇之法，久进表汗之剂，不知肺属娇脏，又属燥金，升提则伤气，辛香则耗液，咳血渐热之症见，而往往症变虚损者多矣。故余治外感初咳，先用甘桔汤数剂，即进六味汤加减，壮肾水以清肺热，补正气以退客邪，屡用屡效，万举万当，非故与俗见相反而嗜好滋补，亦为生人之性命起见耳。

内 伤 咳 嗽

内伤之咳，凡肝肾阴虚于下，而木火刑金者，其症或洒寒而潮热，或形瘦而容减，或痰多而带血，或气短而喉干，其脉或弦大而空，或弦细而数。及素有酒色劳伤之患，而渐致咳嗽日增者，即内伤劳损阴亏之症也。治法宜六味汤补阴敛阳，使肺气充实。补水保元，使虚火归根，此治阴亏咳嗽之法也。又有元阳下亏，而水冷金寒者，其症或畏寒而喘促，或呕恶而泄泻，或水泛而痰冷，或腹胀而食减，其脉或细涩而微，或浮大而迟，及素有下元虚寒之患，而渐致咳嗽日甚者，即内伤阳亏劳损之症也，治法宜八味汤温补真元，使生气上布，填助真火，使阴寒冰消，此治阳亏咳嗽之法也。且内伤之咳，不独肺金为病也，经谓肾脉从肾上贯肝膈，入肺中，循喉咙，达舌本，所以肺金之虚，多由肾水之涸，而肾与肺，又属子母之脏，呼吸相应，金水相生。苟阴损于下，阳孤于上，肺苦于燥，不咳不已，是咳虽在肺，而根实在肾也。司命者，其可不兢兢耶？奈何近日庸工，每遇内伤之咳，惟投清金之药以为稳当，及变症百出，始委之莫救。盖不知肺受他人之侮，我又从而侮之，肺金岂顺王道之化乎？是以治咳而咳愈甚矣。虽然，更有说焉。脾为仓廪之官，后天之本，散精于肺，有生金之能，灌溉四旁，有益肺之力，若久咳而滋补无功，必须培养脾元，补母以及其子，先贤有言，补肾不如补脾。诚深知肺属辛金，生于己土，而归脾、四君之属，所宜急进也。

总之外感之咳，实中亦有虚，宜寓攻于补内。内伤之咳，虚中或挟实，宜补水兼清外感之咳，脉数易治，邪退脉静。内伤之咳，脉数难治，愈虚则愈数。至于疫后咳嗽，热伤真阴也。疟痢咳嗽，脾胃亏虚也。肺痈咳嗽，风寒外袭，积热内发，而蓄有脓血也。肺痿咳嗽，金气外泄，肺脏内损，病剧衰靡也。疮闭咳嗽，皮毛之毒，内攻肺脏，肺受毒害也。支饮咳嗽，脾胃生痰，肺失治节，而清肃不行也。胀满咳嗽，土不制水，浸渍入肺，而关门不利也。哮喘咳嗽，内有夙根，痰塞肺窍，而太阴屡困也。干咳无痰，气不生精，精不化气，而津液枯涸也。种种咳嗽之症多端，调治之法各异。而察色按脉，分别施治者，尤必以补元气为上策也。嗟夫，内外之咳，无非金燥生痒。虚实有辨，岂容混乱而误施，有《内经》咳嗽论在，学者其可不尽心会悟乎哉。

时 气 咳 嗽

今夫天之杂气有各种，人之感受有重轻，其来也无时，其着也无方，有触之者，各随其气而为诸病焉。如秋冬之交，咳嗽一证，遍于四方，延门合户，众人相同者，此皆时行之气，即杂气为病也。其初起恶寒发热，咳嗽咽干，鼻塞声重，头痛身痛，脉浮而数，或细而数。医家守五运六气之说，谓此证为风寒所中，而用药多不效，是以不明气之所至无时，所著无方，而混施误人也。岂知寒热之候，乃杂气中之一种，较疠气疫病为稍轻，以认不确，而治不合法，病安有不转轻为重者哉。盖肺属太阴，居高位，而金体本燥，通肾气而子母相生，惟肾阴素亏之辈，肺脏阴液必虚，坚刚之体，更多燥气，加以秋冬令节，雨泽短期，天之燥气生而外入，肺之燥气动而内发，两相感召，热则风生，肺金畏火，内则咳嗽之症见，肺主皮毛，外则寒热之候作矣。治法甘桔汤加何首乌、玉竹、贝母、黑豆、枇杷叶、麦冬、桑叶、丹皮、地骨皮、梨汁之属，清肺热而润肺燥，俾外人之燥气自解，内发之燥气自平。若不明寒热咳嗽之由，混投辛温发散之药，将见肺愈燥而愈咳，肺愈咳而愈喘，是所谓火上添油者矣。如进前药不应，则用六味汤除山萸加麦冬、沙参、童便、梨汁之属，生水保金，益阴退热，无不立效。如体素阳虚，则用六味汤加枸杞、杜仲、炙甘草、胡桃肉之属，甘润养阴，甘温养阳，方为两全。倘素有咳血之患，哮咳之疾，及产后老人病人，而忽感此证，表散妄用，则无有不丧命者也。嘉言喻氏，谓秋伤于燥，上逆而咳，发为痿厥，燥病之要，一言而终，只以误传燥病为伤湿而解者，竟以燥病为湿病，遂至经旨不明，今一以论之。而燥病之机，了无余义，真独开门户，破千方之溃溃矣。夫天之燥气入肺，金伤而受火刑，化刚为柔，燥极生痒，不咳不已，如以燥治燥，恬于操刃，曾不顾阴气消亡之旨耶。《内经》曰：秋伤于燥，冬生咳嗽。又曰：必先岁气，毋伐天和。司命者，其可不知天时人事之理，而徒泥于辛甘发散之法，竟祸人于反掌间哉！

（《杂证会心录》）

芬馀氏

阐扬仲景奥义，申明咳嗽大法

芬馀氏，清代医家

咳 嗽 大 纲

先哲谓咳无痰而有声，嗽无声而有痰，如此分别似以咳专属火，而嗽则专属乎湿，遂开出后人许多清火清痰之法，致治咳者百无一效。及考之《内经》，但有"咳论"而无"嗽论"，而"咳论"一篇又谓属寒，何彼此相悬若此耶？余谓咳嗽一证，有咳而不嗽者，未有嗽而不咳者，是嗽不可以赅咳，而咳已足以赅嗽也。但阅名家方论，每专责之于肺，而《内经》则言五脏六腑皆令人咳，且详言五脏六腑所见之症，盖以咳之为病，虽见端于肺，而所以致咳之原，则变现而难测，有肺经自受邪气而病咳者，即《内经》所谓："皮毛先受邪气，其寒饮食入胃，从胃脉上至于肺，肺寒则内外合邪，因而咳之，则为肺咳"是也。有因他经先受邪气，传入肺而病咳者，即《内经》所谓"乘春、乘夏、乘至阴、乘冬"，五脏各以其时受病，非其时各传以与之，而为心咳、肝咳、肾咳、脾咳之类是也；又有因咳久牵动他经之气，而他经之气上逆于肺而病咳愈甚者，即《内经》所谓"五脏之久咳乃移于六腑"而为胃咳、胆咳、大肠咳、小肠咳、膀胱咳、三焦咳之类是也。大抵肺经本病之咳多属于寒，以肺为体阴而用阳，内外之寒邪相合以伤其用，所以必咳也。若他经传入之咳恒兼乎暑湿燥火，以他经各传其类而受邪，从肝传入则兼风兼燥，从心脾肾传入则兼暑兼湿兼火，各以其邪合之而成咳也。盖肺之为脏脉络窍管甚多，有脉络、丝络、孙络，有大管一、小管二十四，其位至高，其体至虚，不能容纤毫之物，惟一团清肃之气，弥沦于内，呼则气出，吸则气入，为一身之橐钥，外邪犯之则呼气为之不舒，内邪侵之则呼气为之不转，设于此时不解散其相合之邪，使之呼吸自利，则本经之水精既不能四布，而脉络窍管中所蕴伏之阳气反郁蒸而化火化痰，咳病其何时已耶？彼君相火之刑金，土虚不能生金，木盛反侮其所不胜，咳之见端虽在于肺，而致咳之原仍在于心肾肝脾也，又安得见咳治咳而专责之肺乎！余是以折衷仲景之五方而深服嘉言先生比类之说也。

治 咳 大 法

《内经》论咳，博而且详，但文义浩衍，学者有望洋之叹，余遑不自安，虽于大纲中已发明其扼要，然有论无方，终未为后学周行也，因再取《论咳》一篇反复穷研，乃知其总结处全在"聚于胃、关于肺"二语，虽不言治而治法已寓其中矣。盖肺为脏腑之华盖而气为之主，胃为脏腑之海而气为之统，气之出入在于肺，气之枢机在于胃，咳嗽虽有五脏六腑之分，内伤外感之别，而咳嗽之因大要有三：一由气之滞而不宣，一由气之逆而不顺，一由气之虚而不固。外感者其气多滞，当于散邪中兼利气；内伤者其气多逆，当于养阴中兼纳气；久咳者其气多虚，当审其由。由于外感者，于补气之中兼以散表；由于内伤者，于补气之中兼以滋阴，总以气之未动者无扰，已动者得平，不碍其气之出入枢机，为治咳第一关键。

治咳用干姜、五味子说

肺阴经也，而所以通调水道下输膀胱，水精四布，五经并行者，实阳为之运也。若内外之寒邪相合，阻遏阳气，阳气之郁于内者，欲发越而不发越，则咳病生焉，干姜乃辛温横散之品，所以横散内郁之阳气而解散相合之寒邪者也。然肺之阳气固贵在以发越于外，而尤贵者有以退藏于密。盖非发越无以为退藏之用，非退藏无以为发越为根。干姜虽能解散寒邪而辛热太过，设无物以监制之，则肺为娇脏，畏热畏寒，而寒去热留，反耗阴精，变为喘促等症未可知也。仲景以五味子配之，五味虽酸涩，甘苦咸毕具而酸涩为多。《本草》言其入肾而有纳气之功，肾者肺之子，正肺气退藏之所也，用之一以制干姜之辛热，一以保肺家之精液，一以使肺气下归于肾而藏于宫，得金水相生之妙。观仲景于伤寒证中凡兼咳嗽者，即小青龙、小柴胡等汤必加五味子、干姜，可知五味子、干姜乃治咳之圣药，用五味子所以保肺之体，用干姜所以达肺之用，诚有缺一不可者。细考《金匮要略》治咳五方，止有一方不用干姜，而所不用之故，全在冲气之逆与不通，进退其间，原不在咳满禁忌之例，至于五味子则断未有不用者。今人不知五味子与干姜并用之妙，又不解其与表散药并用则有敛而不敛之权，执定表邪禁用之说置而不用，无怪乎治咳者之百无一效也。

申明《金匮要略》治咳五方

咳嗽一证《内经》有论而无方，《金匮要略》有方而无论，余既于《内经》论咳之义一一发明。而又取《金匮要略》五方再加阐发，犹未申明治气之说也。夫肺统一身之气，气和一则水精四布而宣化有权，气逆则肺窍室塞而清浊不行，故咳甚则呕逆，咳久则喘急伤肾。

呕逆伤胃。胃者中焦也，肺气之所出入也，喘急伤肾者下焦也，肺气之所由纳也。然仲景仅言冲气而不及胃气、肾气者，乃古人片言居要之体。

　　盖胃气、肾气动尚有不兼冲气者，未有冲气动而不及胃气、肾气者，况冲任二脉与肾之大络同起肾，下出胞中又与胃脉并行，久咳不已必自胃虚不能统气于中，肾虚不能纳气于下，冲脉之火挟之直行而上。虽以形寒饮冷首推小青龙汤二方为主，而斡旋之深，心有不可不知者。首条言服小青龙汤已，可知小青龙汤固治咳之圣药也。一变而致多唾、口燥，寸沉尺微，手足逆冷，气从小腹上冲胸咽。即仿伤寒门中之奔豚治法，重用桂苓加五味、甘草治其冲气，冲气即低，又一变而更复渴，冲气复发，仲景于此辗转沉思，或因小青龙汤治合邪而误动冲气，或因五味甘草汤治冲气而移合邪，然治咳满不得不加姜辛，治冲气不得不用桂苓，无如咳满止，冲气发，冲气低，咳满作，顾此失彼，将何以为后学之准绳？而孰知仲景有一证即有一方，有一变即有一法，云"服之当遂渴"，可见服之遂渴以细辛、干姜为热药，助冲任之火上蒸于面，热如醉状，下流阴股，小便难，今反不渴，其责任不在细辛、干姜，而在胸中素有支饮，致水气凌心，时冒作呕，故仍用桂苓以防冲气，但纳半夏以去水，水去呕止。又一变而其人形肿，则在内之支饮虽去，而在上之肺气未和，有水邪流注皮肤之象，当用表里两解之定法而麻黄在所必用矣。如察其人手足痿痹，则阴血素亏不能充溉经络，倘用麻黄以动阳气，势不在发厥而不已，惟独任杏仁之苦降，俾清肃之令下行，则气有所归，不致横决四溢。又一变而至面热如醉，似冲气发而无上逆胸咽等症，不过胃家津液大耗、热邪上炽可虞，非加大黄急存胃汁，至瓮干杯尽，嗟无及矣！观《金匮要略》六条，仲景层层剥进，商出治法，犹且再三致意详慎，而后学者不讲明其所以然，其意何哉？

暑湿燥火致咳

六气皆能乘肺而令人咳，其寒乘于肺者，仲景有专方，而暑湿燥火之咳亦散见各门，无如后世未得仲景之旨，致学者无处分辨，余因再以暑湿燥火之咳，逐一明辨，庶开卷了然也。夫暑湿多盛于春夏，以春分后地气上升，天气下降。二气交而土膏水溽，础润木泽，人身应之，暑湿之病见焉；燥火多盛于秋冬，以秋分后天气不降，地气不升，二气分而草木黄落，山巉水涸，人身应之，燥火之病见焉。

故暑病皆从外之内，郁于领明，伤胃家之阴。伤于阴者衰其阳，治法不离白虎、越婢之类。湿病皆自下之上，乘于太阴，伤脾家之阳，伤于阳者泄其阴，治法不离天水、五苓之属。而燥则有内外之分，或津亏而燥淫于内，或风胜而燥淫于外，淫于内者滋润其内，二冬、贝母是也；淫于外者，凉解其外，薄荷、桑皮是也。火则有上下之辨，或从下而之上，相火动而连及君火，或从上而之下，君火动而渐及相火，君火动者折之以黄连，相火动者引之以地黄。至于治法精微，各门另有精蕴，余不过略露一斑，以申明暑湿燥火皆非肺家本病，见仲景设法之密耳。

（《医源》）

唐容川

虚劳失血咳嗽

唐容川（1846~1897），名宗海，晚清医家

　　杂病咳嗽，另有方书可查，未及备论。兹所论者，虚痨失血之咳嗽也。失血家十有九咳，所以然者，肺为华盖，肺中常有津液，则肺叶腴润，覆垂向下，将气敛抑，使其气下行。气下则津液随之而降，是以水津四布，水道通调，肝气不逆，肾气不浮，自无咳嗽之病矣。血者火化之阴汁，津者气化之水液，二者本相济相养，水不济火则血伤，血不养气则水竭。水竭则津不润，肺血伤则火来克金，金被火克，不能行其制节，于是在下之气，始得逆上。气既逆上，则水津不能随气下布，凝结为痰，在下之水邪，又得随气而升泛为水饮，皆致咳嗽。吾于咳血门已详论之，兹复条例如下，以便查核。一肺脏津虚，火气乘之，致成燥咳。气呛痰涩，或带血丝，久成肺痿，清燥救肺汤治之。

　　痰火凝结，咳逆发渴，喉中痰滞者，由于津液不散，阻塞气道，治宜清利其痰，滋养其津，紫菀散主之。

　　水饮冲肺，咳逆倚息不得卧者，由于失血之人，肝经风火太盛，激动其水，上冲肺。卧则肺叶张，水饮愈冲，是以不得卧息，葶苈大枣泻肺汤治之。吾每用二陈汤治饮，加苏子、柴胡、白芥子、黄芩、石膏、杏仁、荆芥、薄荷、枇杷叶，风火兼治尤效。此与杂病咳嗽因

寒动水者有异。因寒动水，以致水饮冲肺者，宜小青龙及真武汤。血证咳嗽，多是内动风火，激水而上，青龙、真武等又其所忌，医者辨之。

夫虚痨咳嗽，原于火克金，水乘肺，而切究其故，则病皆在于胃。胃为水谷之海，化生津血，血不足则火旺，津不生则肺燥，水气不化，则饮邪上干。治胃火，宜白虎汤加生地、百合、五味子，或玉女煎。治胃痰，宜滚痰丸、指迷茯苓丸；轻者用豁痰丸。治胃中水饮，宜二陈汤加苏子、白芥子、防己、枳壳、杏仁、生姜。若水饮挟火者，加柴胡、黄芩、当归、白芍。

《内经》云：五脏六腑皆有咳嗽，而无不聚于胃，关于肺。上条分肺胃，治已详。兹有一方，可以统治肺胃者，则莫如小柴胡汤。肺火盛，加麦冬。心火盛，加黄连、当归。肝火盛，加当归、胡黄连。黄昏咳嗽，为火浮于肺，加五倍子、五味子以敛之。五更咳嗽，为食积之火，至寅时流入肺经，加莱菔子。痰凝气滞者，加瓜蒌霜、旋覆花、杏仁、桔梗、射干、川贝母。水饮上冲者，加葶苈子、桑白皮、细辛、五味子。有寒加干姜、云茯苓。若兼外感，发热恶寒，鼻塞头痛而咳嗽者，宜小柴胡汤加荆芥、紫苏、杏仁、薄荷。盖小柴胡能通水津，散郁火，升清降浊，左宜右有，加减合法，则曲尽其妙。

又有瘀血作咳，其证咳逆倚息而不能卧，与水饮冲肺之证相似。盖人身气道，不可有塞滞。内有瘀血，则碍气道，不得升降，是以壅咳。气壅则水壅，气即是水故也。水壅即为痰饮，痰饮为瘀血所阻，则益冲犯肺经，坐立则肺覆，瘀血亦下坠，其气道尚无大碍，故咳亦不甚。卧则瘀血翻转，更为阻塞，肺叶又张，愈难敛戢，是以倚息不得卧也。若仍照水饮冲肺，用葶苈大枣汤，是得治饮之法，而未得治瘀之法矣。须知痰水之壅，由瘀血使然，但去瘀血，则痰水自消，宜代抵当丸加云茯苓、法半夏，轻则用血府逐瘀汤，加葶苈、苏子。又有咳嗽侧卧一边，翻身则咳益甚者，诸书皆言侧卧一边，乃失血咳嗽不治之证，而不知仍是瘀血为病。盖瘀血偏着一边，以一边气道通，一边气道塞，气道通之半边，可以侧卧，气道塞之半边，侧卧则更闭塞，是以翻身则愈加咳逆也，宜血府逐瘀汤加杏仁、五味子主之。侧卧左边者，以左边有瘀血，故不得右卧也，右卧则瘀血翻动，愈加壅塞，宜加青皮、鳖甲、莪术，以去左边之瘀血。侧卧右边者，以右边有瘀血，故不得左卧也，宜加郁金、桑皮、姜黄，以去右边之瘀血。凡此瘀血咳嗽之证，诸书少言及者，朱丹溪略引其端，亦未申明。吾于临证有悟，不惜大声疾呼者，正欲起死人而肉白骨，岂敢秘而不传哉！

又有冲气咳逆者，以冲脉起于血海，循行而上丽于阳明。血海受伤，则冲脉气逆，上合阳明，而为火逆燥咳之证，麦门冬汤主之，玉女煎亦主之。二方皆从阳明以抑冲气之颠，使不逆也。

又有冲气挟肝经相火，上乘肺金者，其症目眩口苦，呛咳数十声不止，咳牵小腹作痛，发热颊赤，宜四物汤合左金丸，再加人尿、猪胆汁、牡蛎、五味治之。盖血室为肝之所司，冲脉起于血室，故肝经之火，得缘冲气而上，小柴胡汤加五味子、青皮、龙骨、牡蛎、丹皮、地骨皮亦治之，重者加胡黄连。

冲脉本属肝经，然其标在阳明，而其根则在于肾。盖冲脉起胞中，而肾气即寄在胞中，肾中之气上于肺而为呼吸，亦借冲脉之路，以上循入肺，是以脐旁冲脉之穴，谓之气冲。《内经》又明言冲为气冲，冲脉之与肾经交合者如是。是以冲脉每挟肾中之虚火，上逆而咳，喘促咽干，两颧发赤，宜猪苓汤加五味子、知母、牛膝、黄柏、熟地、龟甲，或麦味地黄汤以安之！三才汤加铁落以镇之，或大补阴丸合磁朱丸，加五味以吸冲气，使归于肾，则不咳逆矣。又有胞中之水内动，冲气挟水上逆而咳者，其证上热下寒，又龙雷火升，面赤浮肿，头晕咽痛，发热心悸，大便反滑，腰痛遗溺，桂苓甘草五味汤治之，肾气丸亦治之。

咳嗽之病，其标在肺，其本在肾。血家咳嗽，尤多生于肾虚。肾者气之根也，肾经阴虚则阳无所附，气不归根，故浮喘咳逆，宜三才汤加五味子、沉香。陈修园用二加龙骨牡蛎汤加阿胶、麦冬、五味子，其附子须少用，只作引导耳。余每用知柏地黄汤，少加五味子、肉桂以为报使，常服都气丸亦佳，又有肾经阳虚，不能化水，腰痛便短，气喘咳逆者，肾气丸加五味治之。更有肾水上泛，脾土不制，而为水饮咳嗽者，乃属五饮杂病，非失血家应有之证。自有各书可查，兹不赘及。

（《血证论》）

王三尊

痰积咳嗽喘急案

王三尊，清代医家

　　鹤芩贾先生诘予曰："予男振咳嗽数载，治而先生以散表愈，继而屡发。先生或仍以散表愈，或以理气下疾愈，或以清肺愈，或以补肾愈，或以补脾愈，或以交心肾愈，或以补肺愈。然屡愈屡发终不尽愈。今春往雉皋，张加民先生谓左脉小于右，断为肝郁所致。君以白芍三钱，始而大效，及至家久服，又不见效，敢问何说也？"予曰："令郎之恙，得自夏月当风洗浴，故始以散表而愈。愈后不善调摄，以致屡发屡愈。日久肺窍不清，已结窠囊，发则痰喘气急，俟服药多帖，痰消大半，则病愈大半矣。然痰根盘踞，如疮生管，不能尽去，窠囊渐渐积满，则又发矣。然无外感内伤致咳之由，则亦不发。其发之之由，又非一言可尽者。肺为娇脏，不容毫发，受寒咳，受热咳，饮冷咳，饮大热咳，又为五脏华盖。凡五脏六腑之水火浊气上干于肺者，皆致咳。故《内经》有五脏六腑之咳。咳则周身之气血上奔，最难遽止。咳为进少出多，吊动肾气，最易变虚，故致咳之由最多，而治咳之方鲜效也。令郎或仍受风寒而发者，故仍以散表愈；痰积既久，堵塞肺窍，喘急闷绝，忽然骤发，命在顷刻者，故以理气化痰愈。肺始受寒，久则变热，发时微寒既经表散，惟热独存，故以清肺愈。然肺为肾母，母虚不能生子，子虚令母益虚，金水不能相生，其咳愈甚。虚则补其子，故以补肾愈。但清肺补肾之剂，久服伤脾泥膈，饮食减少，脾为肺母，土虚不能制水，水泛为痰而更咳。虚则补其母，故以补脾愈。有读书作文用心太过，致夜不寐，心肾不交或梦遗，相火上炎而咳者，故以交心肾愈。久发不止，肺气虚耗，故以补肺敛肺愈。寒士境遇往往拂意，易动肝怒，故张先生又以抑肝愈。设若嗜烟酒炙煿，房色过度，势必又以涤荡中宫，或以独参汤、鹿茸丸、黑铅丹、八味丸等而愈也。既有痰根在肺，则凡所以致咳者，皆足以助之，故用药有如此转变也。张先生之言，不过一时偶中。至于病情变迁，窠痰复出，又不效矣。至言左脉小于右断然肝虚，若然则为肝之阳虚，何得又用白芍而效者？不知是右大于左为肺家本病，痰火久嗽宜于酸寒，故奏效耳。若洞明此理则对证用药，无不获效。若执一隅之见，一时之方，故有始效而断不效。若再强进则疾痼而难救矣。欲愈之法，必须外避风寒暑湿，内戒七情六欲，视世事如浮云，降心如槁木寒灰，纵发亦稀而且轻。渐渐窠囊消落，再以丸药培其根本，日久自然痊愈。若不遵调摄，专恃药饵，或医者见闻不博，博而不化，化而不神，吾未见能痊愈也，先生以为然否？"

大成贲世兄 咳嗽二年，时发时止。发时气道阻塞，喘急不堪，服散风降气下痰润肺药数帖，咳去痰五六粉盒，方气平渐愈。今发未经一昼夜，服前药八帖，间有加参、芪者，毫不见效。伊父鹤芩先生医技已穷，商之于予。予诊左脉甚弱，右脉沉而有神，非死证。然手足冰冷，汗时出，痰只出一盒，余不能出，满腹痞塞。予思脾胃强，则五脏之气皆强；脾胃弱，则五脏之气皆弱。况脾为肺母，未有胃气充足旋转，而肺气终不行者，以香砂六君子汤，木香易沉香，砂仁易白蔻与之。服下果效，即减去白蔻，恐肺中伏火继出。仍加以旋覆花、桔梗、贝母、蒌仁、杏仁等，再以他药转换收功。

须知此证胃气虽不大实，亦不大虚，但不充足，不能激发肺窍之壅塞耳。故一帖肺气少输，前方即为之加减矣。

(《医权初编》)

周学海

审咳验痰每需细，温凉补泻勿漫施

周学海（1856~1906），字澄之，晚清医家

前人每以有声无痰、有痰无声细分咳嗽二字，今概不取。无声即不得为咳嗽矣，且亦安能无痰？但多少、厚薄、难出易出有不同耳！

《素问·咳论》分五脏、六腑、四时，以决其病之吉凶。凡百病皆以自腑入脏者为渐深，而咳病独以由脏出腑者为日久。盖百病是邪气内侵，咳是真气外脱耳！咳之为病也，五脏皆为之振动，内气不宁，渐离其根矣。今条析其证之轻重。

如卒然咳嗽，连声不可暂止者，此冷风随呼吸而袭肺也。此风袭肺则咳嗽，袭胃则吐逆，吐逆更属于咳嗽，杀人更速，故小儿当风饮食，最所忌也。急宜温散，以桂枝为君，力制风木猖獗之势，故凡风势之来，其风之头最厉，急入户避之，即卒无可避，亦宜谨护口鼻为佳。

外感风寒，恶寒发热，亦多有咳嗽者。此风寒由经入肺也，宜先表散，久则兼清降。其咳声清响，而昼夜相等。经曰：形寒饮饮则伤肺，咳逆而上气。然饮冷是由胃络入肺也，其声略重，宜温胃，略兼利湿。

有清晨咳嗽数十声，吐出浓痰碗许而始安者，此胃中湿热蒸肺也。声如在瓮中者，经所谓声如从室中言，是中气之湿也。其咳声沉

重，治宜宣郁涤湿。亦有寒湿致此者，但其痰较清，其声略急，治宜温健脾土也。

有咳嗽甚重，入夜尤甚，不可伏枕者。此肾水上泛，土弱不能行水，水气冲肺也。声重而又急，连连不绝，逼迫万状，气不能续，治用仲景小青龙汤法、真武汤法，分有无外感而治之。若水气重甚，自下肿，如新卧起者，十枣汤以泻之，轻则葶苈大枣汤，但必以附子白术汤善其后，乃无余思也。

有停食嗳腐吞酸而作咳者，其证喉痒，而天明与日晡呛咳较甚，此亦夹风湿而然也。治宜渗湿化食，温化大肠。其病在胃与大肠之气滞而水停也，宿食不尽，咳必不止。

有因燥而咳者，声干无痰，断续不匀，如为烟所呛，亦无定时，时吐涎沫。治宜降气养液。此多由时气亢旱，燥气所伤也，过食煿炙者亦有之。静卧则安，劳动则剧，与水饮昼平夜剧者相反。有阴火烁肺而咳嗽者，此劳气也。其咳五更黎明，连连不绝，声干少痰，喉中燥痒，由于肾竭肝虚，火升液耗，肺不能自润也。喉中常觉有一点干结，如树皮草叶，咳咯不出者，是少阴少精不上潮而脉络燥结者，非肺燥也。急宜滋润肝肾，清宣肺胃，开结行瘀，杀虫。凡风寒咳嗽，亦喉中作痒，但旋痒即咳，痒甚咳急，痨瘵咳嗽，渐痒始咳，咳缓痒微。此为异也。

有喉中吤吤然，似有物以梗之，颇滞呼吸，呼吸触之，即偶咳一两声，言语发声多不能畅，必先咳一两声，乃能出言。此脾湿不运，浊气上蒸。治宜健脾行滞，疏利大肠，使浊气下降即愈矣。更有咽中如炙脔，如桃李核者，其病根亦如此，而甚焉者也。《内经》及《中藏经》《脉经》多论此病，或以为肾，或以为胆，或以为肺，或以为大肠，或以为脾，有气横逆，有气郁结，横逆即湿浊不降，郁结者忧思莫解，大便必秘，经所谓"二阳之病发心脾"者也。喉中呹呹一证，

《素问·咳论》以此为心咳之证。又曰：心脉大甚，为喉阶。《金匮要略》五水篇论此，为寒结关元，肾气上冲。

若夫肺痈、肺痿，则由肺家燥热太盛，实由脾家湿热熏蒸太久，浊气日增，清气不复，渐致液竭血沸而腐败矣。初起可治，宜清热宣郁，养液行瘀。三消、五膈诸证，亦是如此，此血热之所致也。

陈修园谓久咳肺燥，可用人参生津。此必病起风热，素无水饮，日久风去热存故也。若风寒久咳，肺气不降，水道不调，愈久而水邪愈盛，不能伏枕，夜无宁刻矣。水饮上射，浮热逆升，俗每自谓热咳，求用凉药，医亦以肃肺，自求速效，遂令风寒永无出路，而成劳损矣。故吾谓今日咳劳，皆小青龙证也。

（《读医随笔》）

余听鸿

小青龙汤重加桂、姜愈咳喘案

余听鸿（1847~1907），名景和，晚清医家

常熟瞿桥倪万泰染坊何司务 于庚寅除夕得病，寒热咳嗽痰多。他医进以豆豉、栀子、杏仁、蒌、贝、蛤壳、茅根之类，更剧，一日吐出稠腻之痰数碗。辛卯正月初四，邀余诊之。脉紧肌燥无汗，咳喘痰白如胶饴，日吐数碗，胁痛。余曰：此乃寒饮停胸，再服凉药，即危矣。进小青龙汤，原方略为加减，重加桂、姜。服三剂，症忽大变，猝然神识如狂，舌红口燥，起坐不安，即食生梨两枚。明晨又邀余去诊，症似危险，诊之脉紧已松，口渴舌红，又已化火，阳气已通，可保无虞。后转服化痰润肺之剂，仍每日吐稠腻白痰碗余，十余日后，再服六君子等和胃药十余剂而愈。庚寅冬温，愈于温药者多，死于凉药者广，然亦要临证活变，断不可拘执也。

（《余听鸿医案》）

何拯华

燥咳案析

何拯华，民国医家

宋宝康之妻吴氏　年三十四岁，住本城南街。

病名孕妇燥咳。

妊已七月，适逢秋燥司令，首先犯肺而发。

初起背寒干咳，咳甚无痰，喉痒胁疼，甚至气逆音嘶，胎动不安，大便燥结。

脉右浮滑搏指，左弦滑数，舌边尖红，苔薄白而干。此《内经》所谓"秋伤于燥，上逆而咳"。似子痫而实非子痫，子痫当在九月，今孕七月，乃由燥气犯肺，肺气郁而失音，所以经谓"诸气膹郁，皆属于肺也"。

当从叶氏，上燥治气，辛凉宣上。故用桑、菊、荷、蒡疏肺清燥为君，蒌、贝润肺化痰为臣，佐以鸡子白、雅梨皮开其音，使以嫩苏梗安其胎，庶几肺气舒畅，而痰松音扬，胎气自安矣。

冬桑叶二钱　薄荷叶八分　瓜蒌皮二钱　鸡子白后入，一枚　白池菊二钱　牛蒡子钱半　川贝母二钱　雅梨皮一两

次诊：连进三剂，音清咳减，咳痰亦松。惟大便五日不通，脘腹胀满，口干喜饮，不能纳谷，脉仍搏数，舌边尖尚红，扪之仍干。法当内外兼治，外用蜜煎导以引之，内用五仁汤加减以通润之。

次方　松子仁杵，四钱　炒麻仁杵，三钱　甜杏仁去皮，三钱　柏子仁杵，三钱　瓜子仁二钱　金橘脯切片，二枚　萝卜汁煎汤代水，一瓢

先用净白蜜一瓢，煎汤代水。

三诊：一剂而频转矢气，再剂而大便通畅，腹胀顿宽，咳痰虽松而咳仍不止，左胁微痛。幸口燥已除，胃能消谷，脉数渐减，舌红渐淡，可进滋燥养营汤，冲润肺雪梨膏，保胎元以除咳。

三方：白归身钱半　生白芍三钱　蜜炙百部钱半　蜜枣剪，一枚　细生地三钱　生甘草五分　蜜炙紫菀三钱　金橘脯切片，一枚　叶氏润肺雪膏分冲，一两

效果　连服四剂，音扬咳止，胃健胎安而愈。

廉按：六气之中，惟燥气难明，盖燥有凉燥、温燥、上燥、下燥之分。凉燥者，燥之胜气也，治以温润，杏苏散主之。温燥者，燥之复气也，治以清润，清燥救肺汤主之。上燥治气，吴氏桑杏汤主之。下燥治血，滋燥养营汤主之。此案孕妇病燥，较男子燥证为难治，初中末三方，皆对症发药，层次井然，且无一犯胎之品，非率尔处方者可比。

王小毛之妻徐氏　年廿二岁，住琶山村。

燥咳咯血。肝经素有郁火，秋分后，适被燥热上逼，顿致咯血。前医曾用三黄泻心汤冲京墨汁，送服参三七，两剂不应，特来邀诊。

初起喉痒干咳，气逆胸闷，两胁串疼。继即咯血鲜红，多至两碗，三日不止，头晕目闭，面赤足冷，息粗难卧，神烦少寐。

脉左沉弦涩，右洪大搏数，舌嫩红微干。予断之曰，此由燥火伤肺。肺络伤则血上溢，病势甚危，最防气随血脱。幸而重按两尺脉尚有根，或可挽回。

苦寒泻火不应，当易甘寒清燥，冀其宁络止血，和胃保肺，肺气肃降则血自止。借用顾晓澜先生八汁饮意，以救济之。

甘蔗汁—酒杯　鲜芦根汁—酒杯　生莱菔汁半酒杯　生池藕汁—酒杯　雅梨汁—酒杯　鲜荷叶汁三匙　生白果汁二匙　陈京墨汁三匙

先用七汁和匀，重汤炖温，冲入京墨汁，不住口，缓缓灌之。

次诊：昨进八汁，夜间得寐，血亦不来，神亦稍安。惟精神疲倦，懒于语言，状似奄奄一息，脉虽搏数渐减，右仍浮大，按之豁然而空，舌仍红嫩，此由血去过多，防有气随血脱之变。议以益气固脱为君，宁络佐之。

次方：吉林参秋石水拌浸一时许，七分　左牡蛎生打，四钱　化五味杵，七粒　雅梨汁冲，一酒杯　大麦冬辰砂染匀，钱半　花龙骨生打，三钱　甘蔗汁冲，一酒杯　生藕汁冲，一酒杯

三诊：两剂服后，精神渐振，胃喜纳食，脉大渐敛，数象已余。惟咳痰不止，或带血丝，或夹血珠，尚防有肺损之患。再仿顷松园先生法，用八仙玉液以善其后。

三方：生藕汁—酒杯　甘蔗汁—酒杯　清童便—酒杯　真柿霜钱半　雅梨汁—酒杯　芦根汁—酒杯　茅根汁—酒杯　鸡子白三枚

重汤炖温，频频服之。

效果：连服八日，咳痰已除，火平血宁，精神恢复而痊。

廉按：叶香岩先生云：咯血脉右大者，治在气分。今则内因肝火烁肺，外因燥热侵肺，是先由气分热炽，而后劫伤血管，血管破裂，所吐虽是血，其病实在气，故初方一派甘寒润降，气药居多，血药为佐，盖病由气分波及血分，治法自当重气而轻血也。《内经》云："热伤气。"气分热灼之后，焉得不虚，人参在所必需。然恐肺热还伤肺，故用秋石以拌浸之。且有龙、牡、五味之收敛血管，麦冬、三汁之甘凉润降，则人参不患其升动矣。

三方八仙玉液，为松园得意之方，谓痨损之咳，择而用之，亦有特效。观此，则是案可为治虚燥咯血之概要矣。

许姓妇 年三十余岁，住南池。

燥咳头晕。素体血虚肝热，时逢秋燥，燥气逗引，陡发干呛而兼晕。

燥咳恶心，气逆头眩，鼻中气如火热，咽干神烦，夜寐盗汗，汗出即醒，醒则气咳，咳甚则晕。脉右寸浮涩，左关虚数而弦，细按两尺，尚有根气，舌干少津。此由时令之燥气挟肝经之燥火，互相上蒸，冲肺则气逆干咳，冲脑则头晕目眩，病势甚为可虑。幸而脉尚有根，两颧不红，声不嘶而音不哑，不致酿变痨瘵，耐心调养，尚可挽回。

欲保肺脏之气液，当先清肺经之燥热，泻白散合清燥救肺汤加减。

生桑皮五钱　冬桑叶三钱　生石膏三钱　原麦冬一钱　生甘草五分地骨皮五钱　甜杏仁杵，三钱　毛西参一钱　枇杷露分冲，一两　雅梨皮一两

次诊：两剂后鼻中气热已除，气逆干咳亦缓。惟夜寐仍有盗汗，神烦头晕依然，脉舌如前。姑用吴氏救逆汤，甘润存津，介潜镇摄。

次方：陈阿胶烊冲，钱半　生白芍五钱　细生地三钱　化龙骨生打，三钱　原麦冬钱半　炙甘草八分　炒麻仁二钱　左牡蛎生打，五钱

三诊：三进甘润介潜，头晕已除，盗汗亦止。惟火升气咳，痰不易出，即强咳出一二口，稀沫稠黏，喉中有血腥气，右寸脉转浮数，左弦软虚数同前，舌两边润，中心仍干，正如绮石所谓肺有伏逆之燥火，膈有胶固之燥痰也。姑仿顾松园先生法，清金保肺汤以消息之。

三方：桑白皮五钱　生甘草七分　野百合钱半　京川贝去心，四钱地骨皮五钱　原麦冬一钱　款冬花三钱　生薏苡仁三钱

先用鲜枇杷叶（去毛筋净）一两、鲜白茅根（去皮）二两，煎汤代水。

四诊：连投清金润燥，降气化痰，咳虽减而不除，痰已松而易出，血幸不咯，神亦不烦，脉转滑数，舌变嫩红。病者云：恐久呛成痨，何不用人参以益肺气？愚谓参固为益气正治之药，然今尚肺火炽盛，骤进人参，最防肺热还伤肺。故前投清金润燥之药，清肺热，即所以救肺气，亦为益气之法也。仍守前方，加西洋参钱半、鲜石斛三钱。

五诊：四剂后余症均减，仅有早起咳痰，惟不食则嘈，得食则缓，食后咳呛全无。诊脉右关虚弱，左关沉细微数，此由胃阴干血两亏，中虚无砥柱之权，仿仲圣诸虚不足，先建其中，去过车过温之品，但用建中之法，而变建中之方，庶不致助肝阳以烁肺津矣。

五方：怀山药生打，三钱　提麦冬钱半　炒白芍二钱　陈男枣二枚　青皮甘蔗两节　川石斛三钱　广皮白一钱　清炙草五分　饴糖三钱　鲜建兰叶后入，三片

六进建中方法，胃健咳止，精神复旧。后用人参固本丸（潞党参、生熟地各四两，天麦冬各二两，蜜丸如小桐子大，玫瑰花三朵，泡汤送下。）调补一月而痊。

廉按：此即喻西昌所谓身中之燥与时令之燥互结不解，必缓调至燥金退气，而肺乃得宁，咳可痊愈。案中前后五方，悉本前哲成方脱化而来，无一杜撰之方，殊堪嘉尚。

室女朱姓　年十五岁，住南门外朱家袄。

燥咳似痨。内因肝郁经闭，外因时逢秋燥，遂病干咳不止，专门产科作郁痨治，服过逍遥散加减，已十余剂。病势增剧，来延予治。

面黄肌瘦，唇燥咽干，懒言神倦，便结溲赤，夜间潮热，逢寅卯时，燥咳无痰，胸胁窜疼，至天将明，寐时盗汗出而身凉，经停三月，饮食渐减。脉右浮涩，左沉弦涩，按之尚有胃气，舌红兼紫。此由肝郁气窒，以致血瘀，瘀血化火，冲肺作咳，似痨嗽而尚非真

痨也。

姑先用解郁养营，以消息之。

瓜蒌仁炒，三钱　干薤白钱半　焦山栀二钱　粉丹皮钱半　真新绛钱半 苏丹参三钱　京川贝去心，三钱　广郁金磨汁，冲，二钱　地骨皮露分冲，一两

次诊：连服三剂，二便通畅，饮食大增，潮热盗汗渐减，脉象亦渐流利，解郁养营，幸中病机。惟咳久不止，恐将成痨。再照前方去瓜蒌、薤白，加归身一钱、鲜生地五钱，外用紫菀噙化丸三粒，以通降之。

次定丸方：紫菀五钱　鲜枇杷叶去毛，炒香，五钱　生桑皮三钱 甜杏仁去皮，三钱　款冬花三钱　绛通醋炒，钱半　生川军钱半

蜜丸，如樱桃核大，每夜噙化三丸。

三诊：三剂后潮热盗汗已止，干咳十减八九，面黄渐润，精神颇振，脉亦渐起而流利，舌紫亦退，转为红活。仍用前方，煎送当归龙荟丸钱半，仲景䗪虫丸钱半。

四诊：连进四剂，诸恙俱痊，寝食精神复旧。惟少腹隐隐作痛，此经水将通之候，脉象流利，两尺尤滑，其明征也。改用寇氏泽兰汤合柏子仁丸加减。

四方：泽兰叶三钱　生赤芍二钱　延胡索酒炒，钱半　生牛膝三钱 全当归酒洗，三钱　柏子仁三钱　陈艾叶二分　鸡血藤膏烊化，冲，钱半 卷柏钱半　广郁金磨汁，冲，二钱

连进四剂，经通脉和，寝食俱增而痊。

廉按：肝郁气窒以致血瘀者，必先舒畅其气，故首用蒌、薤以宣通上焦之气郁。郁久必从火化，内应乎肝，故继入当归龙荟丸合仲景䗪虫丸直泻肝经之郁火以通其经。迨郁解火清，经水有流动之机，然后用温通消瘀因其势而利导之。前后治法，层次井然，可为似痨非痨

者进一解。

许君 年三十二岁，业商，住南门外。

燥咳动冲。内因肾虚肝旺，外因秋燥司令，一感触而冲动作咳。前医连进清燥救肺汤加减（方中人参用太子参），约八剂，而终归无效，来延予诊。

初起咳逆无痰，喉痒咽干，夜热咳甚，动引百骸。继则脐旁冲脉，动跃震手，自觉气从脐下逆冲而上，连声顿咳，似喘非喘。脉左细涩，右反浮大，按之虚数，舌红胖嫩。此喻嘉言所谓时至秋燥，人多病咳，而阴虚津枯之体，受伤独猛，亦即王孟英所谓肺气失降肾气失纳之冲咳也。

疗法：首当潜阳镇冲，故以三甲、石英为君，其次育阴滋燥，故以胶、麦、地、芍为臣，佐以款冬，使以冰糖，为专治干咳而设，庶几潜镇摄纳，纳气归原，则气纳冲平，不专治咳而咳自止矣。

左牡蛎生打，四钱　龟甲心生打，四钱　生鳖甲打，四钱　生款冬三钱陈阿胶烊冲，钱半　生白芍五钱　原麦冬二钱　奎冰糖三钱

先用大熟地八钱（切丝）、秋冰三分，开水泡四汤碗，同紫石英一两，煎取清汤，代水煎药。

次诊：每日两煎，连投四剂，使水升而火降，故咽干喉痒均除，俾气纳而冲底，故顿咳连声大减。惟脉仍虚数，舌尚胖嫩，此伏燥之所以难滋，而阴虚之所以难复也。仍守原方，重加石斛，耐心调补，以静养之。

次方：原方去石英，加鲜石斛五钱，同切丝大熟地，煎汤代水。

三诊：连进六剂，冲动已平，夜热亦退，胃纳大增，精神颇振，晨起略有单声咳，脉虽虚而不数，舌虽红而不胖。病势幸有转机，药饵尚需调补，议以六味地黄汤加减，善其后以复原。

三方：春砂仁拌捣，二分　大熟地五钱　野百合二钱　大蜜枣擘，

两枚　山萸肉三钱　生怀山药打，三钱　原麦冬三钱　金橘脯切片，两枚

效果：连服十剂，单声咳止，饮食精神，恢复原状而痊。

廉按：燥咳动冲，梦隐谓之冲咳。凡水亏木旺者，一逢秋燥司令，每发此病，予恒数见不鲜，仿王氏治冲咳方（如牡蛎、龟甲、鳖甲、紫石英、苁蓉、茯苓、熟地、归身、牛膝、冬虫夏草、胡桃肉等品，或用西洋参、熟地、苁蓉、二冬、茯苓、龟甲、牡蛎、紫石英、玉竹、枇杷叶、橘皮等品），屡投辄验。此案从吴氏三甲复脉汤加减，大旨相同，竟奏全功。此叶吴王三家学派之所以盛行，到今不衰也。

（《全国名医验案类编》）

曹沧洲

痰饮咳逆案析

曹沧洲（1849~1931），字智涵，清末民初医家

某左

初诊：痰饮为表邪所遏，肺胃之气不能肃降下行，熏蒸旬日，痰湿热无一不从火化，咳逆气粗，肌灼神躁，所吐尽是脓黄黏稠之痰。痰者火之标，火甚则逼动肝木，加以心营素亏，浮火益烈，已有撦搦糊语、喘急不寐等症状，脉来弦动不调。

病属上实下虚，正不敌邪，正值攻补两碍风波叠起之际，暂以徐文才轻可去实之法进之，以观动静，倘能即此应手，最为幸事。

南沙参　紫贝齿　朱茯神　玉蝴蝶　川贝　朱连翘　海蛤粉　蛤蚧尾　宋半夏　赤芍　海浮石

另服上濂珠、鲜竹沥。

夜服：黛蛤散七钱　知母三钱　竺黄片三钱　朱茯苓四钱　川贝三钱　甜瓜子七钱　生石决明二两　生草四分　鲜芦根二两

二诊：考痰饮一证，《内经》只论饮而未言及痰，至汉张仲师始创论痰饮及悬饮、溢饮、支饮，并留饮、伏饮之说，治其源不外内饮治肾，外饮治脾，然病因非一端，病之牵涉亦无一定。就现在所病，昨日几有痰热内火一齐升越，上扰神明，下激肾真之势，斟酌再三，以清金制木，下痰顺气进之。今脉伏较能敛静，舌垢较能化薄；气急较平，形

色较正，昨寐颇能宁谧，此皆病之有减无增之佳象也。但气阴已乏，痰火犹重，肺降肾纳不克如循常度，惟养阴分以敛浮游之火，清痰热以复肃降之令，加以息心养神，俾有气顺痰化，早得奏效为幸。

西洋参　宋半夏　石决明　甘草　南沙参　黛蛤散　白石英　玉蝴蝶　川贝母　海浮石　朱连翘　蛤蚧尾

另服鲜竹沥一两，入化橘红二分，上濂珠粉。是夜汤头用：

玉泉散四钱　南沙参四钱　代赭石四钱　紫贝齿一两　冬瓜子一两海浮石朱拌，五钱　抱木茯神七钱　甜杏仁三钱　鲜芦根二两

三诊：经云"阳气者烦劳则张"，大凡心阳动则浮阳亦动，肝火升则气火亦升，火升则痰来，阳浮则易喘，所以息心涤虑最为定喘降痰之妙法。刻下痰浓带黑，积饮蒸痰，邪火煅炼而然也。咳多即气急，肺失肃降，上实下虚也。夜来语多错杂，易有神思躁扰之象，阴不涵阳，痰火上扰神明也。脉左弦，右滑数，已无错综之状。舌垢退，而底苔尚厚，痰热之重不言而喻。本元虽弱尚不能遽作峻补，今方拟泄火化痰为急则治标之法，佐以育阴安神，俾标本不致偏胜。

羚羊角　原金斛　代赭石　甜瓜子　西洋参　川贝　海浮石　白茅根　南沙参　宋半夏　紫贝齿　真珠粉四分　竹沥二两　化橘红二分

蛤蚧已进两次，今可撤去矣。另用参须七分，用秋石三厘同拌，生地炭四钱，紫石英四钱同打。

清煎，时时饮之，可以养气纳气不滞痰浊。夜服汤头，再入抱木茯神五钱、夜合花（蜜炙）一钱半、炒枣仁一钱。

四诊：昨竟安和，夜来稍有烦躁，于即安寐，又得大便，并无糊语不宁等状。且腹中自然之气已能由渐运动，此痰火解开，心肾交而肝肺升降得和之佳景也。今晨右脉滑数得减，左部尚觉弦疾上驶，上焦所蕴痰热较化，心营虚而肾不摄肝，肝木尤未遽平也。所病本非一朝一夕而得，所虚亦非一脏一经之损，药以治病，尤宜养息以治本。

至用药一道，痰热必须清理，不清则火易动痰，痰易壅气作喘也。阴分不得不养，不养则水不济火，火辄上浮，反复易如反掌也。气分又不能不利，否则气不运痰，痰浊中阻，其升降之隧道又属可虑之至也。今方拟清上而不涉中下，养气而勿令动火，育阴而不滞痰浊，标本兼治方有裨益。

羚羊角一钱半　西洋参一钱半　知母朱拌，一钱半　抱木茯神四钱
石决明生煅，一两半　南沙参四钱　川贝去尖，一钱半　枣仁一钱半
原金斛四钱　海浮石四钱　宋半夏一钱半　竹沥冲入，一两

仍用人参须、生地炭清煎饮之。是夜汤头所用：

朱茯神　枣仁　煅瓦楞子壳　北秫米　夜合花　宋半夏

五诊：病情化险为夷，转机迅速，甚为可喜之至。溯发病之始，风寒伤其外，烦虑困其中，停痰积饮为表邪触之而发，因气弱不运而阻肺胃失宣、中阳被遏，以温药和之，正合病机。无如本体不充，既不能尽达表邪，复不能全撤病饮，日复一日，所谓痰饮也，风寒也，无一不蒸热化火，上壅肺气，下动肾真，既扰肝风，又及心神，以致危象毕集，几难着手，斟酌再三，始以舍常求变之法应之，专以急则治标为宗旨，幸而日起有功，然所损已非浅甚少矣。今诊脉数象较退、弦象较和，已无鼓指上驶之象。然舌苔发黄，痰热尚多未解。不能不格外谨慎。至神思不振，夜寐间有不宁，皆属病后应有之象。循法善调，加以息心调养，可日臻坦境矣。

羚羊角　原金斛　川贝　枣仁　石决明　全瓜蒌　知母　甘菊　西洋参　宋半夏　茯神　连翘　竹沥

本案所论最详，盖病势危重，病机多端。主属痰饮停聚肺胃，化火生热，兼气阴两伤，引动君相之火。治疗清热化痰、养阴益气、平肝潜降之法并重。妙在日服、夜用各异，以顺经气之周流，别出心裁。大段方论，凸显方主博览之功底。远从《内经》《伤寒杂病论》北

齐徐之才十法，近出叶香岩《临证指南医案》，无不涉略精通，足见其功底深厚。

某左

脾湿蒸痰，痰贮于肺，肺气上逆，咳逆气急，倚几不得卧，舌白黄，背恶寒，少寐，脉软数，防作喘，勿忽。

归身一钱五分　苏子一钱五分　旋覆花绢包，一钱五分　盐半夏三钱　款冬花炙，三钱　白芥子一钱　代赭石煅，四钱　冬瓜子七钱　白杏仁去尖，四钱　海浮石四钱　朱茯苓四钱　玉蝴蝶二分　生谷芽绢包，五钱

此痰饮脾肺为病，所谓"脾为生痰之源，肺为贮痰之器"。故治疗着重于中上二焦，方以旋覆代赭汤合三子养亲汤变通。

某左

痰饮由脾传肺，肺病作咳，累及其肾，渐增气急、吐痰，厚薄不定，小溲赤，脉濡弦，大便溏，腿足肿，舌垢，口渴不多饮，气不至故燥，中无阳故不渴，胃纳不开，渐至脏真竭，最虑腹满增喘。

金水六君丸包，七钱　淡芩炭一钱半　款冬花三钱　胡桃肉紫皮，三枚　白石英煅，五钱　川贝去尖，三钱　冬瓜子七钱　竹茹三钱　盐半夏一钱半　海蛤粉包，七钱　茯苓四钱　玉蝴蝶五分　通草一钱　生谷芽五钱

评按：本例属脾胃不足，痰饮中生，上泛热化于肺，下走及肾，水道不利之证。取金水六君丸成药布包入煎为君，非圣才罕有其思。胡桃肉、白石英补肾纳气；茯苓、通草渗湿于下；冬瓜子、款冬花、蛤粉、竹茹、半夏化痰于中上二焦；木蝴蝶轻清行气，助痰之化；川贝化痰益肺；黄芩清肺化痰，恐其苦寒太过故炒炭为用。全方配伍严谨，有条不紊。

（《吴门曹氏三代医验集》）

范文甫

咳 嗽 三 案

范文甫（1870~1936），名赓治，又字文虎，晚清民国医家

应师母 燥咳无痰，为日已久，口干咽燥，午后潮热，脉细而弱，舌中脱苔。阴虚生热，治颇不易。

生石膏 30g　麦冬 24g　小生地 24g　炒麻仁 24g　炙鳖甲 9g　杏仁 9g　枇杷叶 9g　清甘草 3g　肺露代水，500g

二诊：小生地 24g　驴胶珠 6g　生白芍 9g　麦冬 24g　生龙骨 9g　炙甘草 3g　炒麻仁 12g　生牡蛎 24g　杏仁 9g　肺露 750g

施根生 寒咳不止，见咳治咳，无人不能。症见咳嗽气喘，痰如蟹沫，腰酸无力，神疲少气，此为肾阳素亏，寒邪直中少阴。如仍与麻杏及止嗽散之属，则犯虚虚之戒。宜温肾阳，散寒湿。

茯苓 9g　白术 9g　白芍 9g　附子 9g　生姜 6g　五味子 6g　细辛 0.09g

松老家人 久咳四五月，咳声闷而不畅，久治不能愈，邀余治之。余曰：宜服小青龙汤。松云：已试过 3 帖，无效。余曰：请以冰煎之。松恍然悟曰：善哉此法！依照上法服之，果即见瘥。盖余曾见此人于烈日中大饮冰合水，此咳嗽自天热而起，故投之即见效也。

（《范文甫专辑》）

费绳甫

咳嗽、肺痈医案选辑

费绳甫（1851~1914），晚清医家

五脏六腑皆有咳嗽，经论已详。此外，有外感六淫之邪而咳者，有内伤肺肾之阴而咳者，有痰火上灼肺阴而咳者，有木叩金鸣而咳者，有胃阴虚而咳者，非条分缕析之，临证时安能测识。

某　咳嗽头痛，恶寒发热，舌苔白，脉来浮缓，此风寒袭肺也。治宜辛温透邪。

紫苏叶一钱五分　青防风一钱五分　荆芥穗一钱　粉甘草五分　苦杏仁三钱

某　咳嗽鼻塞，时流清涕，作嚏头痛，脉来浮滑，此风热侵肺也。含宜辛凉肃肺。

牛蒡子一钱五分　薄荷叶一钱　冬桑叶一钱五分　苦杏仁三钱　声蝉蜕一钱　生甘草四分　鲜竹叶三钱

某　咳嗽凛寒，肢节酸痛，舌苔白，口不干，小溲清利，脉来浮迟，此寒邪袭肺也。治宜温散。

川桂枝一钱　老苏梗二钱　薄橘红一钱　苦杏仁三钱　粉甘草五分生姜二片

某　暑邪侵肺，咳嗽口干，苔黄肌热，小溲甚赤，脉来浮数。治宜清解。

光杏仁三钱　瓜蒌皮三钱　冬桑叶一钱五分　薄荷叶一钱　冬瓜子四钱　生甘草四分　鲜竹叶三钱　鲜芦根去节，二两

某　湿邪侵肺，咳嗽苔白，口不干，脘闷溲少，脉来弦缓。治宜渗湿肃肺。

薄橘红一钱　制半夏一钱五分　川厚朴一钱　赤茯苓二钱　淡豆豉二钱　生苡仁三钱　光杏仁三钱　川通草一钱

某　肺受燥热，咳嗽口干，鼻干目燥，大便燥结，脉来数大。治宜润肺清燥。

瓜蒌皮三钱　象贝母三钱　川石斛三钱　光杏仁三钱　冬桑叶二钱生甘草五分　鲜竹茹一钱　梨五片

某　火灼肺津，咳嗽苔黄，口渴引饮，内热汗多，小溲甚赤，脉来滑数。治宜清火肃肺。

天花粉三钱　川石斛三钱　光杏仁三钱　生石膏五钱　生甘草五分象贝母三钱　冬桑叶一钱五分　鲜竹茹一钱五分

某　呛咳日久，内热口干，痰内带血，右寸脉虚，此肺阴虚也。治宜清养肺阴。

北沙参四钱　生白芍一钱五分　生甘草五分　川石斛三钱　甜川贝三钱　瓜蒌皮三钱　毛燕绢包，煎汤代水，三钱

某　呛咳气急，内热口干，腰腿阴酸，痰带血丝血点，脉来两尺沉细，此肾阴虚也。治宜益肾。

大生地三钱　南杜仲三钱　生白芍一钱五分　北沙参四钱　川石斛三钱　女贞子二钱　甜川贝二钱　旱莲草一钱　广皮白五分　毛燕绢包，煎汤代水，三钱

某　呛咳痰多，内热口干，脉来滑大，此痰火上灼肺阴也。治宜清火消痰。

川贝母三钱　瓜蒌皮三钱　川石斛三钱　南沙参四钱　鲜竹茹一钱

冬瓜子四钱　梨五片　荸荠打碎，五枚

某　呛咳内热，知饥少纳，夜寐不酣，大便燥结，右关脉弱，此胃阴虚也。治宜甘淡养胃。

大玉竹三钱　北沙参四钱　川石斛三钱　生白芍一钱五分　生甘草四分　广皮白五分　南枣三枚

某　呛咳口淡，神倦畏寒，肌瘦乏力，饮食少进，右寸关脉濡涩，此肺气虚也。治宜补阴益气。

吉林参须五分　北沙参四钱　粉甘草五分　大白芍一钱五分　甜川贝二钱　薄橘红五分　南枣三枚

某　心火上炎，销灼肺金，清肃无权，呛咳，内热口干，舌绛，甚则咯血，脉来左寸洪大，右寸浮涩。治宜清心火、养肺阴。

南沙参四钱　京玄参一钱　鲜生地三钱　象贝母三钱　瓜蒌皮二钱　川石斛三钱　甜杏仁研，三钱　牡丹皮二钱　云茯神二钱　冬瓜仁四钱　灯芯三尺

某　肝阳上升，销灼肺阴，肺失清肃之权，呛咳，内热口干，咯血，左关脉来弦大，右寸浮芤。治宜清镇肝阳，兼养肺阴。

南沙参四钱　女贞子三钱　生石决四钱　象贝母二钱　瓜蒌皮二钱　川石斛三钱　甜杏仁研，三钱　牡丹皮二钱　冬瓜子四钱　生熟谷芽各四钱　毛燕绢包，煎汤代水，三钱

某　咳引胸痛去石决，加白芍一钱半、甘草五分；汗多去丹皮，加浮小麦四钱、甘草五分。

南京蒋寿山　发热咳嗽，烦躁难以名状。余诊脉弦滑，邪热挟痰，销烁肺津。治必生津泄邪，清热豁痰。

香豆豉三钱　黑山栀一钱五分　冬桑叶一钱　天花粉三钱　象贝母三钱　瓜蒌皮三钱　冬瓜子四钱　鲜竹沥二两　薄荷叶一钱

进两服，热退躁止，惟咳嗽、口干引饮，苔黄溲赤。此邪热外

泄，而痰热未清也。前方去豆豉、山栀、薄荷，加石斛二钱、竹茹一钱五分、梨五片，进两剂，口干引饮、苔黄溲赤皆退，惟咳嗽尚未止。痰热虽化，肺津暗耗，清肃无权。前方去桑叶、象贝、竹沥，加南沙参四钱、川贝母三钱、杭菊花一钱半。连进三剂，霍然而愈。

淮安任守谦 咳嗽痰多，脘懑作吐，举发无常。进辛温发散，病益剧。肺俞穴畏寒，必须棉裹。诊脉沉细而弦。前因发散太过，肺胃气液皆虚，湿痰阻气，肃降无权。治必培养气液，兼化湿痰，方能奏效。

吉林参须五分　北沙参四钱　燕窝根一钱五分　川贝母三钱　紫菀一钱　橘红一钱　枳壳一钱　海浮石三钱　杏仁三钱　冬瓜子四钱　红枣五枚

服两剂，颇效。连服十剂，遂愈。

某 肺痈者，热入血分，血结成痈，脉数实。此实证也，肺痿者，肺热叶焦，阴液干涸，脉数虚，此虚证也。

某 肺热生痈，咳吐脓血，气味腥秽，胸痛，脉数实。治宜肃肺。

马兜铃一钱半　鲜百部三钱　牡丹皮二钱　鲜生地三钱　川贝母三钱　瓜蒌皮三钱　川石斛三钱　光杏仁三钱　冬瓜子四钱　鲜竹茹一钱半　枇杷叶去毛，蜜炙，一钱半　藕五片

四川卓君少梅 患肺痈，外感风邪。咳嗽痰腥，发热，鼻塞头痛，口渴，舌苔黄腻，脉来弦滑。向来嗜饮，积湿生痰，阻气灼津，肺失清肃，风邪外袭，肢节更不能伸。必须表里双解。

淡豆豉三钱　蝉蜕一钱　生草五分　象贝母三钱　瓜蒌皮三钱　马兜铃三钱　川石斛三钱　光杏仁三钱　鲜竹茹三钱　冬瓜子四钱　枇杷叶露一两

连进二剂，汗出热退，头痛止，鼻窍通。风邪已解，照前方去豆

豉、蝉蜕。加南沙参四钱、冬桑叶一钱半。服十剂，痰热肃清而愈。

宜兴吴某　肺络大伤，咳吐脓血，痰气腥秽，致成肺痈。治宜清降。

南沙参四钱　鲜石斛三钱　麦门冬一钱五分　女贞子二钱　怀牛膝二钱　大丹参二钱　茜草根二钱　白石英二钱　鲜百部四钱　广皮白八分　合欢花二钱　瓜蒌皮三钱　桑白皮二钱　川贝母一钱五分　甜杏仁三钱　淡竹叶三十张　金丝荷叶五张

苏州朱君季裕　患肺痈，呛咳吐血，痰气腥秽，大便脓血，小溲不利，脘闷腹痛，肺热生痈，脓血上升下注，气失清肃，脉来滑数。予肃清肺热，兼化痰凉血。

马兜铃一钱半　生甘草五分　象贝母三钱　瓜蒌皮三钱　甜杏仁三钱　川石斛三钱　京玄参一钱半　鲜生地四钱　鲜竹茹一钱半　冬瓜子四钱　藕五片

服二十五剂而愈。

安徽按察使卞柳门　呛咳内热，痰味腥秽，将成肺痈，脉来滑数而实。痰热销烁肺阴，清肃无权。

南沙参四钱　马兜铃一钱半　生苡仁四钱　生甘草四分　川贝母三钱　瓜蒌皮三钱　川石斛三钱　鲜百部三钱　牡丹皮二钱　甘菊花二钱　冬瓜子四钱　鲜竹茹一钱半　鲜竹沥二两

连服十剂而愈。

（《费绳甫医案》）

裘吉生

肺痨重滋阴，培土以生金

裘吉生（1873~1948），名庆元，近代医学大家。

肺痨为病，总因阴津亏损，而脾胃为气血生化之源。治疗应以滋阴为主，同时必须时时顾护脾胃。裘氏曾说："凡大便干燥，胃强能食者易治；大便溏薄，胃弱少纳者难治。"故有"上损过中则不治"之训。因脾胃为后天之本，脾胃一败，培补无方。裘氏用药，滋阴喜用冬虫夏草、生地黄、阿胶、百合；扶脾常用怀山药、莲肉、芡实、薏苡仁、陈皮、鸡内金；咳嗽多用甜杏仁、川贝母、炙紫菀、乌玄参、剖麦冬、海蛤壳、北沙参、炙枇杷叶（如肺痨初起舌被厚苔），川贝母改浙贝母，麦冬改天冬或杏仁止血用仙鹤草、墨旱莲、茜草根炭、白茅根、藕节、侧柏炭、蒲黄炭、山茶花炭、血余炭，重者加炒牛膝、童便（其中蒲黄炭、血余炭同用，祛瘀生新，止血而不留后患。白及只能暂止而易复发，常用在出血后及趋愈期）；退潮热用地骨皮、炙鳖甲、炙蒿梗、银柴胡；止盗汗用稽豆衣、浮小麦、瘪桃干；涩遗精则用金樱子、化龙骨、煅牡蛎；夜寐不安，多梦纷扰，加生龙齿、茯神、珍珠母、灵磁石、夜交藤、鸡子黄；肝旺神烦易怒者，酌加甘菊花、白芍、石决明、桑叶、瓦楞子；便溏加党参、茯苓、白术；气逆而喘者，加蛤蚧、海浮石、紫石英；舌光而绛者，加带心麦冬、鲜石斛、鲜生地黄。

治肺痨禁用参，亦忌香燥与苦寒

裘氏认为治肺痨不得用参，"因参性上提，愈使气上逆，反而喘急也"。香燥劫液之品亦应忌用，故裘氏反对使用橘红、半夏之属，谓："橘红性燥，有伤肺液，能宣开肺气，每多导致肺卫不固，促使盗汗增多，肺气更伤。半夏燥烈，风寒痰湿用之自可奏效，肺痨用之无异火上加油，易导致出血伤阴。"治肺痨又不可妄用黄芩、黄连、知母、黄柏，盖苦寒之剂，每多化燥，肺痨之疾，一旦化燥，其患无穷。且苦寒败胃，脾胃为肺金之母，母健则子维护有人，土败则母子同病。因此裘氏说："服苦寒百无一生，服甘寒百无一死。因苦寒败胃，胃一败，是医者反使其母子同病。甘寒即滋养，是壮水以济火而救肺，乃根本之治疗法也。"

一、清肺宁嗽法

肺痨初起，咳嗽日久，吐白沫之稠痰，尚未见血，夜有盗汗，日晡潮热，脉形细数。

玄参四钱　川贝母二钱　破麦冬三钱　百合三钱　柿霜二钱　炙紫菀一钱五分　甜杏仁三钱　海蛤壳四钱　稽豆衣三钱　地骨皮三钱　新会白八分

上方，如病者舌被厚苔，川贝母改浙贝母三钱，破麦冬改破天冬三钱或加炒薏苡仁四钱。如遗精隔10余日1次者，不足为患；隔三四日1次者加芡实四钱、金樱子三钱。肺病初期，而痰中先带血点或血丝，或见满口血者，加仙鹤草三钱、茜草根炭三钱、侧柏炭三钱、藕节四钱。如患者舌无苔而光绛者，相火大旺，津液日涸，麦冬可改用带心，另用鲜石斛三钱、中生地黄四钱。无潮热者去地骨皮，潮热者加炙鳖甲四钱。无盗汗者，去稽豆衣。大便略见溏薄者，去玄参，加怀山药三钱。夜寐不安，多梦纷扰者，加煅龙齿四钱、茯神三钱。肝火旺而易动怒者，加石决明二钱、生牡蛎四钱。上药可服多剂。

二、养阴止血法

肺痨咳痰兼血或见满口鲜血，胁间隐痛，潮热日作，两颧至午后发红，舌无华，脉细数如刀锋，已是二期症状。

大生地黄四钱　玄参四钱　破麦冬三钱　炙紫菀三钱　仙鹤草三钱川贝母一钱五分　侧柏炭三钱　茜草炭三钱　百合三钱　甜杏仁三钱　血见愁三钱　藕节四钱　白茅根四钱　山茶花炭三钱

上方，如吐血过多而不易止住者，可加十灰丸四钱、童便一杯分冲；倘再不止，加盐水炒牛膝三钱，惟此味孕妇忌用。咳甚者，加冬虫夏草二钱。呼吸迫促喘急不堪者，加蛤蚧尾一对。有盗汗、遗精、潮热等状者，均如前方加减治之，随症改方，宜继续不间断服。

三、育阴潜阳法

肺痨至肌肉尪羸，精神委顿，血久不吐而白沫之稠痰盈碗，夜睡则盗汗淋漓，日晡则潮热蒸灼，颧红，皮毛枯肤燥。此三期危笃之候，用大剂育阴潜阳法方能救治。

生牡蛎四钱　地骨皮三钱　稆豆衣三钱　大生地黄八钱　川贝母二钱破麦冬三钱　冬虫夏草二钱　甜杏仁三钱　炙鳖甲四钱　钗石斛三钱　百合三钱　炙龟甲四钱

上方连进如不见效，当多用血肉有情之品为药。如淡菜（蛤干）四钱，紫河车半个（另以甘草一钱煎汤洗净）、坎炁（即脐带）一块（亦用生甘草煎汤洗过）。其余加减，均宜照前二方。当常服不间断。

四、清养敛汗法

肺病为医者错认外感，误用辛温表散或苦寒败胃之品，致盗汗多而形神衰脱者。

大生地黄六钱　川贝母一钱五分　茯神三钱　稽豆衣三钱　燕根（即燕窝之根脚）一钱　煅牡蛎四钱　煅龙骨四钱　煅磁石四钱　破麦冬三钱　甜杏仁三钱　百合三钱　钗石斛一钱五分　黛蛤散包，四钱

上方，除专顾盗汗为法，余仍以清肺养阴法治之，如有以上三方所加减之见证，仍可照证加减，此不过备一个补偏救弊之法耳。

五、大剂滋补法

肺痨至各症皆瘥，咳嗽亦除，惟形瘦力惫。当大剂补益以善其后，方中可略参温性之品和一味滋腻纯阴之药。

大熟地黄四钱　大生地黄四钱　破麦冬三钱　破天冬三钱　净山茱萸肉二钱　茯神三钱　怀山药三钱　生鸡内金二钱　钗石斛二钱　丹皮一钱五分　炙龟甲四钱　百合三钱　制女贞子三钱　墨旱莲三钱　新会白八分

上方，如患者在病剧时患过便泻，可加炒白术一钱、湘莲去心十四粒。如患过大咳血者，可加丹参三钱、白当归身一钱五分。如嗽得过重，可加阿胶珠三钱、甜杏仁三钱。如病虽愈而肝火旺容易多怒者，可加生白芍二钱、生打石决明二钱。若夜寐不安，可加夜交藤三钱、鸡子黄三枚，再加蒲黄炭三钱、血余炭三钱，可除病根。

（《近代浙东名医学术经验集》）

范中林

六经辨治，法取仲景

范中林（1895~1989），蜀中名医，经方大家

太阳证咳嗽（支气管扩张）

常某某 女，22岁。中国人民解放军某部学员。患者5岁出麻疹时，曾合并肺炎。其后常吐脓痰，并转为咳血。1970年，经北京几家医院会诊，诊断为"支气管扩张"。先后在北京、上海、山西等地治疗，咳血基本控制，但经常头痛，时发高烧。医院多次建议手术治疗，患者家属未接受。病情逐渐加重，终于不能坚持学习，从某军医学校休学。1978年5月2日来诊，按太阳证温病论治，2个月余基本治愈。

初诊：头昏头痛，身热而不恶寒；手心灼热，汗出，心烦，渴喜凉饮。咳嗽，频频吐大量脓黄稠痰，便秘，睡眠不安。面红亮，双颧有明显黑斑，唇绛红，舌质鲜红，苔黄厚腻而紧密，脉洪数。此系温病伏邪为外感所触发，并上犯肺经所致。法宜宣肺泄热，降逆止咳。以麻杏石甘汤主之。

麻黄 10g　杏仁 24g　石膏 60g　甘草 18g　葶苈子 10g　川贝 15g

《伤寒论》云："太阳病，发热而渴，不恶寒者，为温病。"仲景在此提出不恶寒而渴，与恶寒而不渴，作为辨别温病与伤寒之标志。本例

患者，虽身热头痛与伤寒相似，但不恶寒而渴，故当属温病。因伤寒传变化热，必传经而后渴；温邪不待传变，虽病在表而热邪伤津，故渴。同时伤寒为寒邪，故身发热而恶寒；温病为阳邪，故发热而恶寒。此例温病，邪热壅肺，病根已深，肺失宣降，故咳甚，吐脓痰；蕴热日久，必伤血络而致咳血。参之舌象，舌质鲜红、苔黄厚腻而紧密，亦与上述印证相符；两颧属肺，湿积于肺，日久不得宣化，内聚成痰，外现于面，故形成两颧黑斑也。据此，立法处方，服药十剂，咳嗽与脓痰减，手心灼热，头痛心烦，睡眠不宁等均有好转，面红亮亦稍退。

二诊：痰、咳、烦、热等虽有好转，但舌质仍鲜红，苔黄少津，便秘，时有发热，此郁热虽衰而津液未复。宜守原法，兼顾生津润燥以养阴。以麻杏石甘汤合竹叶石膏汤加减主之。

麻黄 10g　杏仁 18g　石膏 60g　竹叶 10g　麦冬 12g　甘草 3g　桑皮 15g　川贝 15g　黄芩 10g　知母 12g　荷叶 12g

3 剂。

服 3 剂后，发热、便秘、头昏、咳吐脓痰等显著好转。原方损益又服 10 剂。

三诊：舌质红、苔白润，偶尔尚吐稠痰。上述诸症悉减，两颧黑斑基本消退，病已显著好转。为祛多年余邪，宜养阴清肺，以善其后。自拟养阴清肺汤主之。

桑皮 12g　杏仁 12g　川贝 10g　橘红 10g　麦冬 12g　白芍 12g　银花 10g　连翘 10g　甘草 3g

1979 年 2 月 25 日追访患者，其家长告之，患者已于 1978 年秋复学，情况一直很好。

太阳证咳嗽（急性肺炎）

晏某某　女，66 岁。四川郫县某乡，农民。体质素虚，有咳嗽病史。1970年8月中旬遇风雨后，突然高热剧咳，头痛胸痛，气紧，吐黄稠痰。急送某某医院，测体温39.5℃，经胸透、验血，诊为"急性肺炎"。注射青、链霉素等，高热虽退，但咳嗽、气紧等症仍较重。同年9月初，由子女抬至成都就诊。

诊治咳嗽不休，神疲面肿，气逆不能平卧，喉间痰鸣如水鸡声，痰壅盛，色黄。自觉胸腹微热，间有寒战。舌尖边红，苔微黄腻。此为风寒外邪侵犯肺卫，气机阻滞，肺失清肃，兼有郁热，邪聚于胸膈。证属太阳伤寒咳嗽，法宜宣肺降逆、止咳祛痰，以射干麻黄汤加减主之。

射干 12g　麻黄 12g　辽细辛 3g　炙紫菀 12g　炙冬花 10g　法夏 12g　黄芩 10g　川贝冲, 12g　甘草 15g

1剂。

上方服后，自觉胸部稍宽舒，咳喘略缓。原方再进3剂，咳喘郁热减，痰仍盛。去黄芩，加桔梗、云苓，又进3剂，诸症显著好转。嘱原方再进3剂，以资巩固疗效。

1979年7月21日追访：患者现已74岁高龄，谈及当年病势沉重，经范老治愈，9年来身体较好。现在还能步行到附近场镇赶集。

《金匮要略》云："咳而上气，喉中水鸡声，射干麻黄汤主之。"本案病属太阳伤寒，与射干麻黄汤证相合，故以此方加减治之。因风寒郁闭，微有热象，去五味之收，大枣之腻，生姜之辛；另加黄芩、川贝，以增强清肺化痰之效。

太阳少阴证咳喘并二便失禁（慢性气管炎、肠炎、尿道萎缩）

叶某某　男，68岁。成都市居民，盲人。患慢性气管炎10余年，经常头昏头痛，咳喘痰多，不能平卧；其后，二便失禁五六载，每日大小便约 20 余次，每解小便，大便即出，时稀时秘。成都某医院曾诊断为慢性支气管炎并发感染、慢性肠炎、尿道萎缩。经常服用氨茶碱及多种抗生素等，病情未见改善，自觉全身发凉，四肢乏力，恶心呕吐不已。1975 年转某院就诊，曾服清热中药及抗生素后，至深夜，忽感心烦，四肢冰冷，大小便顿失控制，神志昏迷约半小时方苏醒，数日后又出现口眼歪斜，诊断为"面神经麻痹"。经针灸治疗，口眼歪斜有好转，余证如故。长期病魔缠身，痛苦不可言状。1975 年 12 月来诊，按太阳少阴同病论治，服药 2 个月基本痊愈。

初诊：时腹痛，每日大便频繁，常呈灰白黏液；间有秘结，如筷头状，临厕努挣，憋胀难忍。小便淋漓不尽，量少刺痛，欲解而不畅。咳嗽、痰多、稀白。心累喘急，只能半卧；头昏头痛，恶寒乏力，四肢清冷。面色苍白，体虚胖。舌质淡，微紫暗，前半部无苔，舌根部白腻夹黄而厚，脉沉微。此为太阳寒实郁久，阴邪深结于脏，肺失肃降，肾气内伤，下焦不固，以致二便失常。乃少阴寒化，兼太阳表实证。法宜内护元阳而散寒，外开腠理而固中。以麻黄附子甘草汤主之。

麻黄 10g　制附片久煎，30g　甘草 15g

4 剂。

患者早年双目失明，生活艰苦无人照顾，以致沉疾迁延，病情日益复杂，阴阳及表里虚实交错；患者面苍白，舌质偏淡微现紫暗，苔白厚腻；加以脉沉微、肢冷、恶寒、心累、乏力，显系心肾阳衰，气血不足。应属阴、寒、里、虚，病入少阴之证。

察其腹胀痛之证，虽非阴证虚寒所独有，但阳证实热则与此又不同。本例腹胀，时痛时止，时利时秘，恶寒无热，口不渴；舌质淡，前半部无苔，舌根部白滑而腻，显然，此为阴盛腹痛胀满之象。

二便失其约制，又与热迫大肠或热结旁流而下利者不同。患者多年来时溏时秘，常有便意；秘而并不坚硬，溏而排泄不尽。解小便时，大便憋胀欲行；解大便时，小便复觉淋漓不尽。由此可知，此证当属少阴寒化、下焦失固之二便失禁无疑。

病入少阴，必损及心肾与膀胱诸脏腑。以本例而言，其根本首在肾阳虚衰。今久病之后，肾气日衰，开阖失司，二便排泄随之失调。肾累及脾，脾失健运，故更增腹胀满。脾湿盛，致大便色白；上泛为痰，阻塞气机而咳嗽痰多。肾之元阳衰微，必影响肺气之肃降，加重气机之不畅，致使患者不能平卧：此乃患者多年以来，诸症蜂起，相互缠绵，迁延不愈之病根。

患者初诊时，恶寒、头痛，舌质淡润而苔白夹黄，乃兼有太阳外感表实之邪。单解表则里证不去，单治里则表实不解。为此，投以麻黄附子甘草汤，兼顾阴阳表里。附子与麻黄并用，寒气散而不伤元阳，救其里而及其表；且以甘草缓之，微发其汗也。此与单纯治疗少阴虚寒里证，或病仅属太阳表实，脉阴阳俱紧而发汗者，径庭也。

二诊：上方服 4 剂，恶寒、咳嗽、头痛等减轻。太阳表寒初解，腹胀、便难等稍有好转。但阴寒凝聚于里，非通下不足以破其结。惟大便不通，当分阳结阴结。查前人固有少阴急下三证之说，但有严格之界限。此证与少阴三急下证又不相同，应为少阴寒证阴结为主的二便失常，乃少阴之变，而非少阴之常，当用温通之法。为此投以阴阳共济，寒热同炉之大黄附子汤主之。

生大黄 9g　川附片久煎, 45g　辽细辛 3g

4 剂。

服药 4 剂，二便皆觉通畅；憋胀、急迫等多年痛楚消失；咳喘、痰涎亦进而减轻。以后改服理中汤，随症加减，又服药月余，调理而安。

1978 年 12 月 10 日，至患者家中访问，得知几年来身体一直良好。

老人兴奋地说：往年冬季，早已卧床；病愈至今，既无手足清冷，又无恶寒咳喘之病，二便亦已正常，对范老十分感激。

本例上、中、下三焦，肺、脾、肾、胃、大小肠、膀胱等多脏腑皆已受病，互相连累和交织。病之症结，在于肾阳虚衰，致使下焦失固，咳喘缠绵。病邪传变之趋向，为寒湿浸入太阳，日久失治，阳消阴长，邪进正衰；病传少阴，则寒化益深，机体抗病力更弱，以致缠绵数载，变症蜂起。病情虽然如此复杂，由于紧紧抓住六经辨证的基本线索，故其特征、本质和各个阶段之主要症结清晰可见，从而为临床施治提供了可靠的依据。

（《范中林六经辨治医案选》）

丁光迪

凉燥咳嗽辛润理肺，两感咳嗽养阴达邪

丁光迪（1918~2003），南京中医药大学教授，著名中医学家

凉 燥 咳 嗽

凉燥咳嗽，是症始终是干咳。秋凉骤至，喉中燥痒，其咳即作。痒甚咳甚，晨晚更剧，不能安寐（盖晨晚凉气较甚之故）；咳多则小便自遗，淋沥不止（肺气逆上，不能下及）。咳震胸膺隐痛，气促不舒，咳声嘶急，甚者时间见咯血。得温得润则舒，杯注开水，吸其蒸汽更适。天气还暖，病亦自减；凉风再至，咳亦再剧。特别是秋风夹灰尘飞来，喉中难受之极，几如气塞欲绝，而小便滴沥自下，上下交困，此病极少痰唾。得有微痰，却为气机松动、咳爽转愈之象。

若其治不如法，每能延至春初，甚至频年为患，入秋微咳，深秋咳甚，入春才止。舌苔大都薄净，质不光嫩，并微有津，脉细，或见弦象。此为秋凉束肺、肺气上逆之证。

辨证要点：秋凉病作，见暖自减；干咳无痰，见痰咳爽；咳甚遗尿，咳与尿俱出；舌苔薄净，无化燥之象；脉来细弦，并不见数。以此分析，显然与温燥之咳有别。

用自拟辛润理肺汤加减治之。

带节麻黄 4g　带皮杏仁 去尖，10g　炙甘草 6g　桔梗 5g　佛耳草包，10g　橘红 5g　当归 10g　炮姜 4g　生姜 1 片

此方辛以散之，润以降之；外散秋凉，内润肺气。药用三拗桔橘姜之辛散，宣肺利咽喉；干姜、甘草煦肺益气，使气化得以下及。当归、佛耳草辛润下气，协诸药以理肺止咳。药本辛温疏散，但伍以守敛，则散不过猛；辛温惟恐过燥，参以甘润下降，亦即无妨。药很平淡，但合成有制之师，疗效亦佳。

用法：水煎服。先服 3~5 剂，见效时往往微有痰，咳爽。继服之，必逐渐而愈。

如喉中燥痒为甚，以致咳不止者，为凉燥郁于清窍，并非有火，加炒荆芥 5g、枇杷叶（去毛，包）10g；症仍不减者，加重当归用量；如咳声呛急者，加生甘草 3g，甘以缓之。

小便遗多，为肺气不能下及，加五味子 10 粒，合甘草、干姜益肺气而摄下焦。

咳引胸痛，是肺气被郁，气络失和，加广郁金 10g、桃仁泥 10g。

兼见咯血者，咳震络伤，加荆芥炭 5g、郁金粉 10g，分次调服。

咳而有痰，为肺气畅达，病情转机之象，并非湿胜，一般不必加药；或痰多者，加姜半夏 5g。

如病情好转，及时宁脑益胃，减少辛散之药。

此病用药要注意舌脉，虽干咳而舌无津伤化热之象，苔薄不糙不腻；脉亦无数象，可知虽属秋令发病，而非燥热为患，亦不伤阴，而为秋凉外束，肺不宣畅。

此病很少发热，有时虽发热而恶寒头痛，不易汗出；但无身燥热，欲得凉润者，有时反喜热饮。

误认秋燥伤肺，与桑杏汤、沙参麦冬汤等，非但无效，反致阴柔抑遏肺气，咳更不爽，声音嘶哑，胃纳减退，延久不愈。

临证多年体察，当归一味，是很好的辛润温润理肺止咳药，对此病有较佳疗效。而凉不同于热，不能见干咳即与凉润，但秋凉又不等于冬寒，用辛温一定要配伍润降。

此病此药，见效都在近期，巩固需要较多时间，否则天气一变，易于反复。如其服药10天以上不效，则药病不相当，须更换方法。

张某 男，60岁，化工厅离休干部。初诊日期：1986年10月4日。

天气骤凉，干咳又作喉中燥痒，咳声呛急，小便自遗，晨晚为甚，不能安寐，已经7日，始终无痰，经治无瘥。自感形寒，但不发热，喜得温饮，纳谷尚可。据述此病去年发过，秋季作咳，冬季未愈，今春才平。经医诊治，诊断为慢性气管炎、前列腺炎，无特效疗法，任其迁延。诊其舌净苔薄，脉弦，诊断为凉燥咳嗽。治以辛润理肺汤全方，加生甘草3g，5剂。

二诊：10月9日，药后病情基本向愈，喉已不痒，咳亦大减，小便亦正常。惟晨晚尚仍发作一阵，但稍有痰，咳亦较爽，入睡即平，苔薄白。以原方去橘红、炮姜、生甘草，加党参10g、大枣3个，5剂。

三诊：10月19日，据述接服中药2剂，诸症即平。服完5剂，诊其一切正常，亦无肝阳偏旺之证。遂予归芍六君加款冬、紫菀，当归重用，调理巩固，迄今并无复发。

两 感 咳 嗽

两感咳嗽，前人很少论及，临证观察，发病并不少见。

两感所指，是既有时温外感，又有伏温内伤阴分，表里交相为患。此病在入冬、春初两季，最为多见，病前大都有困倦身痛见症。其证候是：干咳无痰，气候暴温，其咳更甚。咳甚则咯血，色鲜，或吐涎唾，或少量痰中夹血。嗌干喜润，舌面干灼，小便赤涩，自感身热，但不恶寒，发热亦不甚。同时，舌心花剥，如鸡心舌，质红欠润，脉滑。

男子时有梦遗，心烦寐差，甚者并见心悸；妇女则多白带，或经期提前，经血量多。病程长短不一，气候温燥，病情较重，治不如法，时间亦长；天气转寒，诊治及时，其病亦自减轻。若咯血多，遗精烦扰者，预后可有变端；妇女经血量过多者，病情亦较复杂。

此系外感时邪，引动伏温，肺肾两伤，上逆而咳之证。

辨证要点：发病有季节性，大都是在入冬至春初，天气暴温而发作；见症有特殊性，一开始即见舌心花剥，色红欠润，干咳而嗌干，这是一般疾病所无者；类多兼症，男子咳多则见心肾之变，妇女咳多影响月经。

治以轻宣肺气、养阴达邪，拟清肺养阴止咳汤主之。

冬桑叶 10g　薄荷后入，5g　桔梗 5g　甘草 5g　杏仁去皮尖打，10g　黑山栀 10g　淡豆豉 10g　生地 10g　百合 15g

水煎，鸡子黄 1 个，冲入药汁服。

方中桑薄桔甘杏仁，伍以栀豉，辛凉解表，兼散郁热；生地百合鸡子黄，养阴润肺，清降止咳。豆豉与生地同打，从阴中透出伏温；地百鸡子为伍，兼顾肺心肾三脏之阴。合而用之，轻灵解表，不碍其里，清养阴津，亦不敛邪，屡见功效。

用法：水煎服。另外每晨用豆浆冲服新鲜鸡蛋 1 个。

如咳甚声急者，为肺有郁热，加黄芩、枇杷叶各 10g。

咳甚血多者，为咳震络伤，加白茅花 10g、藕汁半杯另服。

如嗌干，舌心干灼较甚者，为心肾阴伤，虚火上炎，加炙甘草 3g、玄参 10g。用甘草粉蜜汤尤佳（粉用糯米挂粉），小量频饮。

如心烦少寐、梦遗频者，为心肾两伤，加麦冬 10g、盐柏 10g。

如药后身热解，为邪已透达，先去黑山栀、豆豉；干咳减，再去薄荷。

此证虽云两感，但里证较外证为甚，病情转机如何，往往随阴伤的恢复情况而定。一般所见，干咳止后，舌心之花剥尚须延续多天才平。其病向愈，往往得微汗而身和咳止。

用药步骤，先以清温养阴并进，一养阴固本收功。但解表较易，因表证不甚；养阴较难，盖阴津先伤之故。养阴不能用厚味滋腻药，否则反而口黏生痰，其咳更不爽。

张某 男，31岁，市百货公司职工。初诊：10月25日。

干咳咯血，偶然见舌面剥蚀1块，色赤，自感病非一般，惊而就医，已经6个月，医药少效，转来就诊。据述入秋以来，常感懒倦身疼，但起居尚可。入冬暴暖，发作干咳，无痰，嗌干，口舌干涩，身热，不恶寒，咯血色鲜。心烦少寐，梦遗。胸透：右上肺有钙化点，余正常（有结核病史）。精神紧张，到处探问。望其面色淡红，皮肤干燥。舌心花剥，质赤少津，苔剥微黄。脉细滑，微弦。诊断为两感咳嗽，治以清肺养阴止咳汤。药用全方，加炙百部10g、白茅花10g，3剂。

二诊：10月28日。咳嗽减，身燥热亦较和，咯血亦少，神稍安。惟尚寐差梦遗，小便黄赤，病有转机，以原方黑山栀、豆豉，加麦冬10g、盐柏10g，3剂。

三诊：11月1日。干咳平，不咳血，寐亦安，惟舌心尚花剥。温邪已解，阴津尚未尽复，养阴善后。

生地 10g　百合 15g　石斛 10g　麦冬 10g　太子参 15g　炙甘草 3g
桔梗 3g　五味子打碎，10g　鸡子黄 1枚

药汁冲服，5剂。

以后又连服5剂，诸症悉平。

（丁国华　整理）

李翰卿

咳嗽辨治心法

李翰卿（1892~1972），临床大家

为咳嗽正名

咳嗽是肺脏病变中的一种常见证候，是喉中发出"喈喈"声音的一种疾病。古人云：有声无痰叫作咳，有痰无声叫作嗽，有痰又有声叫作咳嗽。李老认为，从临床实际观察看，不论写成文字，或是口头问答，往往把咳嗽二字作为通用的名称，而有痰无声的证候，从来没有见过用咳嗽二字表达的。因此，他主张应该从"喈喈"声音的有无来决定是否属于咳嗽。凡是有这种声音者，无论痰的有无，均可叫作"咳嗽"；没有这种声音，虽喉中痰声辘辘，也不得叫作"咳嗽"。至于其他各种咳嗽的名称，应该根据诊疗价值，把它肯定下来，若是质同名异，即既无诊疗价值，又觉得徒乱人意的重复性名称，该合并的合并，该取消的取消，使每一种名称都有明确固定的标准。如"干咳""燥咳""气咳""秋燥咳嗽"等，均与燥邪侵肺有关，临床表现均以无痰、无血的干咳为其共同特征，故可将上述诸咳合并为"干咳"一种。又如"实咳""虚咳""寒咳""热咳"等名称，过分笼统，应以具体的内伤、外感咳嗽证名取而代之等等。这样不但对于医者在认识和交流方面易于统一起来，而且对于患者也能减少他们不必要的顾虑。事实告诉我们，医者的说法分歧，每致患者不能充分信任，因而延误了治疗，影响了工作。古人说过："名不正，言不顺，事不成矣。"对于中医学的继承及整理提高，应该首先着眼于名称，即名词术语的规范统一，正是基于这种考虑。

识 咳 六 法

对咳嗽病的诊断，首先必须辨清属外感还是内伤。外感咳嗽大部分是新病即新咳，但也有久病复感新邪者；内伤咳嗽大部分是久病，但亦有新病因内伤而引发者。外感方面，必须辨清风、寒、暑、湿、燥、火（热），特别是风寒、风热、暑热、秋燥、寒湿、湿热等证；内伤方面，必须首先辨清肺脏的虚、实、寒、热，其次必须深究发病的脏腑，搞清楚究竟这种咳嗽是由于肺脏本身引起的，还是由于其他脏腑的疾病涉及到肺脏的。治病必求其本，如果先由肺脏本身引起的，以治肺为主，如果先由其他脏腑所起，则必须以治其他脏腑为主，否则主次不分，本末倒置，难以取效。

在辨识各种具体咳嗽病证时，须从以下 6 个方面加以鉴别：

1. 从发病时间、季节上判断

如黄昏时咳嗽，多为阴虚；五更时咳嗽，多为饮食积滞；伤暑咳嗽，多发生在夏暑时节；秋燥咳嗽，必然发生在秋季等。

2. 从咳嗽的声音上判断

如咳嗽声重，咳而有力，多为新病、实证；咳声重浊，即声音虽有力，但混浊而不清亮者，多为脾湿水饮侵肺证；咳声嘶哑，甚或失音者，多为虚证、久病；咳而呀呷有声，即喘息张口，喉中发出的声音，多为痰喘。

3. 从痰之有无、多少、稠稀、颜色、易不易咳出判断

如咳而无痰者，为干咳，多为燥热伤津或阴虚所致；痰少稠黏，甚或痰黄，不易咯出者，多为燥热咳嗽；痰涎清稀色白，易于咯出者，多为寒湿或阳虚。

4. 从发病的原因和其他疾病的先后顺序上判断

如妊娠期咳嗽，多为子嗽；咳嗽日久不愈，胸部饥时作痛，唇上有白点如粟者，为虫咳等。

5. 从年龄的老幼上判断

如百日咳为小儿常见的一种咳嗽；慢性支气管炎、肺心病之咳嗽，则多为中老年人特别是北方老年人所患的一种疾病等。

6. 从兼症的情况判断

如咳嗽兼见恶寒、无汗、鼻塞或流清涕，脉浮紧或浮缓者，为风寒外感；咳嗽兼发热或恶寒头痛，痰黄黏稠而咳痰不爽，口渴咽痛，或有汗或无汗，脉浮而数者，为风热咳嗽；咳而痰多且稀，舌白滑润，不渴，脉弦滑，不喜冷性饮食者，为湿痰或痰饮咳嗽；咳而兼有表寒的恶寒发热、头痛、脉浮等，同时又兼见里热的口干、口苦、口渴喜冷性饮食等症者，为寒中包火咳嗽；燥咳胸痛，咳吐臭脓，或大量吐血，血中似有脓而腥臭，脉数实者，为肺痈咳嗽；咳血证已愈或未愈期间，兼见倚息不得卧，或侧卧一边者，多为瘀血咳嗽；咳而呕，呕甚则长虫出，为胃咳；咳呕胆汁，为胆咳；咳而遗溺，为膀胱咳；咳而腹满，不欲饮食，为三焦咳；咳而遗矢，为大肠咳；咳而矢气，为小肠咳；咳而两胁下痛，甚则不可以转，转则两胁下满者，为肝咳；咳而右胁下隐痛，引肩背，甚则不可以动，动则咳剧，为脾咳；咳而喘息有音，甚则唾血，为肺咳；咳而心痛，喉中介介如梗状，甚则咽中喉痹，为心咳。

湿痰咳嗽治疗七法

湿痰咳嗽是咳嗽病的一种常见证候。多因饮食生冷过度，伤及脾阳，或素体脾肾阳虚，复感寒湿之邪，使脾失健运，聚湿生痰，上渍于肺，肺失宣降，发为痰湿咳嗽。证候表现以咳嗽、痰多而稀且易于排出、胸闷、苔腻、脉滑、饮食减少、不喜冷性饮食等为特点。

治疗湿痰咳嗽有以下 7 种方法：

1. 利水

古人谓"积水成饮，饮凝成痰"，痰之本为水也，故利水之治，可消生痰之源。代表方剂如十枣汤、控涎丹等。十枣汤重在水饮停蓄于胸腹，控涎丹则重在水饮停滞于胸膈。

2. 燥湿

水湿内停，可凝聚生痰，故燥湿为治痰之上源的根本方法之一。代表方剂如加味二陈汤（二陈汤加杏仁、干姜、细辛、五味子）、六安煎（二陈汤加杏仁、白芥子）等。

3. 温阳

水饮为阴邪，得温方可消散，故温阳即温化痰饮，为治湿痰咳嗽之常法。代表方剂如苓桂术甘汤、附子理中汤等。

4. 健脾

因脾属土，土能渗湿，又能制水，水湿的布运，全赖脾气的健运，方不致生湿、生痰。故健脾为治湿痰的根本方法。代表方剂如六君子汤、二陈汤等。

5. 理气

指理肺气。因肺主一身之气，又肺为水之上源，肺气以清肃下降为顺，气行则水行，湿痰随气而行散，不敢阻肺致咳，故理气为运化痰湿的重要方法。代表方剂如参苏饮、通理汤等。

6. 散寒

湿痰咳嗽每多内伤、外感合并，如素体有湿痰或水饮，又兼外感寒邪，内外夹攻，使湿痰更甚，此时，解表散寒尤当重要。代表方剂如小青龙汤、杏苏饮等。

7. 补肾

因肾藏一身之元阳，肾脏主水，又脾阳之运化有赖于肾阳的温煦，肾气行则脾气运，水自行也，故补肾为治水湿之根本。代表方剂如真武汤、金匮肾气丸等。

翟某 女，45 岁。门诊号：58705。初诊时间：1962 年 11 月 13 日。

初诊：咳嗽、胸闷、气短、头痛、口不渴、大便溏 1 周，舌苔白腻，脉弦滑。此为中阳不振，水湿停聚。治宜温阳（温化痰饮）法。方用加味苓桂术甘汤。

茯苓 9g　桂枝 6g　生白术 6g　陈皮 1.5g　川贝 4.5g　甘草 3g

水煎服。1 剂见效，3 剂痊愈。

按：苓桂术甘汤为《伤寒杂病论》原方，广泛运用于外感变证及内伤杂证。本方治证，不论伤寒吐下之后，抑或是内伤杂证，究其成因，皆为中阳不振、水湿停聚所致。治法属于温阳化饮的温法，即《金匮要略·痰饮咳嗽病脉证并治篇》中"病痰饮者，当以温药和之"之法。方中以甘淡之茯苓为君，取其健脾利水、渗湿化饮之功。但湿饮为阴邪，得温方可消散，故臣以辛温之桂枝，以温阳降冲，与茯苓相伍，既可温阳以助化饮，又可通阳化气，内通阳气，外解肌表，实为本方温阳化饮法之核心。佐以白术健脾燥湿，以助运化。佐使以甘草，一者调和诸药、益气和中，一者以复脾胃升降之权。加陈皮理气燥湿、和中化痰，以助苓、术之功，川贝母止咳化痰，为治肺止咳之要药。全方药味精干，配伍严谨，温而不热，利而不峻，诚为以温法治湿痰咳嗽之良方。

苗某 男，42 岁。门诊号：62842。初诊日期：1963 年 3 月 30 日。

初诊：咳嗽、气短 3 个月，痰多白黏，胸闷，胃脘胀满，舌苔白腻，脉濡滑。此为痰湿中阻。

治宜燥湿（化痰）法。方用加味二陈汤。

半夏 7.5g　陈皮 7.5g　茯苓 9g　桂枝 7.5g　白术 7.5g　炙甘草 3g

水煎服。2 剂而咳嗽止，4 剂而气短、胀满除，6 剂痊愈。

按：本例患者系痰湿从脾胃滋生，上渍于肺，故咳嗽而痰多，且为白黏痰。李老常用《局方》二陈汤治疗痰湿中阻所致之咳嗽及一切病证。痰湿中生，源于脾虚湿盛，故加白术以健脾燥湿；妙用桂枝，一可内通阳气以助化湿，二可外达肌表，解肌以宣肺，使痰湿除而咳自止。

小儿五更作咳治宜通里攻下

五更时作咳，为食积咳嗽的一种常见证候，多发生于小儿。其病多由饮食不节或脾虚，食积不化，胃失和降，火气上逆冲肺所致。证候特点以咳有定时，多在五更时作咳，胃部、脐部拒按为特征。

治宜消食去积为主，兼清理肺气。代表方剂为：

1. 加味大承气汤

大承气汤加陈皮、柴胡、杏仁。主治小儿停食，后半夜（多在五更）出现咳嗽气短，汗出，脐腹拒按者。

2. 加味小柴胡汤

小柴胡汤加山楂、神曲、麦芽、莱菔子、炒栀子、寸冬。主治食积咳嗽兼肝气郁滞，寒热，口苦，呕吐者。

3. 保和丸加减

主治积食停滞，胸脘痞满而咳不止者。

4. 平胃散加减

主治积食不去，脘腹胀满，湿阻中州而咳者。

靳某 男，8岁。门诊号：27693。初诊日期：1960年4月5日。

初诊：近1周来，每于后半夜咳嗽频作，咳有定时，多在五更时同时兼有气短，汗出，脐腹硬满拒按，大便干结，舌苔黄燥，脉弦滑而微数。诊为食滞肠胃，化火上冲于肺的大承气汤证。治宜通里攻下，釜底抽薪，兼以清理肺气。

枳实 3g　厚朴 3g　大黄 2.5g　元明粉（冲服）1.5g　陈皮 4.5g　柴胡 2.5g　杏仁 3g

1剂，水煎服。嘱咐患者，服第一煎后，会出现肚子拧痛，大便稀，日行1~2次，此为正常反应，应以流食调养。

第2煎后，腑气大通，自觉上下通气，身轻气爽，次日五更及以后咳嗽再未发作。

按：此例患者，系因饮食不节，食滞不化，脾胃失运，故脘腹胀满，脐腹拒按，食积既久，化热上冲于肺，肺失清降，以致咳嗽气短，大便干结，舌苔黄燥，脉滑而数，结合腹满、拒按等症，大承气汤证的"痞""满""燥""实""坚"特征兼而备之。故急用大承气汤通腑攻下，釜底抽薪，以治食积咳嗽之本，加陈皮理气化痰，杏仁止咳平喘，柴胡清降肺热，共成通腑泄热、清肺化痰止咳之神效。

咳喜侧卧一边，当从瘀血论治

临床常遇咳嗽而喜卧一侧，翻身则咳益甚，或咳逆倚息不得卧，坐则咳轻，卧则咳重的病证。李老认为这都是瘀血咳嗽的典型证候，究其原因，多系发生在咳血已愈或未愈之时，由于咳血期间瘀血（离经之血）阻碍气管，影响了正常的呼吸所致。

治法宜以去瘀血为主，分别病势之轻重，适当地配合除痰、逐水、降逆气之药，再根据瘀血存在身体部位左右之不同，分别佐以不同的药物治之。

常用方剂：

血府逐瘀汤加减　症见瘀血咳逆，倚息不得卧者，加葶苈子、苏子；瘀咳侧卧一边，翻身则咳益甚者，加杏仁、五味子；侧卧左边者，以左边有瘀血，故能左卧不能右卧也，宜加青皮、鳖甲、莪术以去左边之瘀血；侧卧右边者，以右边有瘀血，故能右卧不能左卧也，宜加郁金、桑皮、姜黄以去右边之瘀血。

代抵当丸加茯苓半夏　治瘀咳之重证者。其倚息不得卧或侧卧一边者，可参照上方加减法治之。

阴虚咳嗽

阴虚咳嗽多因久咳不愈，肺津耗伤，或肾阴素虚，复感风寒，伤风虽愈，咳久不止者。其症可见呛咳，无痰或咯痰不利，身体羸瘦，形容憔悴，口干，喉干，虚烦不眠，便燥溺赤，甚则骨蒸盗汗，颧红，消渴，强中，舌红少苔，脉细而数。

凡大热之证，服清凉之药而不效者，即是阴虚。古人所谓"寒之不寒是无水也"。看证还需结合具体症状，特别是燥咳无痰或咯痰不利，以及喉干便燥、舌红、脉细数等，不难辨识。治疗上除滋阴润肺或清肺外，尤当注意外邪的已净或未净，他脏的阴虚，及气、血、精等的亏虚情况。外邪未净者，滋阴剂中当酌加散邪之品；外邪已净者，应分别肺肾阴虚之主次，以滋补其阴；有热者，兼清其热；气虚者，兼补其气；

血虚者，兼益其血；脾虚者，兼补其脾；精虚者，兼益其精。如张景岳所言："善补阴者，必于阳中求阴，阴得阳助而泉源不竭。"阴阳是互根的，不能只强调一面，必须将其看作一个有机的整体。

常用方剂

清金丸　主治肺阴虚咳嗽，或多痰，或无痰干咳，或痰红，或纯红等。

加减清金丸　主治阴虚内热，咳嗽痰血，兼脾胃虚弱，食少泄多等。

噙化丸　治阴虚火嗽及伤风外邪已解，久不愈者。

琼玉青　主治阴虚耗气虚，虚劳干咳者。

麦味地黄丸　治肺肾阴虚咳嗽，黄昏时咳嗽发作者。

河车大造丸　主治阴虚，虚劳精血大亏，虚火旺盛，咳嗽发热者。

增液汤　主治肺阴虚津亏之干咳者。

加减复脉汤　主治温病后期，邪热久留不去，阴液亏虚，干咳无痰者。

周某　男，62岁。门诊号：38297。初诊日期：1961年3月20日。

初诊：音哑、咽干、咳嗽、食欲不振1年余。近来自觉喉中有异物，舌质红、无苔，脉细数。西医诊断为喉头癌。此为阴虚咳嗽。治宜育阴生津，止咳散结。方用增液汤加味。

桑皮 7.5g　杏仁 9g　川贝母 6g　玄参 7.5g　桔梗 4.5g　射干 6g　胖大海 3枚　麦冬 6g　生地 9g　白芍 9g　鸡内金 6g

2剂，水煎服。

二诊：服上方后，饮食增加，咽干、咳嗽均明显减轻。

上方去杏仁。2剂，水煎服。

患者经上方随症加减治疗月余，诸症大减，咽喉症状消失，后于某医院复查，喉部组织正常。仍按上方加减，以巩固疗效。随访2年未发病，以后中断联系。

按：本例患者之病属典型的阴虚久咳证，长期阴虚，阴亏液耗，瘀热内燥，郁结咽喉，故咽干，音哑，喉中如有异物，干咳不止。故治宜育阴生津，化痰散结。

陈某 男，34岁。门诊号：57142。初诊日期：1962年11月14日。

初诊：近日来咳嗽不止，干咳无痰，咽干，咽痛，口干燥，苔薄白，脉数。此为阴虚肺燥。治宜滋阴润肺生津。方用加减复脉汤。

生白芍7.5g 黑芝麻7.5g 熟地9g 阿胶烊化, 4.5g 生龙骨9g 生牡蛎9g 茯神7.5g 麦冬6g 桔梗4.5g 炙甘草6g

2剂，水煎服。

2剂而咳止，又续服3剂而愈。

按：本案属于阴虚燥咳。取《温病条辨》加减复脉汤之地黄、阿胶、白芍、麦冬以滋阴养血润燥，去火麻仁，加龙骨、牡蛎、茯神以育阴潜阳，敛汗安神，桔梗以利咽，黑芝麻补肝肾而润五脏以助滋阴润燥之力。诸药合用自能滋阴而潜阳，润燥而止咳。

湿痰致咳尤多见，二陈底方巧化裁

二陈汤源出于宋代《太平惠民和剂局方》，方由半夏、陈皮、茯苓、甘草四味组成。原书中记载主治痰饮为患，或呕吐恶心，或头眩心悸，或中脘不快，或发为寒热，或因食生冷而脾胃不和等。对此方证，吴崑《医方考·痰门》有一段精辟论述："湿痰者，痰之源生于湿也。水饮入胃，无非湿化，脾弱不能制，停于膈间，中下二焦之气熏蒸稠黏，稀则曰饮，稠则曰痰，痰生于湿，故曰痰湿也。是方也，半夏辛热能燥湿，茯苓甘淡能渗湿，湿去是痰无由以生，所谓治病必求其本也；陈皮辛温能利气，甘草甘平能益脾，益脾则土足以利湿，利气则痰无能留滞，益脾治其本，利气治其标也。"湿痰之证，多由脾失健运，湿邪凝聚，气机阻滞，郁积而成，故曰脾为生痰之源。二陈汤为治湿痰之祖方，倍受历代医家之推崇，如《医方集解》言："治痰通用二陈。"李老对此方亦情有独钟，常将二陈汤作为治疗湿痰、寒痰、痰饮、痰涩诸证之底方。凡疑难杂症有湿痰见症者，多以此方为主，随症加减化裁以应对复杂证候而每获佳效。李老认为，咳嗽一证，临床上以湿痰所致者十分常见，究其原因，正如前贤所言："脾为生痰之源，肺为贮痰之器。"痰湿生于脾，藏于肺，痰湿犯肺，故出现咳嗽痰多之症。

临床上，李老常用二陈汤加减化裁主治两类咳嗽：

1. 痰饮咳嗽

症见咳嗽有痰，痰稀而多，胸腹胀满，呕吐，恶心，头眩，心悸等。

2. 风寒咳嗽

无表证而痰多之证。

加减应用法则：

（1）加杏仁、白芥子，名六安煎。治外感风寒咳嗽无表证之轻证。

（2）面目浮肿者，加桑皮 6~9g、葶苈子 1.5~3g。

（3）寒甚者，加细辛，或六安煎去白芥子，加五味子、干姜。

（4）久嗽不愈，脉不数、不虚，寸脉浮大而滑者，乃风痰不解，多服辛凉所致，加麻黄、杏仁、前胡、苏子、桔梗。

（5）子嗽而属于痰饮者，加白术以补脾安胎。

（6）肺气不利者，加杏仁、苏子、桑皮。

（7）咳逆倚息不得卧者，为水饮冲肺，肺不得下降所致，宜加葶苈子、大枣。

（8）火甚者，加瓜蒌霜、黄芩、黄连；火轻者，加寸冬、知母。

（9）风寒较重者，加柴胡、荆芥、防风。

（10）兼血虚、血瘀者，加当归、白芍、丹皮、杏仁。

（11）风痰甚者，加南星、白附子、皂角刺、竹沥。

（12）寒痰甚者，加重半夏、姜汁。

（13）火痰甚者，加石膏、青黛。

（14）湿痰甚者，加苍术、白术。

（15）燥痰甚者，加瓜蒌、杏仁。

（16）食痰甚者，加焦三仙。

（17）老痰、顽痰者，加枳实、海浮石、芒硝。

（18）气痰者，加香附、枳壳。

（19）胁痰及皮里膜外之痰者，加白芥子。

（20）四肢痰者，加竹沥。

止咳散化裁治百咳

止嗽散为《医学心悟》方，由桔梗、荆芥、紫菀、百部、白前、陈皮、甘草七味组成。李老认为，本方为治咳之祖方，具有止嗽化痰、解表宣肺、利气和中之功效，临床多以其加减化裁，广泛运用于五脏六腑咳及外感咳嗽之轻证（表证不显著之咳嗽）者。其中咳嗽兼咳血者，加蒲黄、藕节；兼口苦咽干者，加黄芩、寸冬；兼痰者，加川贝母、茯苓；兼气逆者，加杏仁、枳壳；兼血虚者，加生地、当归；风寒咳嗽初起，加防风、苏叶、生姜以疏散之；暑气伤肺，口渴、心烦、溺赤者，加黄连、黄芩、花粉以清其暑热；湿气生痰，痰涎稠黏者，加半夏、茯苓、桑皮、生姜、大枣以祛其湿；燥气焚金，干咳无痰者，加瓜蒌、知母、贝母、柏子仁以润其燥；肺咳，因风寒而咳血者，加紫苏、赤芍、丹参；心咳，咳而喉中如梗状，甚则咽肿喉痹者，倍桔梗，加牛蒡子；脾咳，咳而右胁隐痛引肩背，甚则不可以动，动则加剧者，加葛根、秦艽、郁金；肝咳，咳而两胁痛，不能自转侧者，加柴胡、枳壳、赤芍；肾咳，咳而腰背困，甚则咳涎者，加附子；胆咳，咳而呕苦水者，加黄芩、半夏、生姜；小肠咳，咳而矢气者，加白芍；胃咳，咳而呕，呕甚长虫出者，去甘草，加乌梅、川椒、干姜，有热者佐黄连；大肠咳，咳而遗矢者，加白术、赤石脂；膀胱咳，咳而遗尿者，加茯苓、半夏；三焦咳，咳久不止，腹满不食，多涕唾，面目浮肿，气逆者，合异功散；七情气结，郁火上冲者，加香附、贝母、柴胡、黑山栀；肾阴虚，水不制火，身烦热，脉细数者，早用地黄丸，午用本方去荆芥，加知母、贝母以开火郁；客邪留于肺经，变生虚热者，本方去荆芥，佐以团鱼丸；病热深久，变为虚劳，或尸虫入肺，喉痒而咳者，去荆芥，佐以月华丸；内伤饮食，口干痞闷，五更咳甚者，加连翘、山楂、麦芽、莱菔子以消食化滞。

李 可

肺结核夹寒饮者阳和汤有殊效

李可（1930~2013），山西名医，临床家

灵石剧团教练赵改莲 女，44 岁，1984 年 3 月 26 日初诊。

病史：1983 年 11 月 X 片示："两上肺均显示有点片状、云雾状新老病灶，以右上肺为着，两肺结核（浸润型）。"

患者工作繁重，日夜排练剧目，随团下乡演出，40 岁后体质渐虚，劳倦内伤，积劳成损。1983 年 9 月，因潮热盗汗服知柏六味加秦艽鳖甲 6 剂。热退后渐变五更泄泻，食少神倦，动辄自汗喘促，咳嗽痰多，有明显的咸味，喉间有水鸣声，腰困如折，整日怠惰思卧，日渐消瘦，4 个月减体重 5kg。今春以来，特殊怕冷，三天两头感冒，每排练一场戏，全身汗出如洗，遂病休 1 个月。服抗痨药引起呕吐厌食，每日午后发热一阵，出冷汗，夜夜盗汗。面色萎黄，眼圈发黑，手指、膝盖发凉。脉沉细而弱，极数，每分 100 次以上。舌淡胖润，齿痕累累。纵观脉证：数脉主热，此为常；数则为虚为寒，此为变。肺痨脉皆数，无一例外。数至七急八败，阴阳气血皆欲脱，非虚寒而何！误用苦寒，胃气先伤；盗汗 5 个月，阴损及阳；喘咳不休，肺病及肾。虽有中午一阵潮热，亦属肝虚失敛，疏泄太过。虚证、寒证、阴证显然。此为肺痨之本质，其他皆为假象。劳者温之，虚者补之。拟用阳和汤加味变通。本汤为治外科疮疡阴证之神剂，对骨结核、肠

结核、淋巴结核皆有卓效。用治本病，甚为合拍。惟胃已伤，滋腻助湿，加砂仁拌捣，以制君药熟地之腻。加重姜炭用量，油桂吞服，以复胃阳。盗汗易麻黄为根。加生芪，甘温益气而除大热，且对疮疡有托毒生肌之效。加红参、灵脂益气化瘀，缓通血痹。加萸肉敛肝，防阴阳气血之脱散，生山药益肺脾肾之阴。

生芪　熟地砂仁10g，拌捣，各30g　山萸肉30g　生山药60g　红参另炖　灵脂各10g　麻黄根30g　白芥子炒研，10g　鹿角胶化入，10g　油桂研吞服，3g　姜炭10g　生半夏　云苓各30g　五味子　细辛　炙草各10g　鲜生姜10片

二诊：4月9日。上药连服5剂，多年喉间水鸣声消失，喘汗减，食纳佳，去生半夏、细辛、五味子，3剂。

三诊：4月13日。诸症向愈，痰又多，晨喘重，腰困甚。加生半夏、细辛、五味子；加青娥丸（盐补骨脂、胡桃肉），冬虫草4g、蛤蚧尾1对、红参10g研末吞服，沉香磨汁（兑入）3g，5剂。

四诊：4月25日。稳步好转，晨泻止，便成形，精神食纳已如常人。加三七、胎盘各5g（研末冲服），补先天肾气，缓化血痹。上方加减进退共服30剂，至6月初拍片，双肺结核钙化，体重回升，超过病前，恢复排练演出。

按：以本汤治各类结核病10余例，均在短期内治愈。历来视痨瘵为死证，有"风劳气臌膈，阎王座上客"之谚。古今死于此证者，不可胜计。以余浅见，治虚损痨瘵，当遵"劳者温之，虚则补之"之旨，师仲景血痹虚劳之意，在调补肺脾肾之中，佐以活血化瘀之法，把定保护脾胃元气一关，凡一切有碍脾胃元气之品，皆摒弃不用，三黄、栀子、生地、鳖甲列为禁药。阴分有亏者，重用山药，或以鲜山药佐餐。选乌梅、山萸肉酸甘化阴，敛阴固脱。并以五谷食饵为助，源泉不竭，何愁阴之不复。凡用滋阴退蒸、苦寒泻火之法而治痨瘵之虚热

者，"十死不救，医之罪也！"（喻嘉言）《理虚元鉴》曰："治虚三本肺脾肾。"余增一本，曰治肝。虚劳极期，亢热熏蒸，肝之疏泄太过，元气欲脱，以山萸肉救之。"治劳三禁"不可犯：一禁燥烈，不得用燥剂治痰；二禁伐气，不得用青枳肉蔻苏子破气之剂；三禁苦寒，不得用知柏芩连栀子泻火。犯此三禁，轻病转重，重病必死。余治骨蒸潮热盗汗重证，以补中益气汤甘温除大热，重加山萸肉90g、乌梅30g、生龙牡粉各30g，三五日转轻，半月退净。待胃气来复，食纳大增，增入血肉有情之品，胎盘、龟鹿二胶、蛤蚧、虫草生精补髓，养血温阳，虽奄奄一息者亦有起死回生之望。

（《李可老中医急危重症疑难病经验专辑》）

夏奕钧

次第三法宣清润，能识夹杂方应机

夏奕钧（1913~2006），江苏省江阴市中医院主任医师，临床家

三 个 环 节

咳嗽有外感与内伤之分，而治疗尤当以前者为急务。因外感不治，延久必致内伤，内伤复外感，又会加重病情，故医者决不能轻视之。余治外感咳嗽每注意三个环节：曰宣，曰清，曰润。兹略述之。

一、宣

宣即宣发、宣通、宣散之意。肺位最高，司呼吸，主一身之气；又肺主宣发，外合皮毛。风邪外袭，首先犯肺，导致肺气不宣，郁而不利，而为咳嗽、咯痰不爽、胸闷、恶风寒、发热、鼻塞流涕等症。治当宣肺，其理有二：一是运用轻苦微辛的药物以宣通肺气，而复肃降功能；二是采用具有疏解作用的药物以祛风发汗、宣通肌表之气。宣肺的药物，余最常用杏仁、桔梗、前胡三味。杏仁苦泄宣滞，降气止咳，桔梗开提肺气、祛痰，前胡既能下气消痰，又能解散风热，三药合用，与理恰合。若见风寒加苏叶、荆芥；风热加银、翘、桑、菊；暑风加苡仁、佩兰、荷叶、青蒿。凡取宣法，用药当灵动轻

清，最忌沉寒苦降或酸敛。陆定圃《冷庐医话》说："用药最忌夹杂，一方中有一二味即惟见功。……陈姓病温，壮热无汗，七日不食，口渴、胸痞、咳嗽、头痛、脉数右甚于左，杭医定方用连翘、瓜蒌、牛蒡子、冬桑叶、苦杏仁、黑山栀、象贝、竹叶、芦根药皆中病，惜多羚羊角、枳壳二味，服 1 剂，病不减，胸口闷，热转甚。求余诊治。余为去羚羊角、枳壳，加淡豉、薄荷，服 1 剂，汗出遍体，即身凉能食。"陆氏确有豪眼也。

宣法并不拘泥于咳嗽初起，即使病程多日，只要症见咳嗽不爽，胸闷，咽部红或肿，鼻窍不利者，亦应侧重于重。并观其里热程度之轻重，于宣肺中酌进微苦清泄，如山栀、淡芩等，也有肺津耗伤而见上述症状者，宜于润肺方中佐入微辛宣肺，如大力子、桔梗等。如兼见舌苔黄白较厚的，用百部开肺最佳，前人有宣肺不任麻黄，可以百部代之。

二、清

清即清热化痰理肺之意。外邪不解，入里化热，炼液成痰，痰热内蕴，可见咳而易汗，或寐汗甚多，颇似盗汗疼咯稠黏或黄脓，脉滑右手较甚，舌苔黄。由于气热内蒸，津外出，故汗出。若判为表虚自汗或阴虚盗汗皆误。徒又玉屏风散固表益气，反致邪锢难去；当归六黄汤大苦大寒，投之则药过病所。另外，汗多者宣肺药亦当慎用，防散肺气肺阴。余临证每选苇茎汤去桃仁，加南沙参、知母、贝母、黄芩，用之平稳有效。苇茎汤原治肺痈，方中芦根甘寒，善清肺胃之热。张锡纯说："其性凉，能清肺热，中空能理肺气，而又味甘多液，更善清养肺阴。"冬瓜子甘寒清热滑痰，苡仁上清肺热，下理脾湿，正是清肺家痰热之妙方。知母配贝母，名二母散，原治肺痿有热，取知母滋肾清肺，贝母化痰泻肺，但这里是取知母清肺胃之气热。南沙参润肺而化痰热，黄芩善清上焦，为余所喜用。

气热甚、口渴，加天花粉；咳逆甚、胸闷，加枇杷叶、桑皮。

三、润

肺为娇脏，喜清润，凡邪去大半，而咳嗽不止者或体虚久咳者，宜采用性质和润之品。若肺津耗伤，内热干咳，口干少食，便艰，舌光者，宜甘凉濡润，如叶氏养胃汤，甚则喻氏清燥救肺汤。还有一种久咳，痰吐色白不多，胸闷气逆而舌苔黄白，扪之难去，质地稍糙者，多为肺失清润，气逆不下，余痰滞留气道之故。此时甘凉则助痰，温燥则助热，当以温润下气法，如百部、紫菀、款冬花、炙苏子、杏仁、枳壳、二陈汤等。《本草正义》谓紫菀"柔润有余，虽曰苦辛而温，非燥烈可比，专能开泄肺郁，定喘降逆，宣通窒滞"，款冬花常与紫菀为伍，蜜炙之后更为柔润；百部润而止咳，苏子润而下气，《本经逢原》说："诸香皆燥，惟苏子独润……性能下气，故胸膈不利者宜之……为除喘定嗽、消痰顺气的良剂。"

夹 杂 内 伤

对于一般外感咳嗽来说，治疗时掌握上述三个环节并不困难。但临证如遇脏气偏盛偏衰之人，其外感咳嗽每夹杂内伤病机，应当加以识别。

一、夹气火

凡素质阴虚肝旺，或情志久郁化火者，其咳嗽多兼气火为患。症见呛咳痰少，胸闷气逆，咽喉不利，咳而面红，或心中嘈杂，甚或咯血鲜红，脉多弦劲。气火源于肝，其病理特性为善升逆，善劫阴动血。气火犯肺,清肃之令不行,胸中清旷之区遂为混溷,故胸闷气逆,咽喉不利;气火灼伤营络,故咯血鲜红;咳而面红,嘈杂,脉弦劲,乃为气火拂动之象。其治法可分二类:一是泄火宁肺,如舌红苔黄、脉弦劲者,重用苦寒清火,药如川连、知母、黑栀、丹皮,胸胁胀痛加沉香、枳壳。黄连虽长于疗中焦湿热,然亦能平脏器之实火,《韩氏医通》说:"火分之病,黄连为主。"肝经之气火鸱张者,非黄连之苦不能泄降,配知母寒润,燥性亦减,余经常使用,未见黄连有苦燥之弊。且知母性沉降,治夜咳、剧咳甚佳。二是润肺平肝,肺津灼伤,肝经气火不靖,伴见头痛、寐则惊惕、口干、苔薄白或舌红少苔者,当选用黛蛤散、旋覆花、杏仁、瓜蒌、枳壳、桑皮、白蒺藜及南沙参、川石斛、石决明、丹皮等。气火咳嗽,用药避免升提辛香之药,桔梗尤忌。

二、夹痰饮

素有痰饮之人复感风寒,除风寒表证外,每多伴胸脘作闷,痰多而稀,苔白滑等症,可于温宣方中加二陈汤、川朴。痰饮之体虽火郁在内,其舌苔未必黄燥。口干也不甚明显,正如《湿热病篇》所谓"痰饮之体,虽热势鸱张,而苔仍厚滑。"当细审其脉,或弦细有力,或浮盛而滑。其次,痰吐虽多,质稠而咯之不爽,不若寒饮之清稀如水、如唾沃之即出。痰饮之体外感,最易缠绵难愈,善后之治又当兼顾健脾燥湿,如香砂六君之类每可应用。

三、夹肾虚

肾气素亏之质,偶一不慎,寒邪直中虚处,则邪机深伏不易外达,可见畏寒发热,渴喜热饮,咳嗽音哑,咽痛,面色淡红,腰痛如折,苔白厚腻,脉沉紧等。可投麻附细辛汤,从太阳少阴两经治。待阳气一振，内伏之邪托而外达，得微汗而肌表渐松，肺气亦可宣畅。若素体肾精亏损，虚阳易浮者，复受外邪干扰，常可见：不发热而脉数，但按之无力；心中懊侬或胸内躁热；头晕耳鸣，夜寐多梦或失寐；咳而晚汗；腹有动气筑筑；腰酸；舌尖部虽红，而根苔黄白。临证见此等证，虽伴肺卫症状，也不宜用荆、防、桔梗、前胡等辛散宣肺药，用之反使虚阳不靖，心中烦扰不安。治疗可用桂枝加龙骨牡蛎汤加玄精石、石决明、丹皮、茯神。玄精石一味，不特滋阴降火，更有纳气之功。待冲逆平，虚阳靖，咳嗽气逆自然复。若上述诸症兼见小便黄浑，遗精，下腹部胀满，咽红者，为肾虚冲逆而相火内动，当合滋肾丸。以肉桂温肾阳，展气化，引火归原；知柏坚阴泻火，除肾中邪热，从而协调肾中阴阳。治肾虚之用桂，当注意用量。桂枝以苔薄舌红者用 2g，苔厚者可用至 3g，多用恐有辛散的副作用。肉桂则当以肉质厚而多油者为佳。

总的来说，宣是针对肺气郁闭而言的，重在郁字；清是针对肺热而言的，重在热字；而润则是从肺为娇脏的生理特性——喜润恶燥推阐而来的，对体虚与久咳患者，宜注意此法。至于夹气火、夹痰饮、夹肾虚的治疗，不重在宣肺，而重在宁肺，所以宣肺止咳药，不能妄投。大凡咳嗽，多少兼有痰，不论何证，都可酌情选用一些理肺化痰之品，如橘红、贝母、瓜蒌皮、郁金等。

（黄煌　整理）

郭贞卿

斟酌升降开阖出纳，权衡攻补散敛缓急

郭贞卿（1892~1983），女，曾工作于四川梓潼县中医院，临床家

治疗咳嗽，不得专以止咳为能事，若不消除致咳的内外因素，徒用止咳之剂，则不仅收效不大，甚至反有留邪碍肺，延长病程之弊，但是，不用止咳之剂，亦终非治咳善法。所以，治咳要善于权衡调整脏腑平衡和止咳诸法之间的种种具体关系。我认为，治疗咳嗽要抓住3个要点：即升降、开阖、出纳。其中升、开、出为散，降、阖、纳为敛。新咳多为外感所致，当以散为主，敛为辅；久咳多为内伤所致，当以敛为主，散为辅。同时，二者都要注意祛除邪气和与止咳药有机配合，乃治疗咳嗽之总则。

外邪咳嗽

一、有表证者

外感咳嗽以风寒和风热为常见，自然还包括秋燥、风痰等证。凡外感咳嗽，初起有表证者，当以解表宣肺为主，不宜降气镇咳，以免邪郁滋变。

风寒咳嗽，重点在散寒、祛风。风寒一散，表证自罢，咳嗽自

除。风热咳嗽，当以辛凉解表为治则，风热得以宣散，咳嗽亦去。当咳嗽一旦形成，对症治疗是必要的，但因果关系应当分清楚，处方用药才不会紊乱，凡由外邪引起的咳嗽，有表证，各种具体的治法都必须服从于解表这一大法。从生理上看，肺主皮毛，肺气通于皮毛的这种作用称为宣化，肺朝百脉，通于五脏六腑，这种作用称为肃降。因而病理上，肺气不能通达表皮，郁于肺，引起气机不能宣达皮毛，则咳嗽，甚则咳喘，故外邪在表的咳喘，当以解表降逆为主；外邪在表的咳嗽，当以解表宣肺为主，其主次应当分辨清楚，方能获效。

值得注意的是，宣化和肃降是肺有机联系着的两种生理功能，临床上应该而且必须利用这二者之间的相互联系去治疗咳嗽，才能收到较好的疗效。比如说，肺气失宣，水湿停滞，而导致肺失肃降，每因用桔梗、枇杷叶、杏仁之属以开泄肺气，就能获得肺气宣降，水道通调之功，这是因为气化则湿化，气畅则水道通，湿化、水通则肺气能够肃降。再如外寒引动内饮上逆之咳喘，不降其逆，单用辛温解表宣肺是难以奏效的。这是因为浊气不能降，则清气亦不能升。所以单用解表宣肺，往往会更加引起内饮上逆。

感冒风寒，寒邪外束，皮毛闭塞，肺气失宣，开阖失识，发生咳嗽。临床多见喉痒、鼻塞、声重、恶寒身痛、发热无汗等症，当以辛散为主，宜用麻黄、紫苏叶、陈皮、枳壳、桔梗之属，还宜适当地配合前胡、杏仁等清降之品。治咳嗽时，只要有上述表寒见症，无论是急性或慢性支气管炎急性发作，就是肺气肿、肺心病，也应先宣肺解表，待表寒罢，再议治本。支气管扩张症，原则上是清肺润咳、通络止血，如果是由外邪引起复发，或发作时受寒，在咳喘胸痛吐血的同时，出现有明显表寒见症，亦当先与宣发肺气，否则，肺气不宣，咳呛不已，肺络不宁，吐血胸痛亦难望其缓解。

　　风热犯肺，肺失宣畅，则咳嗽不畅，喉痒、痰稠或痰色发黄，还可见咽红喉痛、恶风发热、头痛、舌苔薄黄或薄白，舌尖红，脉浮数等表证。治当疏风清热、宣肺化痰，可选用桑叶、菊花、蝉蜕、薄荷、牛蒡子、前胡、杏仁、浙贝母、桔梗等。总之，不论何种新老痼疾，一旦出现有风热表证，都当以疏风宣肺、清热化痰为首用之法。

　　风为寒热兼有之邪，风寒咳嗽，则风从寒化，治以寒为主，宜辛温解表；风热咳嗽，则风从热化，治以热为主，宜辛凉解表。二者均不离解表、宣肺这一治疗有表证之咳嗽的总原则。种种表证的出现，主要是邪气影响到肺和皮毛的开阖功能而造成的，所以，治疗表证当以调整肺之开阖为主，因而解表、宣肺是治疗有表证之咳嗽的总原则。

二、无表证者

　　因病变部位已离开肺卫而进一步地深入，故治疗须重视升降。一般而言，热邪为阳，当重清降；寒邪为阴，当重温开。

　　热客于肺，清降失职，发为咳喘，多有咽喉不利，苔黄脉数，咳则连声有力，喘则痰鸣气急，甚至不得平卧，《金匮要略》称"火逆"。治以清热降肺为主，佐以宽膈祛痰，一般用桑白皮、黄芩、葶苈、杏仁、前胡、瓜蒌、银花、芦根、冬瓜仁、鲜竹茹之属，不可妄用升散之剂，以免助其炎上之势。有时热邪不在肺部而在气道，出现鼻干涕稠，咽中不舒，喉间有痰不易咯出，喉部燥痒，呛咳不已，咽喉肿痛，则宜着重加用射干、山豆根、马勃、薄荷、蝉蜕、马兜铃之类，以清利咽喉。另有咳嗽不已，兼见苔腻胸闷，食少腹胀，则属于痰浊上逆之证，宜用温胆汤，加蔻仁、杏仁、薏苡仁之类，以化湿降浊，肺气始得以清降，而清润药又当禁用。

外感寒邪犯肺的咳嗽，往往呈现表寒证候，入里则化热者居多，而里寒无表证者亦少，由于有一分恶寒便有一分表证，因而由寒邪所致的外感咳嗽，多有不同程度的表寒证。其方剂如杏苏散、金沸草散、小青龙汤等，都兼有辛温解表宣肺药物。所以，寒邪犯肺，当以温升为主，以制其寒邪收引之性。

内 伤 咳 嗽

内伤咳嗽，远非一般清痰降气散寒方药可愈。治此当辨其虚实、标本，治虚勿忘实，祛邪当顾虚，在扶正治本而不碍邪的情况下，可用补养方药以缓缓治之。一般治湿痰，以燥湿祛痰为主；治痰饮，又当以温阳涤饮为要。若仅知祛痰、涤饮，而忽视生痰聚饮之根源，则会本末倒置，而痰饮将始终难以消除。故临床上，常从肺、脾、肾三脏着手，调整气机、气化，其中脾肾二脏具有治其根本的意义。内伤咳嗽的治疗，以调出纳为根本大法，调出纳的实质就是调整三脏的气机和气化活动。

内伤咳嗽起病缓慢，病程久长，实为痰饮、瘀血，虚为气血、阴阳。病变部位，又有肺、脾、肾三脏之别，部位之辨，颇为重要。如叶天士说："见咳治肺，生气日戕。""已经食减便溏，何暇纷纷治嗽。"久病体弱咳嗽，兼有食纳减少，腹胀便溏，泛涎不已等脾虚见症，要多从土旺则金生去考虑治法，不必穷究其嗽，对此，叶桂喜用建中类。我常用香砂六君子汤加味，以健脾摄饮，形不足者，加入参、紫河车等。内伤咳嗽的证型，一般多见为痰湿咳嗽，肝火犯肺，瘀阻心肺，肺热壅盛，脾虚水泛，肾不纳气等。而咳嗽有年，多喘咳并作，易出现心阳不振，饮邪上凌，肾不纳气，虚阳上浮等重危证候。这时，调其出纳就显得更为重要了。

内伤外感综合论治

一、治疗要点

内外综合之症，就要综合权衡其升降、开阖、出纳，将散和敛、补和攻有机结合起来。就我长期临床体会，归纳出如下几个治疗要点。

（1）有表证时，以解表宣肺为主，辅以止咳降气，而治本、治宿疾则应当放到从属地位加以兼顾，扶正勿碍邪，解表勿伤正。以外感寒邪而致咳嗽证中的伏热和留饮两种证型而言，伏热为寒包火，除表寒证外，多有苔黄、口渴、痰稠等症，宜在辛温宣肺剂中配以黄芩、银花、连翘、瓜蒌、川贝母等清热化痰。留饮除表寒证外，更有苔白、口不渴、吐稀白痰，即《伤寒论》中小青龙汤证。这就是说，内外同病时，为主和从属都必须兼顾治疗，但兼顾中又须主属分明，方能既治现在，又顾将来，取得满意疗效。

（2）凡治外感咳嗽，重点在于祛邪，邪去正安。但如有体虚邪实，应当兼顾，不顾其虚，难去其实。不过，此时的顾虚，是为了祛邪，如不服从祛邪这一目标，缓急标本错置，以为补正即是祛邪，则邪气不除，正气难复，确有滞邪伤正之弊。

（3）急则治其标，缓则固其本，只要能缩短发作时间，减少外邪侵入次数，使缓解时间增长，体质得到改善，即使发展到肺气肿、肺心病，都有希望使其逐渐趋向好转。

（4）外感咳嗽，其病尚浅易治，惟燥与湿二者较为缠绵，难于速愈。内伤咳嗽，其病深而难治，就肝火与痰湿而言，每与情志、饮食有关。治疗时，须嘱病人戒郁怒，薄滋味，方能得到预期的效果。

综上所述，治疗咳嗽的要点，就是将散和敛、攻与补有机地结合起来，主次分明，有条不紊。其结合的方式有两种，一是先后结合，如先攻后补、先散后敛等；二是同时结合，如三分补七分攻、四分散六分敛等。一般说来，咳嗽分内伤和外感两大类，辨证时只须辨明有无外感，有无表证，病变在何脏腑，在气血，还是在阴阳。只要能辨清楚这些问题，就能把握住标本、缓急、虚实、表里等关系，这样一来，对单纯外感或内伤、内伤外感相兼的复杂情况，都能得到有条有理地治疗。

根据咳嗽的病因病理，结合症状分型辨证。外感咳嗽，多属急性，可略分为风寒、风热、伤湿、伤燥四型；内伤咳嗽，多属慢性，可略分为肺火、湿痰、阴虚、阳虚四型。欲求详细辨证，可参考论咳专书，这里只能明其大略。外感病起病较急，多伴有外感表证，咳多整日不休。内伤病起病较缓，多无表证，咳多早晚为甚。外感咳嗽，治不及时，迁延反复，也可变成慢性。咳嗽辨证，多繁而寡要，如坠五里雾中，临证时使人不知所措。清代名医徐灵胎亦谓其研求咳嗽治法，四十余年而后稍能措手，可见治咳实非易事。

二、治咳之法

治咳嗽病，古人多存戒惧之心，信心不足，张三锡说："百病惟咳嗽难医。"徐灵胎亦有《咳嗽难治论》的著述。其实，难治之病甚多，又何止咳嗽一病。主要由于咳嗽病情比较复杂，辨证实为不易，往往阴阳难分，表里夹杂，寒热错杂，虚实兼挟，不能一见了然，遣方用药，稍有不当，皆非所宜，因此说难治，倒也不无所见。肺为娇脏，太寒则邪气凝而不散；太热则火灼金而动血；太润则生痰饮；太燥则耗津液；太泄则汗出而阳虚；太涩则气闭而邪结。肺为清虚之脏，空阔无尘好比太虚之境，一点尘埃也不受最好，所以治法一或有差，动辄得咎。然则治咳之法奈何？曰：随其阴阳表里寒热虚实而治之，则得之矣。总括治咳要点，约分六法。

1. 治分内外

外感宜解散，内伤宜清理。

2. 治分四季

春气上升，润肺抑肝；夏火炎上，清金降火；秋湿热甚，清热利湿；冬风寒重，解表行痰。

以上虽分四时，临证又当从权。时令气候能影响人体，病因体异，医者必须灵活参究。

3. 治分脾肺

因咳而有痰者，咳为主，治在肺；因痰而致咳者，痰为主，治在脾。

4. 治分新久

新咳有痰者，属外感，随时解散；无痰者，属火热，只宜清之。久咳有痰者，燥脾化痰；无痰者，清金降火。外感久则郁热，内伤久则火炎，俱宜开郁润燥。

5. 治分时间

午前咳者，多胃中有火，宜清热泻肺。

午后咳者，多阴虚火旺，血分有热，宜养阴退热。黄昏咳者，多阴火上浮，宜滋阴降火。五更咳者，胃有痰火，伏积于内，至火气生养之时，上朝于肺故也，宜清胃涤痰。

6. 治分虚实

虚者补之，气充则脏自固；实者泻之，邪去则肺自宁。气虚补气，血虚补血，阴虚滋阴，阳虚温阳。毋虚虚，毋实实，损有余，补不足，治咳大法，如是而已。

三、治咳方剂

治咳方剂，古今成方，汗牛充栋，难以尽述。兹遵景岳咳论，外感为有余之邪，内伤为不足之证，由博返约，以二陈汤、二冬二母汤两方为基础，加减化裁，以示方剂活用之范例，其他常用成方，因限于篇幅，一概从略。

（1）外感六淫为有余之邪，主以二陈汤加减。

法夏 15g　陈皮 15g　茯苓 12g　甘草 3g　生姜 3 片

水煎服，日 3 次。

取法夏辛温，燥脾湿，化寒痰；陈皮辛温，利滞气，化湿痰；茯苓甘淡，健脾化湿；甘草甘平，补脾缓中，为保护性祛痰药；生姜辛温，健脾和中，能增进食欲，加强消化功能。脾为生痰之源，二陈汤为健脾燥湿、化气和中之剂，系统治痰饮之主方，随症加减，泛应曲当，不但可治湿痰，凡风寒、食积、气滞咳嗽，均可随症加减施用。以二陈治咳，杜其生痰之本，则痰自绝，后人不知制方精义，谬谓半夏药燥，而以贝母代之，殊失立法之义。贝母系心肺二经之药，性能解郁润燥，凡阴虚咳嗽忌用燥药者宜服，故二冬二母汤用之。半夏辛温有毒，诚不可轻用，但经炮制后，即无毒性，药极和平。半夏制成品有多种，功效各有所长，可对症选用。如甘半夏、法半夏定喘化痰特效；姜半夏燥湿祛痰止呕有功；法半夏辛燥之性大减，宜于体弱痰多，而寒湿较轻者；半夏曲辛平微甘，经发酵而成，能温胃开郁，脾胃虚弱，腹胀作呕者为宜。

加减法：

风：加防风、前胡、羌活。

寒：加麻黄、杏仁、金沸草。

湿：加苍术、赤茯苓、防己。

热：加山栀、黄芩、桑白皮。

燥：加玄参、麦冬、川贝母。

食积：加山楂、枳壳、莱菔子。

气滞：加苏子、桔梗。

（2）内伤七情为不足之证，主以二冬二母汤加减。

天门冬 9g　麦门冬 9g　炒知母 9g　川贝母 9g

水煎服，日 3 次。

取二冬性味甘寒，皆秉少阴水精之气。其中天冬禀水精之气而上通于手太阴肺经，麦冬禀水精之气而入足太阴脾经。冬主闭藏，门主开转，咸名门冬者，俱能开转闭藏而上达。二冬合用，消痰润肺，生脉清心，久服则肾固气平，体健身轻，为益非浅。川贝母味甘性平，在地得土金之气，在天禀清肃之令而生，可升可降，阴中微阳，入心肺二经，为肺家气分药。知母苦寒，生津、降火、祛痰。二母合用，力能散结、泄热、润肺、清火，且补气利痰而不大寒，于肺胃阴伤者最为适宜。二冬汤治燥痰，以"肺为贮痰之器"，故以化痰治肺为主，凡水亏火炎，咳嗽痰涎腥秽者用之为宜。

加减法：

火：加玄参、黄芩、款冬花。

痰：加全瓜蒌、桑根白皮。

郁：加桔梗、炙枇杷叶、紫菀。

血虚：加阿胶、紫菀。

阴虚：加黄柏、地骨皮。

治咳方剂甚多，选方不当，疗效不佳。选方最当莫如以脾湿肺燥两端溯其源，六淫七情所伤探其因，人体之阴虚阳虚究其本，病之寒热虚实辨其证，循此选方用药，方药归宗，则药随病变，病随药愈，效可预期，否则以药试病，必致病随药变，药日多而病愈增。

四、咳嗽遣方十要

咳嗽遣方用药，略有十要：

（1）治表者，药不宜静，静则留连不解，变生他病，忌寒凉收敛，宜辛甘散邪。

（2）治内者，药不宜动，动则虚火不宁，燥痒愈甚，忌辛香燥烈，宜甘寒润肺。

（3）痰滑者，以半夏、胆南星燥其湿。

（4）痰涩者，以瓜蒌、杏仁润其肺。

（5）寒者，干姜、细辛以温之。

（6）热者，栀子、黄芩以清之。

（7）虚者，人参、黄芪补之，忌攻伐。

（8）实者，葶苈、杏仁泻之，忌温补。

（9）气侵者，五味、白芍收其气，使不受邪。

（10）积滞者，枳实、瓜蒌逐其积，使无邪来犯。

治咳用药要诀，最要分别肺之虚实、邪之寒热、痰之滑涩，及他脏有无侵凌之气，六腑有无积滞之物。

（张斯特　张斯杰　整理）

徐小圃

肺闭喘咳，辛开温振

徐小圃（1887~1959），上海名医，儿科大家

　　肺闭或名肺闭喘咳，是小儿的多发病。发热，咳嗽，气急鼻煽，痰声辘辘，涕泪俱无为肺闭的特征。肺闭一般有风寒、风热之分。风寒闭肺每见咳嗽痰鸣，气急鼻煽，发热无汗，口不渴，舌白等症。风热闭肺每见咳嗽痰稠，气促鼻煽，壮热烦躁，口渴，舌红等症。先生治疗肺气闭塞之证强调辨证，而不拘于发病日数。属风寒闭肺者，治予温开，方如麻黄汤、小青龙汤；属风热闭肺者，治予清开，方如麻杏石甘汤。其中麻黄功能开肺，先生尤为赏用，痰多者，选加杏仁、象贝、白芥子、南星、半夏、紫菀、远志等祛痰之品；神蒙，涕泪俱无者，选加郁金、菖蒲、苏合香丸等辛香开窍；湿浊内蕴苔腻者，选加川朴、玉枢丹等化湿辟秽；热毒重者，加川连等清热解毒；肝风内动，见肢颤、目窜等症者，则加磁石、龙齿、蝎尾之类平肝息风。小儿体质稚阴稚阳，病理变化易寒易热，易虚易实。不少小儿在病程中，出现面色灰滞，精神困倦，四肢不温，多汗，脉细无力等症，此为素禀阳气不足或病变损及心阳，即所谓"阳虚肺闭"。先生对于此证，每在辛开剂中加用附子温振阳气，扶正祛邪；磁石、龙齿重镇潜阳；并酌情选用黑锡丹温肾纳气；益智仁、巴戟天、仙灵脾益肾助阳，每使病情化险为夷。

关幼

风邪客肺，肺气闭塞，身热逾候，无汗不解，咳呛音哑，痰鸣气急，鼻煽神蒙，涕泪俱无，舌白，脉弦滑。证属棘手，治以辛开。

生麻黄 3g　白杏仁 12g　白芥子 4.5g　广郁金 9g　薤白头 4.5g　紫菀 4.5g　远志 4.5g　姜半夏 9g　橘皮 4.5g　天浆壳去毛包, 5 只　活磁石先煎, 30g　干菖蒲 9g　生姜汁冲, 10 滴

按：本例属风寒闭肺。方用麻黄、杏仁、白芥子、广郁金、半夏、紫菀、远志、生姜汁等辛温解表，开肺化痰。其中远志、郁金又有开窍解郁之功，先生每以此二味与化浊开窍之菖蒲配伍，用治肺闭，症见神蒙、涕泪俱无等者。

张幼

风邪客肺，肺气闭塞，壮热无汗，咳不畅，气急鼻煽，痰鸣神蒙，涕泪俱无，舌白，脉浮紧。证属棘手，急以辛开。

生麻黄 4.5g　川桂枝 4.5g　杏仁 9g　白芥子 4.5g　制南星 4.5g　象贝母 9g　姜半夏 9g　橘红 4.5g　远志肉 4.5g　生姜汁冲, 15 滴　苏合香丸研细, 鲜石菖蒲 9g, 煎汤化服, 1 粒

患儿服药 1 剂后，神识转清，乃予原方去苏合香丸，再进 1 剂。三诊时得汗热减，涕泪俱见，脉紧转缓，故去桂枝、鲜石菖蒲，麻黄改用水炙，续进 2 剂而愈。

按：此案风寒闭肺，因表实无汗，故予麻黄汤发汗解表、宣肺平喘。先生治此证，凡见痰气闭结、神识朦胧者，除于麻、桂等方中参以白芥子、南星、二陈汤等温化痰浊外，常投行气宣郁、逐寒开窍之苏合香丸，每获良效。

陈幼

风邪客肺，肺气闭塞，壮热三日，多汗不解，咳呛不畅，痰鸣气急，鼻煽神蒙，涕泪俱无，舌白腻，脉弦数。证属棘手，治以辛开。

川桂枝 2.4g　白杏仁 12g　白芥子 4.5g　广郁金 9g　制南星 4.5g　薤白头 4.5g　姜半夏 9g　橘皮 4.5g　紫菀 4.5g　远志 3g　天浆壳去毛包, 5 只干菖蒲 9g　生姜汁冲, 10 滴

按：先生遇发热多汗者，有时用桂枝而舍麻黄。

楼幼

一诊：风邪恋肺，肺气闭塞，肌热一候，有汗不解，咳呛痰鸣，气急鼻煽，神昏嗜卧，舌白腻，脉濡数。证情棘手，治以宣化。

川桂枝 3g　白杏仁 9g　白芥子 4.5g　广郁金 4.5g　薤白头 6g　制南星 9g　紫菀 4.5g　远志 6g　姜半夏 9g　橘红 4.5g　生姜汁冲, 10 滴

二诊：热得解，咳呛略平，舌白，脉濡数。肺气已宣，肺风邪留，不变则佳。

川桂枝 3g　白杏仁 12g　白芥子 4.5g　广郁金 4.5g　薤白头 6g　制南星 9g　紫菀 4.5g　远志 4.5g　天浆壳去毛包, 5 只　皂荚子 6g　生姜汁冲, 20 滴

按：本案处方中桂枝解肌退热，杏仁、白芥子、郁金、薤白头、南星、紫菀、远志、半夏、橘红、生姜汁功皆宣肺气、化痰浊。药后颇见功效，原方去半夏、橘红，更加天浆壳宣肺化痰，皂荚子通腑泄浊。小儿每因痰浊壅闭而使咳喘增剧，故方中应用大队化痰豁痰之品。先生治疗类似咳喘痰多之证，每以薤白头与郁金同用。其中郁金能行气解郁、善宣肺金之郁；薤白头能通阳下气，宽胸散结。《本草备要》谓薤白可"利窍，治肺气喘急"。《本草衍义》载谓"肺气喘急用薤白，亦取其滑泄也"。

周幼

肺气闭塞不宣，肌热无汗，咳呛多而不畅，痰鸣气急，鼻煽神蒙，涕泪不见，泛恶便闭，舌白腻，脉弦滑数，白痦复布，已入险途。

生麻黄 3g　白杏仁 12g　白芥子 4.5g　广郁金 4.5g　制南星 4.5g　川

厚朴 3g　炒茅术 6g　姜半夏 9g　橘皮 4.5g　干菖蒲 9g　制僵蚕 9g　活磁石先煎，60g　皂荚子 9g

按：本例肺气闭塞，湿浊中阻，故用麻黄、杏仁、白芥子、南星解表宣肺化痰；郁金、菖蒲开窍化浊；厚朴、茅术、半夏、橘皮燥湿和胃；皂荚子通利大肠以泄肺之壅闭。又恐热盛动风，故加磁石、制僵蚕以平肝息风。

徐幼

一诊：风邪客肺，肺气闭塞，肌热四日，多汗不解，咳呛不畅，痰鸣气急，神蒙色㿠，涕泪俱无，舌白，脉弦浮滑数。气阳不足，证重防变。

川桂枝 2.4g　白杏仁 12g　白芥子 4.5g　广郁金 9g　薤白头 4.5g　制南星 4.5g　紫菀 4.5g　远志 4.5g　活磁石先煎，30g　天浆壳去毛包，5 只　干菖蒲 9g

二诊：咳呛略畅，涕泪略多，热不解，痰鸣气急，舌白腻，脉弦滑数。肺气略宣，风邪留恋，再以宣泄，以冀转机。

蜜炙麻黄 2.4g　白杏仁 12g　白芥子 4.5g　广郁金 9g　制天虫 9g　紫菀 4.5g　远志 4.5g　橘红 4.5g　活磁石先煎，30g　天浆壳去毛包，5 只　干菖蒲 9g

三诊：肺气已宣，咳呛阵作，音出不亮，舌白，脉濡滑，再以肃肺。

炙细辛 1.2g　淡干姜 18g　白杏仁 9g　白芥子 2.4g　广郁金 6g　制南星 3g　姜半夏 9g　橘皮 9g　川朴炒茅术 6g　炙百部 4.5g

按：本例肺闭，投以宣肺泄闭化痰法。二诊后肺气得宣，以肃肺化痰之剂收功。

袁幼

一诊：风邪客肺，肺气闭塞，壮热 6 日，恶寒不解，咳呛不爽，痰鸣气急，鼻煽神蒙，涕泪皆无，舌白腻，不多饮，脉弦滑数。证情棘手，治拟温开。

生麻黄 3g　白杏仁 12g　白芥子 4.5g　广郁金 9g　薤白头 4.5g　制南星 9g　姜半夏 9g　橘红 4.5g　紫菀 4.5g　生姜汁冲，20 滴　干菖蒲 6g

二诊：热较轻，无汗不解，咳略畅，气急鼻煽，舌白，不渴，脉弦数。再以温开，以冀转机。

生麻黄 3g　白杏仁 12g　象贝母 12g　牛蒡子 9g　广郁金 9g　姜半夏 9g　橘红 4.5g　川厚朴 2.4g　紫菀 4.5g　干菖蒲 9g　炙鸡内金 12g　玉枢丹另服，0.3g　生姜汁冲，20 滴

三诊：肌热有汗较轻，咳呛气急鼻煽略平，涕泪较多，舌白，不渴，脉弦滑数，肺感略宣，再以温开，不变则佳。

水炙麻黄 3g　白杏仁 12g　象贝母 12g　广郁金 9g　薤白头 4.5g　姜半夏 9g　橘红 4.5g　川厚朴 2.4g　紫菀 4.5g　活磁石先煎，30g　干菖蒲 9g　玉枢丹另服，0.3g　生姜汁冲，20 滴

忻幼

一诊：风邪客肺，肺气闭塞，肌热有汗不解，咳呛不畅，痰鸣气急，鼻煽神蒙，涕泪皆少，舌白腻，脉弦滑数。

证情棘手，治以温开。

水炙麻黄 3g　白杏仁 12g　白芥子 4.5g　广郁金 9g　薤白头 4.5g　制南星 4.5g　姜半夏 6g　橘红 4.5g　紫菀 4.5g　远志 4.5g　天浆壳去毛包，5 只　干菖蒲 6g　生姜汁冲，10 滴

二诊：肺气略宣，风邪留恋，肌热复作，涕泪未多，舌白，脉弦数，再以温开。

水炙麻黄 3g　白杏仁 9g　白芥子 4.5g　广郁金 9g　薤白头 4.5g　制南星 4.5g　姜半夏 6g　橘红 4.5g　紫菀 4.5g　干菖蒲 6g　川朴 3g　玉枢

丹另服，0.9g　生姜汁冲，10滴

三诊：风邪留恋，肌热有汗，涕泪已多，舌白腻，脉弦滑数，再以前方出入。

川桂枝 3g　竹节白附 3g　白杏仁 12g　白芥子 4.5g　广郁金 9g　制南星 4.5g　姜半夏 6g　橘红 4.5g　紫菀 4.5g　远志 4.5g　干菖蒲 6g　川朴 2.4g　生姜汁冲，20滴

按：本例风邪恋肺，肺气闭塞。投以宣肺化痰、开窍燥湿之剂。恐邪恋正衰，及时加附子、黑锡丹温肾纳气，扶正达邪。

某　风邪恋肺，肺气闭塞，动则自汗，四肢清冷，咳呛不畅，痰鸣气急，舌白，脉濡滑。治拟辛开，以冀转机为佳。

川桂枝 3g　白杏仁 12g　白芥子 4.5g　广郁金 9g　薤白头 4.5g　制南星 4.5g　姜半夏 9g　橘红 4.5g　远志 3g　黄芪皮 9g　防风 2.4g　黑锡丹包，6g　生姜汁冲，20滴

按：本例肺闭，因见动则自汗，四肢清冷，故方内用黄芪皮、防风、黑锡丹，寓益气御邪、温肾纳气于辛开之中。

潘幼

一诊：咳呛经月，重感新风，肌热 5 日，有汗不解，气急鼻煽，神倦不渴，舌白腻，脉濡滑。气阳不足，肺气闭塞，治以温开，以冀转机。

黄附片先煎，9g　川桂枝 4.5g　炙细辛 2.1g　淡干姜 3g　白杏仁 12g　炙紫菀 3g　炙远志 2.1g　姜半夏 9g　橘红 4.5g　活磁石先煎，30g　生龙齿先煎，30g　黑锡丹包，15g

二诊：肺气虽宣，气阳未复，再以两顾。

黄附片先煎，9g　川桂枝 4.5g　白杏仁 12g　姜半夏 9g　橘红 4.5g　炙紫菀 3g　炙远志 2.1g　天浆壳去毛，包，5只　活磁石先煎，30g　生龙齿先煎，30g　黑锡丹包，12g

三诊：肺气已宣，气阳尚虚，动辄自汗，气浅，舌白，脉软滑，再以温开。

黄附片先煎，15g　川桂枝 4.5g　炙细辛 3g　五味子打，2.4g　淡干姜 4.5g　姜半夏 9g　橘红 4.5g　川朴 3g　远志 2.1g　仙灵脾 9g　煨益智 12g　巴戟天 12g　黑锡丹包，15g

四诊：肌热多汗，起伏不一，咳呛阵作，气急鼻煽，动则更甚，舌白腻，渴不多饮，脉濡滑。阳虚邪恋，治以温下。

黄附片先煎，15g　川桂枝 4.5g　炒白芍 9g　炙细辛 3g　五味子打，2.4g　淡干姜 4.5g　姜半夏 9g　川朴 3g　活磁石先煎，30g　生龙齿先煎，30g　煨益智 12g　巴戟天 12g　黑锡丹包，15g

五诊：热得解，气急鼻煽亦减，咳呛阵作，寐则谵语，舌白，脉濡滑，再以温下潜阳。

黄附片先煎，15g　川桂枝 4.5g　炒白芍 9g　炙细辛 3g　五味子打，2.4g　淡干姜 4.5g　姜半夏 9g　川朴 3g　活磁石先煎，30g　生龙齿先煎，30g　朱茯神 12g　煅益智 12g　黑锡丹包，15g

按：本例属阳虚肺闭，方从小青龙汤化裁，以附、桂、辛、姜、黑锡、磁石、龙齿等为伍，用之有验。

黄幼

发热一候，有汗不解，咳呛有痰，气急鼻煽，涕泪不见，舌光红，脉滑数。邪从火化，肺气闭塞，治以清宣。

水炙麻黄 3g　生石膏先煎，30g　白杏仁 12g　象贝母 12g　广郁金 9g　牛蒡子 9g　鲜金斛 12g　带心连翘 12g　鲜石菖蒲 9g

楼幼

热经一候，无汗不解，咳呛呕恶，涕泪不见，舌光绛，脉弦数。邪从火化，肺气闭塞，证属棘手，治以清开。

蜜炙麻黄 3g　白杏仁 12g　生石膏先煎，12g　鲜金斛 12g　象贝

徐小圃

母 12g　广郁金 9g　小川连 1.8g　活磁石 先煎，30g　生龙齿 先煎，30g
带心连翘 12g　竹茹 6g　橘皮 4.5g　鲜石菖蒲 9g

按：上两例肺气闭塞乃邪从火化，有伤阴之象。方中麻黄、石膏、杏仁、象贝、牛蒡子宣肺泄热，化痰止咳；川连、带心连翘、石斛清热解毒，养阴生津；橘皮、竹茹和胃降逆；磁石、龙齿平肝潜阳；郁金、菖蒲以开清窍。

蒋幼

水痘后风邪恋肺，肺气闭塞，身热逾候，无汗不解，咳呛不畅，气急鼻煽，音出不亮，龈腐出血，舌白，脉弦数。证属棘手，恐难挽救。

蜜炙麻黄 3g　小川连 2.4g　白杏仁 12g　象贝母 12g　广郁金 9g　活磁石 先煎，30g　青龙齿 先煎，30g　朱茯神 12g　橘络 4.5g　竹茹 6g　鲜石菖蒲 9g

按：本例症见发热，咳呛，气急鼻煽，龈腐出血，脉弦，乃肺气闭塞、胃热肝旺之征，故于辛开剂中加川连、竹茹清胃解毒，磁石、龙齿、朱茯神平肝宁神。

马幼

风邪客肺，肺气闭塞，热经一候，无汗不解，咳呛不畅，神蒙气急，涕泪俱无，舌绛，脉弦数。邪化为热，治宜宣息，以冀转机。

蜜炙麻黄 3g　生石膏 先煎，12g　白杏仁 12g　象贝母 12g　广郁金 9g　活磁石 先煎，30g　青龙齿 先煎，18g　朱茯神 12g　橘皮 4.5g　竹茹 6g　干石菖蒲 9g

徐幼

风邪恋肺，肺气闭塞，邪化为热，热经两候，多汗不解，咳呛不畅，痰鸣气急，鼻煽神蒙，白将布，舌淡红，脉弦数。证属棘手，治以宣息。

167

蜜炙麻黄 1.8g　生石膏 先煎，12g　白杏仁 12g　象贝母 12g　广郁金 9g　活磁石 先煎，30g　生龙齿 先煎，30g　朱茯苓 12g　橘络 4.5g　竹茹 6g　鲜石菖蒲 9g　天浆壳 去毛包，5 只

按：上两案肺气闭塞，邪化为热，肝风有内动之象。方用麻杏石甘汤化裁，以宣肺清热，化痰开窍，息肝宁神。

朱幼

风邪客肺，肺气闭塞，内风蠢动，咳呛痰鸣，气急，目窜，肢冷作颤，呕恶便黏，舌白，脉濡滑。证属棘手，治以宣息。

水炙麻黄 2.4g　白杏仁 9g　白芥子 4.5g　广郁金 9g　制南星 4.5g　姜半夏 9g　橘皮 4.5g　紫菀 4.5g　远志 2.4g　明天麻 6g　活磁石 先煎，30g　蝎尾 2 支　干菖蒲 4.5g

茅幼

风邪客肺，肺气闭塞，身热一候，无汗不解，咳呛不畅，痰鸣气急，鼻煽神蒙，肢颤，舌白，脉弦滑数。证属棘手，治以宣息。

生麻黄 3g　白杏仁 12g　广郁金 9g　姜半夏 9g　橘皮 3g　紫菀 4.5g　远志 3g　活磁石 先煎，30g　生龙齿 先煎，30g　明天麻 9g　蝎尾 2 支　干菖蒲 9g　天浆壳 去毛包，5 只

按：上两案肺闭，见目窜、肢颤，为邪扰肝经，内风蠢动，故予宣肺开窍剂中加入磁石、龙齿、天麻、蝎尾平肝潜阳、息风镇痉之品。

（陆鸿元　邓嘉诚　整理）

黄文东

药贵清灵，开达上焦

黄文东（1902~1981），上海中医药大学教授，临床家

黄氏治咳，用药主张以轻灵为贵，不主张药量过大，妄投辛散、酸敛或重浊之剂。因肺在上焦，上焦如羽，非轻不举，轻清灵动之品可以开达上焦。并强调祛邪的重要性，以为治疗咳嗽不能留有一分邪气。若邪气未清，即投以大剂养阴润肺或止咳之品，则邪气必然恋肺，滋生他变。黄氏治咳嗽常用方法有以下五法。

一、宣肺

宣通肺中痰滞，发散外邪。黄氏认为，不管咳嗽新久，有邪即要"宣"，使肺络宣通，外邪得去，咳嗽始能平息。如但见咳嗽，不辨有邪无邪，只用止咳化痰之品，则风邪恋肺，咳嗽亦不能止。

王某 女，29岁。

咳嗽1个月余，喉痒即咳，服各种止咳药水近20瓶，未见减轻。后因下田耕作，复感外邪，鼻微塞，咳剧则呕吐，痰少，胃纳甚差。脉小滑数，苔薄腻。此患者咳虽日久，但外邪未清，肺失清宣，故投以疏风宣肺、化痰止咳之品。药用：

前胡9g 桑叶9g 炙苏子9g 杏仁9g 炙紫菀15g 白前9g 苍耳子9g 陈皮9g 半夏9g

服数剂而愈。

按：宣肺的代表方为三拗汤。常用的宣通药有桔梗、甘草等（偏热者还可用射干）。咳嗽音哑者，可加胖大海、玉蝴蝶、凤凰衣等，以宣肺开音。发散药轻者有荆芥、防风、前胡等（偏热者还可用蝉蜕、牛蒡子）；重者用麻黄、桂枝。同样是发散药，又有表实、表虚之不同。表实无汗者用麻黄；表虚汗出者用桂枝，两者当有所区别。

杜某　女，51 岁。

咳喘 20 余天，痰少，形寒，10 余夜不能平卧，口干，纳少，大便不爽。舌质淡胖、苔薄腻，脉细带滑。此外寒内热，肺气不宣，予宣肺清热、化痰平喘之剂。药用：

炙麻黄 6g　杏仁 9g　生甘草 3g　黄芩 4.5g　桂枝 3g　陈皮 6g

以上方出入服 9 剂后咳喘平。

陶某　女，61 岁。

咳喘 10 余年，时发时愈。咳出白黏痰，多咳即喘，夜难平卧，易汗出，纳少神疲，腰背酸楚。舌质淡青、苔薄腻，脉细滑。乃痰饮恋肺，感邪即发，肺失肃降，予桂枝加厚朴杏仁汤，加入苏子、炙紫菀、陈皮、前胡、淮小麦，服 6 剂而愈。

按：两者虽同感风寒之邪，但前者为表实，恶寒、无汗，故麻黄与桂枝同用，以加强辛温解表之力；后者为表虚，汗出、阳气不足，故不用麻黄，以免汗出过多，虚其所虚，而单用桂枝以宣通阳气。

二、温肺

治疗风寒咳嗽，温肺药每与宣肺药同用，使风寒之邪外达，则咳嗽可止。温肺的代表方为杏苏散，常用药有金沸草（旋覆梗）、紫菀、款冬花等。如咳嗽气急不平者，用麻黄、桂枝，以温肺平喘；如痰多白沫，舌苔白腻者，用细辛、生姜或干姜，以温肺化饮。

三、清肺

寒包火、风热及燥热咳嗽均用清肺药。寒包火之咳嗽，一是风寒束肺，肺热内蕴所引起；一是风寒化热，寒热夹杂所致。其主症为阵咳，咳而不爽，咯痰不畅，口干，舌边尖红、苔薄白或微黄。治疗当宣肺与清肺同用，即《内经》所谓"火郁发之"之意。常用清肺药有桑叶、桑白皮、地骨皮、炙兜铃、枇杷叶、茅根、芦根、黄芩、生石膏等。因肺为清虚之脏，故清肺药宜轻清为佳。石膏质地虽重，但生者具有清透之性，既能清胃热，又可清肺热，故在肺热较重时也可选用。如麻杏石甘汤中的石膏主要就是用来清肺热的。清肺的代表方为泻白散。

四、润肺

肺热不清，则进一步灼伤津液，而见口干咽燥，咳嗽少痰，不易咯出，舌红等症。又因肺与大肠相表里，肺热伤津，则肠液亦少，故可出现大便秘结。寒包火之咳嗽，即使出现肺热伤津之证，亦不可早用润肺药。过早应用麦冬等，容易使外邪被遏，不易外达，而咳嗽亦不易痊愈。常用润肺药有沙参、麦冬、玉竹、瓜蒌等。

五、肃肺

肃肺为肃降之意。肺为清虚之脏，肺气肃降则和。一不主张咳嗽初期即用肃肺药，认为易使外邪恋肺，咳嗽易速愈。但咳嗽初起，如咳呛较剧，无痰或少痰时，也宣肺药与肃肺药同用，这样既使外邪有出路，又不致损肺气。

李某　女。

由于肺燥感寒，气失清肃而咳嗽阵作，痰少，形寒口燥，已经1个月，用散寒清肺、顺气化痰之法而治愈。后因感冒，阵咳又作，仍以上法，宣肃同用。药用：

炙麻黄 2.4g　杏仁 9g　生甘草 4.5g　苏子 9g　炙紫菀 12g　蒸百部 9g
炙白前 6g　炙款冬 6g　前胡 9g　清枇杷叶包, 9g

上方出入，共服 6 剂，咳嗽即止。

按：临床经常用的肃肺炙苏子、白前、海蛤壳、海浮石等。紫菀、款冬之类，温肺、肃降的作用，均可选用。其代表方为止嗽散。临床实践表明该方确是治疗咳嗽的有效方剂，对慢性咳嗽无论有邪无邪均可应用，并无留邪之弊。如咳呛较剧，药无效时，还可加用天竺子、腊梅花、罂粟碱，但只于剧咳日久，咳而无痰者，必须中病即止，不可久用。止嗽虽剧，然痰浊恋肺，万勿轻率使用，以免导致痰壅之弊。

除上述方法外，对于迁延日久，痰多苔腻，神疲乏力，自汗之风寒或风热夹湿者，则应重用化湿药，如平胃散之类，此时不可过早应用补气之品。对于阵咳较剧，甚则胸胁疼痛，烦躁，不咳时则如常人之肝火犯肺者，则应着重用清肝之品，如黄芩、山栀、黛蛤散之类。

咳嗽日久，肺气不能肃降，肾气不能摄纳，以至动则喘甚，治疗当培补肺肾。偏于肺虚者以生脉散为主方；偏于肾虚者以肾气丸为主方。

（马贵同　整理）

凌耀星

漫云炎症皆火热，不求其本难为功

凌耀星（1919~　），女，上海中医药大学教授

正确对待"炎"字

咳嗽是肺系症状，其中最常见而人尽熟知的疾患当首推"气管炎"。不论急性或慢性，由于"炎"字当头，顾名思义，"炎"者火也，"火"者热也，于是很自然地把"消炎""清火"作为治气管炎的不二法门。不少病家，自病自医，因而治愈者果亦有之，但久治不愈，变生他病的，也屡见不鲜。究其原因，关键在于没有正确对待这个"炎"字。

"炎症"是西医的病理名词，是机体对有害刺激的一种自卫反应。炎症可以发生在身体的任何部分，有不同的种类，表现出不同的症状，而它们共同的主要特点是局部充血、水肿或渗出。由于导致炎症的原因不一，各人机体情况差异，病程长短不同，同样是炎症，中医辨证，却大有差别。即以表证、热证、实证为多，也不乏里证、寒证、虚证，决不是清一色的火热证。

急性支气管炎大多属于外感咳嗽，一般有风寒、风热之分。肺主皮毛，开窍于鼻，通于天气，所以外感之邪，首先侵犯肺系。肺为娇脏，既畏寒，又畏热，而尤畏寒邪。所以《内经》说："形寒饮冷则伤

肺。"张景岳更明确指出："外感之嗽，无论四时，必皆因于寒邪。"临床所见风寒咳嗽多于风热咳嗽，冬季患咳者较多。

肺气本宜宣发，一旦风寒入客，寒则气收，肺气为风寒所束，失于宣散，于是气逆而咳。此时如果遽用寒凉，往往只能加重对肺气的遏抑，使痰稀难出，咳嗽增剧，胃纳减退。故凡风寒咳嗽，症见恶风畏寒，鼻塞声重，痰出如沫，舌苔薄白，脉见浮紧，不论有无发热，均宜辛温宣散，如荆芥、防风、前胡、苏叶、半夏、陈皮、生姜之类。风寒咳嗽的患者如见痰液由稀变稠，由白转黄，有化热趋向者，多是向愈之佳兆。

至于风热咳嗽的急性支气管炎，多有咽喉红肿疼痛，口渴舌红，咳痰黄稠或干咳少痰，出现一系列热性证候者，自当用寒凉清热之剂，以清肺中邪热，但在疾病初期，仍必须配合辛散宣肺的药物，使风热消散，肺气得宣。如果单纯应用大剂寒凉之品，亦可使肺气被抑，邪热不得宣散，咳亦难愈。麻杏石甘汤、定喘汤等都是清热平喘咳之良方，前者用石膏，后者用黄芩，而都配麻黄以宣肺。余用鲜竹沥治痰热咳嗽，必加生姜汁若干滴，大可提高疗效，这是根据朱丹溪的治疗经验，亦有辛散宣肺之意。

慢性气管炎多于秋冬遇寒发作，属痰饮咳嗽之类。更不可囿于"炎"字而肆用寒凉。只宜健脾益气、温化痰饮，湿化而咳自止。仲景云："病痰饮者当以温药和之。"所创小青龙汤、甘草干姜汤、苓桂术甘汤等宣肺健脾、温化痰饮，都是当前治痰饮咳嗽常用的有效方。

余邻里有一汤姓幼儿，出生 4 个月，患发热咳嗽，其父毕业于医学院，诊断为病毒性支气管肺炎，用多种抗生素治疗，历时月余，发热起伏而不退清，咳嗽反日益加剧。遂来余处要求中药调治。患儿发热 38.1℃（肛门），形体瘦小，面色苍白，四肢不温，痰声辘辘，微有喘息，咳嗽连连，其声不扬，呕吐痰涎，舌淡苔白。此外有寒邪，内有寒饮，患儿幼小，病程久延，正气已虚，乃为处方麻黄附子细辛汤合二陈汤加生姜3片，浓煎频喂。其父睹方后似有疑虑之色。余曰：病虽属炎症，但毫无热象于见，但服无妨。服药后咳减，3剂而咳止，热退病愈。其父始信服"炎症"亦有属于虚寒者。

治咳必求其本

"治病必求于本"是《内经》中的至理名言，治咳当不例外。

早在20世纪60年代初，余曾遇一男性病例，年十八，干咳无痰已1年余。多方求医，中西药并进，未见寸效。经反复检查，肺部未发现异常。央余为其诊治，服药1个月余，仍不见减轻，百思不得其解。一日，偶见余之大女儿挖耳垢引起咳嗽，忽有所悟，想起该病人曾诉说有耳鸣及听力减退的症状，当时未加注意。忆及李杲曾云："耳乃肾之体，而为肺之用。"患者长年干咳，找不出原因，会不会与耳病有关？次日便设法找到病人，只见两耳中全被耵聍塞满。便叮嘱他速去五官科清除耳垢。果然久治不愈的顽固咳嗽，竟不药而愈，而耳鸣及重听的现象也从此消失。这一病例虽时隔将30年，印象极深。由此中见治咳求本的重要性。

"肺主咳"，咳嗽总是肺的症状。但《内经·咳论》云："五脏六腑皆令人咳，非独肺也。"说明人体内任何脏器的病变，如果影响及肺，也都可以引起咳嗽。这些脏器的病变，便是咳嗽的病本，病本不除，咳嗽便不可能治愈。例如"肝咳"，多于情志不遂，大怒后引起咳嗽发作，症见两胁胀满隐痛，咳痰不多，或干咳无痰，咽喉干燥等。乃因肝气郁结，失于疏泄，致肝气、肝火上逆犯肺，影响肺气的宣发肃降而导致咳嗽。对此，余常用逍遥散、四逆散、黛蛤散、小柴胡汤、当归龙荟丸之类，酌加止咳化痰之品，同时配合劝导解释，每获良效。

　　见咳治咳，治标不治本，虽非误治，但在某些情况下，也有可能不见其功，反致其害。如因痰而致咳的，就不可多用镇咳止嗽的药物。因为咳嗽能帮助排出痰液，本属于一种保护性的反射动作，用镇咳药可使这种反射动作受到抑制，不能及时把积贮的痰液清除出去，结果只能使咳嗽加甚，甚至变生他病。所以历代医家都谆谆告诫，对咳嗽患者切不可过早地用五味、乌梅、罂粟壳、款冬花、诃子肉等酸涩止嗽的药物，确是经验之谈。故凡属痰多而引起的咳嗽，当以化痰为先；痰由脾虚而生的，尤当健脾以化痰；因火不生土而致脾虚生痰的，更应温肾以健脾。如此像抽丝剥茧，一追到底，务求从根本上进行治疗。

　　欲思治本，必先求本。余在临诊时，总是不厌其烦地详问病史，细察病情，发现疑问，便追踪检查，决不以咳嗽为小病而掉以轻心，由此而及时地发现了几例红斑性狼疮、心脏疾患、主动脉瘤和肺部肿瘤等严重疾病，使患者能不失时机地得到有效的治疗，这不能不算余治咳经验中的重要收获。当然，何止咳嗽一证，任何症状或疾病也莫不如此。

姜春华

治咳倡截断，久嗽补气阴

姜春华（1908~1992），上海医科大学教授，著名中医学家

先生临诊治疗咳嗽，注重紧扣治咳各个环节，倡用截断方药，对于久嗽正虚患者，酌加益气养阴之品，每获良效。

扣住环节，迎刃而解

咳嗽是呼吸系统的症状，中医认为病在于肺，但也可因其他脏腑而引起。中医治疗以辨证为主，以证分类，如外感风、寒、温、暑（热或火）、湿、燥等，内伤有痨瘵（相当肺结核）虚损、脾虚、肝旺、肾亏、心火上炎等，治疗则每一证有一定治法、一定方药，各有一定的治疗规律。如痨瘵的治疗为补肺、健脾、益肾，重在杀虫（抗痨）；如痰饮（老年慢性支气管炎）的治疗为温肺、健脾、壮火，重在温寒；肺痈（相当于肺脓疡）的治疗为清热解毒，活血消瘀，排脓散结，重在解毒。先生认为，中医对于不同病种采取不同治疗方法，正如前人所云"毋见咳而止咳"，说明了专以止咳为事的方法不一定能解决咳嗽，惟有扣住某一环节时，则止咳固然好，不止咳也会好。如有表证的解表为主，痰多的祛痰，痰浓的化痰，无痰的使之有痰，咯痰不爽的使之爽，气逆的使之下降，剧烈的使之缓和。

1. 表者解之

凡一切外感咳嗽而有表证者，以解表为主。病因虽有六气之分，症状则分寒热二型。

（1）表寒性症状，选用下列药物：紫苏、麻黄、前胡、荆芥、防风、细辛、豆豉、生姜、葱白。成方：华盖散、三拗汤、参苏饮（去人参）。

（2）表热性症状（或兼肺热），选用下列药物：白前、薄荷、银花、连翘、蝉蜕、桑叶、桑皮、马兜铃、玄参、鲜沙参、黄芩、瓜蒌仁、马勃、知母、山栀、枇杷叶。成方银翘散、桑菊饮加减。

如寒热症状区别不明显，上二类药可参合用之。不问寒热类型皆可加入解毒药，如大青叶、板蓝根、蒲公英、开金锁、鸭跖草等。祛痰止咳可加半夏、大贝、款冬花、百部等药，前人认为半夏用于寒性咳嗽，大贝用于热性咳嗽，其实可不必拘泥。

2. 寒者温之

凡慢性咳嗽表现里寒性症状，咯痰清稀量多者，用温热药，如半夏、陈皮、麻黄、干姜、细辛、款冬花、钟乳石等，若肢冷畏寒腿肿面浮者，加附子、桂枝。成方：小青龙汤加减。

3. 热者寒之

凡急、慢性咳嗽而表现里热性症状，痰黄而脓者，用寒凉药，如生石膏、知母、桑皮、黄芩、瓜蒌仁、竹茹、天花粉、马兜铃、海浮石等。成方：泻白散加减。

临床上证见寒热有时与痰不一致，如证见热性表现，痰则清稀而多；证见寒性表现，痰则黄稠，当须分别用药，其症状属寒性者用温药，属痰热者，则用寒药，温凉并用，如大青龙汤治表寒里热，其中麻黄、桂枝治表寒，石膏则清里热。

4. 燥者润之、清之、化之

不管急、慢性咳嗽，凡痰黄脓成块，或咽喉干痒，或痰黏成丝，咳嗽费力，或干呛无痰者，都用清凉性滋润药，如瓜蒌仁、玄参、麦冬、天冬、北沙参、天竺黄、天花粉、知母、生地、牡蛎、白芍、木蝴蝶、甘草、竹沥等。

5. 湿者燥之、温之、祛之

凡咳嗽痰涎清稀而量特多，咯吐不完者，有下列几种情况：

（1）因表邪而致痰壅肺实，以祛除为主，用三子养亲汤加味，如半夏、南星、苏子、陈皮、白芥子、桔梗、远志、莱菔子等。

（2）慢性咳嗽责之在脾，脾虚则中气不足，津液化痰表现气虚，用健脾燥湿药，香砂六君汤加味，如党参、白术、茯苓、姜半夏、陈皮、砂仁、干姜、木香、钟乳石、甘草等。

（3）慢性咳嗽由于肾阳虚，脾阳虚弱，津停化痰，兼见肢冷畏寒便溏（表现阳虚），同上方加温阳药，如附子、肉桂、益智仁、潼蒺藜等。

6. 逆者降之

（1）肺气上逆，壅滞胸中，致胸闷气急（表现气窒），根据不同类型酌加下药：旋覆花、枳壳或枳实、川朴、苏梗、瓜蒌皮。

（2）肝火上冲，表现肝胆气逆上冲，咳引胸胁痛，兼有目赤，性躁，咽干，痰少（表现肝火），用清火降逆药：桑叶、青黛、钩藤、丹皮、山栀、白芍、蛤粉、郁金、枳壳、黄芩、木蝴蝶、百部。

（3）心阴耗损，致心火上亢，咳嗽痰少，兼见心烦、心悸、不寐、易醒、舌红口干、或见口疮，调养心血，清降心热（表现心虚），用归脾汤加减：党参、当归、五味子、茯神、柏子仁、枣仁、龙眼肉、川连、连翘、山栀、百部。

（4）肾阴不足，相火上炎，致肺阴受烁，肺叶热燥，咽干无痰或痰黏成丝，咳嗽连连，兼有腰酸膝痛，"咳在于肺而本在于肾"（表现阴虚肺燥）。用益阴滋水法，七味都气丸加减：生地、熟地、山萸肉、山药、五味子、丹皮、茯苓、款冬花、天冬、麦冬、百部、阿胶、玉竹、胡桃肉。

7. 剧者止之

凡急、慢性咳嗽剧烈，或持续性，或阵发性、无痰或少量痰，可用止咳药：百部、天浆壳、南天竺、马勃、木蝴蝶、甘草，可酌加玄参、麦冬、沙参、蒌仁。上方集自民间单方，不管新老，不论季节，任何咳嗽，皆可应用。急性亦可加入开金锁、千日红、知母、枇杷叶、西青果等。成方止咳散用桔梗、荆芥、紫菀、百部、白前、甘草、陈皮，治诸般咳嗽。

上述七法是先生在 20 世纪 60 年代初总结自己在临床处理咳嗽几个环节的体会，曾先后多次在上海、北京等地举办的各类研究班上作专题讲座，从中可窥其一贯重视辨病与辨证相结合，治病求本，为病寻药的学术观点，也反映出先生 20 世纪 70 年代初创立"截断扭转"学术思想的原始雏形。

截断扭转，遣药精专

先生治病，颇重截断。截断的需求是：辨证准确，立法熨贴，遣药精专，能迅速有效地控制病情和症状，选用经得起重复的有效方药及早截断病患，解除病者疾苦。咳嗽，是临床常见之病，也是肺系疾病的主要证候。咳嗽虽为常见小恙，但有的患者久咳不愈，辗转治疗无效，常常会使医生心中茫然，无所适从。而且久咳则易伤肺，肺伤则有成痨之虞，由轻到重，转成他证，因此在某种意义上来说久咳亦属难治病范畴。因此，先生认为，对于咳嗽不可轻视、拖延，宜采取治咳截断方药，一则从速平患，二则慎防他变。

用截断方药止咳的观点，在程钟龄的《医学心悟》中已有所反映。先生对程氏的"止嗽散"评价很高，认为临床应用对止咳确有一定疗效。"止嗽散"有桔梗、荆芥、紫菀、百部、白前、甘草、陈皮七味药，程钟龄有谓："予制此药普送，只有七味，服者多效。或问：药极轻微，而取效甚广，何也？予曰：药不贵险峻，惟其中病而已。此方系予苦心揣摩而得也。"先生指出，既然"服者多效"，说明有重复疗效。因为"药不贵险峻"，所以临床常用。程氏将"苦心揣摩而得"的效方，名为"止嗽散"，这个"止"字，也就是截断制止的意思。截断就是要有效地控制疾病，而且能有一定重复性的疗效。程钟龄推崇"止嗽散"："本方温润和平，不寒不热，既无攻邪过当之虞，大有启门驱贼之势。是以客邪易散，肺气安宁。宜其投入有效欤？"先生认为这也是实事求是之词。不过此方侧重止咳化痰、疏表宣肺，还是以祛邪止咳为主，若有兼证，必须化裁，所以程氏用"止嗽散"有加减法近二十条，这就是辨病专方与辨证用药的灵活结合。对于"止嗽散"中的桔梗，先生认为是一味刺激性祛痰药，有升提宣散的作用，咳嗽初起宜用，但对于久嗽的患者若用刺激性化痰药桔梗，反因其性升提而促使肺气上逆，加重咳嗽，故不宜应用。而方中的百部，先生认为是"止嗽散"的截咳主药，因为百部可治百种咳嗽，与"止嗽散"可止诸般咳嗽的截断功效相吻合。先生在临诊中治咳方药独特，遣药精专，寥寥数味而应手多效，并不拘于"止嗽散"全方，而方中百部，每方必用，并常向学生传授自拟的治咳截断经验方。药用：

百部 9g　天浆壳 3只　南天竹子 6g　马勃 3g

四味药组成一个基本方，水煎服，每日 1 剂。8 岁以下儿童减半，如有其他兼证，可将四味药加减用于复方之中。

考百部性苦甘微温，功能温肺润肺，下气止咳，因百部温润而不燥，又有开泄降气作用，故能治新久诸般咳嗽，尤为久咳良药，也是截咳方中主药；天浆壳性味甘温，功能化痰止咳平喘，与百部配合，民间用治百日咳有良效；南天竹子性味苦涩、微甘，平，有小毒，功专止咳，有较好的镇咳作用；马勃性味辛平，功能清肺利咽，可泄肺热而止咳。经现代药理研究，百部与马勃对呼吸道及肺部的多种病菌感染有抑菌作用，并能保护支气管黏膜，降低呼吸中枢的兴奋性，有助于抑制咳嗽反射。从中医的传统理论看，四味药相辅相成，既能滋肺润肺，又能清肺肃肺，邪去肺宁，其咳则遽然而止。

先生治疗咳嗽，在辨病的基础上，还着重中医的辨证既用专病专方，也有随证取舍；辨病与辨证结合，验方与变通结合；一切从疗效的角度衡量，这就是辨病辨证截断法。

汪某 女，37岁。因发热、寒战、咳嗽、胸闷，经西医诊断为右下肺炎，曾用多种抗生素治疗10天，发热不退，咳嗽更剧。胸片复查：右下肺炎未见好转。患者自己提出停用西药，请先生会诊治疗。诊时咳嗽甚剧，咽痛喉痒痰黄，气急胸部闷痛，发热不退（38.4℃），鼻旁生热疮，胃纳一般，口干，大便不畅，苔黄，脉浮滑数。证属初起风温上受，旋则痰热蕴肺，无形邪热，已成有形，搏击气道，清肃失令，治当直清肺热，化痰截咳。

鸭跖草15g 开金锁15g 鱼腥草15g 黄芩9g 百部9g 南天竹子6g 天浆壳3只 马勃3g 酸浆9g 旋覆花包,9g 全瓜蒌15g 生甘草6g

7剂。

服药7剂后热退，咳嗽止，咽痛除，胸闷舒，气急平。肺部X线摄片：右下肺炎已吸收。续予清肺养肺之剂调理7天病愈。

温邪壅遏，痰热交阻于肺，常是肺炎的主要病机。根据先生经验，外感温病初起在卫当汗散截邪，若失去表散机会，无形温邪蕴肺而已成有形实质性病邪时，虽脉浮则不能再表，以免徒伤其津，而宜直化痰热，快速截邪于肺，防止进一步逆变。方中鸭跖草、开金锁、鱼腥草、酸浆四味药有清热解毒、消痈散结之功，有良好的抑菌作用，是控制肺部炎症的良药；黄芩擅清肺热，直折温邪；旋覆花、全瓜蒌肃肺化痰。该患者剧咳已有10天，截咳宁肺也是要务，百部、马勃、南天竹子、天浆壳四味药为先生自拟的"截咳方"，疗效确实。故7剂热退咳止，诸恙即平。由此可见，根据中医辨病与辨证结合的原则掌握某种治疗急性感染性疾病的快速截断方药，疗效并不逊于西医的抗生素。

久咳正虚，益气养阴

《素问·宣明五气论》说："五气所病……肺为咳。"《景岳全书·咳嗽篇》说："咳证虽多，无非肺病。"总的来说，古人认为不论导致咳嗽的原因如何，都必须病起于肺或由他脏累及肺系才能发生。因此从病证结合的观点看，诊断治疗也大多以肺为重点环节。先生认为，咳嗽病变部位主要在肺，但与肝、脾、肾等脏亦密切相关。肝火灼肺、脾虚生痰、肾不纳气等型咳嗽在临床并不少见，尤其久咳、顽咳，最易伤正，造成肺肾气阴两虚。肺肾虚则有成痨之虞，不仅咳嗽难平，还易酿成他患。因此先生对于久咳正虚的患者，常于截咳方中去马勃加五味子。因久咳伤肺，不宜再用清肺泄肺之品，而五味子能敛肺补肾，益气生津止咳，对久咳肺损者尤为合拍。现代药理研究认为五味子有良好的抗应激作用，能增强机体对非特异性刺激的防御能力，增强肾上腺皮质功能，所以是一味强壮药，同时又有较好的祛痰止咳作用。因此，对于年老久咳患者，扶正止咳一举两得，是一味比较合适的药物。五味子的用量一般为6~10g，剂量过大，易引起运动兴奋、失眠和呼吸困难等症状。对于久咳气虚者先生常在截咳方中加入党参、黄芪、黄精等品；阴虚干咳者另加北沙参、麦冬、天冬等药；痰黄难咯者阴虚夹有痰热，也可酌加南沙参、竹沥以润肺化痰。

向某 女，67 岁，门诊号：6289。就诊日期：1981 年 3 月 31 日。

咳嗽自 1980 年春节开始，持续已历 1 年余，迭经中西药物治疗，未获显效。痰黏如丝透明，夜咳尤甚，神疲乏力，动辄气急。近伴头晕消瘦，口干少津，面色无华，舌红苔少，脉细。此系虚咳，高年气血两虚，久咳更伤肺阴，肺脏受损，肃降无权。法当益气养阴敛肺，扶正截咳。

党参 9g　黄芪 9g　黄精 9g　北沙参 9g　百部 9g　南天竹子 6g　天浆壳 3只　竹茹 9g　麦冬 9g　五味子 9g

水煎服，7 剂。

复诊：4 月 7 日。服上方后咳嗽大减，夜已不咳，余症悉见好转。惟头晕尚有，面色少华，气血两虚未复。再宗原方另加当归 9g，服 7 剂后，经随访病已愈。

按：该患者已逾花甲之年，气血本虚，加之久咳而屡治无效，肺阴亦损，宗气耗之，故见头晕消瘦，口干少津，咳而少气。因咳致虚，因虚更咳，互为因果。此例辨证要点在于痰黏如丝，似痰非痰，其色透明，非寒非热，此系气虚不能化津、阴虚不能润津之故，先生认为常见于久咳虚咳之人，应与一般的热痰、寒痰严加区别。先生采用截咳方为基础，去清泄耗气之马勃，加入益气养肺润肺、清肃收敛之品，辨病与辨证相参，治病与治本兼顾，经年宿咳，一诊已减大半，二诊时因血虚未复再加当归，遂收全功。先生治疗久咳、虚咳的观点是治咳截断与辨证结合，注重益气养阴，重在疗效，验之案例，可见一斑。

（张云翔　整理）

孙弼纲

外感久嗽重升麻，酌用风药法东垣

孙弼纲（1926~　），安徽中医药大学教授

外感咳嗽本应以疏风化痰止咳为治，但多数患者表证已解，惟咳嗽绵延近月，虽用各种中西药物，屡治无效。患者咳嗽频作，痰多白色，或黏或稀，由于久咳不愈，多见食少乏力，气短头晕。乃思外感内伤固有不同，但外感日久，伤及下气，正气亏损，又何以祛恋肺之余邪。《脾胃论》云："脾胃之气既伤而元气亦不能充，而诸病之所由生也。"外感咳嗽，久咳不愈而见虚象，实亦脾胃气虚，元气耗损之证。乃予健脾益气、豁痰止咳之剂。前者有党参、黄芪、白术、茯苓、甘草，后者则选用姜半夏、陈皮、杏仁、百部、紫菀、款冬、远志、桔梗之属。痰黄者酌加清热泻肺之品，常可见效。

但亦有按前法诊治仍无效果者，颇为费解，复读东垣之书，悉东垣创"脾胃气虚，阴火上冲，脾阳下陷"之说，及立"补脾胃、泻阴火、升阳"之法，适用于多种疾病，亦包括"咳嗽寒热""久病痰嗽"等证。临诊应细审病者整体，环顾病机各方面，辨证用药。乃对患者进一步审察内外，见久咳不愈病人，有手足不温者，有手心烘热者，有气短声低、头昏乏力者，有胸满气粗者。此等差异，或因素体虚弱，或因病初感邪轻重不同。乃思手足不温或属阳陷于下，不能升发于四肢；时有身楚者，或因余邪客于肌肤，或表未全解，或宿肺之邪有透表以

疏解之势。对于上述情况，即一概在方中加用升麻，并选用荆芥、防风、羌活、蔓荆子、白芷等数味。盖升麻可举陷下之阳气，而诸风药既可行卫气充肌肤以疏表逐邪，亦可行气血达于四末而逐寒复温，又可助阳入里以温脏腑，得升麻之助，效果尤佳。头昏乏力，气短声低同属中气下陷，肺气亏虚，当重在补气升阳，需以补脾益气为主，宜补中益气汤加味。但如咳嗽痰多，时有眩晕，又需以豁痰为主，可选用白附子、象贝、海蛤壳之类。对于手足心热者，当审其舌脉，如病者素有阴虚，当选用养阴清热之剂，如麦冬、柴胡、丹皮之属；如无阴虚见证，则属气虚有热，仍宜补脾，泻火为治；对于舌苔之变化，需随症加减用药，其舌苔厚腻、纳呆脘闷者，尤不可忽视，必要时应先予燥湿健脾之剂，使寒湿得化，湿热得清，而后再按前述各法治之。

自用上述诸法之后，久治无效者屡获佳效。复按此法用补肾之品治疗脾肾两虚、肾不纳气病人，不少病人坚持服药数月而咳喘大瘥，冬季不再住院，或恢复工作。可见用东垣之法而不泥于其说，用东垣之方而不囿于其药，实运用脾胃学说之要着。

江尔逊

久咳概用金沸散，痰壅津伤豁痰方

江尔逊（1917~1999），四川乐山市人民医院主任医师，临床家

金沸草散

本人早年体弱，感受风寒辄咳，每以止嗽散、杏苏散、六安煎等取效。一次夏咳，遍尝诸方，了无寸效。咳嗽频频，咽喉发痒，痒必咳嗽，迁延旬余。查阅方书，见陈修园《医学从众录》云："轻则六安煎，重则金沸草散。"乃试服 1 剂，咳嗽、喉痒即止。遂施诸他人，亦收捷效。数十年来，临床治咳嗽，毋论新久，亦不论表里寒热虚实，恒喜用此方化裁。有的病者咳嗽缠绵 2~3 个月，遍用中西药物无效，服此汤数剂而痊。因叹其佳妙而授他人，以致辗转传抄，依样画葫芦，竟亦屡有霍然而愈者。以此平淡之方药，而效验尚堪夸者，其理何在？

咳嗽无非肺胃之病。方中主药金沸草乃旋覆花之茎叶，近代用其花。谚曰"诸花皆升，旋覆独降"，其肃肺降胃、豁痰蠲饮之力颇宏；其味辛，辛者能散能横行，故能宣散肺气达于皮毛，一降一宣，肺之制节有权；其味咸，咸能入肾，故能纳气下行以归根，俾胃中之痰涎或水饮息息下行而从浊道出，不复上逆犯肺，肺自清虚。是一药

之功，三脏戴泽，三焦通利矣。再者方中寓有"芍药甘草汤"，酸甘合化，滋养肺津，收敛肺气。现代药理研究证实其能缓解支气管平滑肌之痉挛。临证体会方中诸药均可损益，惟旋覆花、芍药、甘草三味乃举足轻重不可挪移之品，故特表而彰之。其美中不足者，旋覆花入煎，药汁味劣难咽，有少数病人服后呕恶，或竟呕吐者。故服法宜讲究：饥时饱时勿煎尝，不饥不饱才服药；若仍呕吐者，可先咀嚼生姜一小片，徐徐咽汁，须臾服药；若系小儿，可取姜汁少许，兑入药汁之中。

若风寒咳嗽，不论久暂，可径用本方，其喉痒咳嗽不爽，似燥咳而实非，可加桔梗；哮热咳嗽去荆芥、前胡，合桑菊饮；燥热咳嗽，去荆芥、前胡，合贝母瓜蒌散；痰多而清稀，合二陈汤；痰黄而挟热，加黄芩，或合泻白散；兼喘，合三拗汤；痰壅气促，上盛下虚，去荆芥、前胡，合苏子降气汤；咳嗽日久，无明显外证，合止嗽散；脾胃虚弱，合五味异功散；反复感冒者，合玉屏风散。究之，本方固为治风寒咳嗽之代表方，然因其准确地针对咳嗽的基本病机，故而通过灵活化裁，充分发挥复方之协同作用，便可扩大其运用范围，通治诸般咳嗽，尤适用于久咳不已而诸药罔效者。

痰热壅肺证与唐氏豁痰丸

痰热壅肺伤津证候，不惟可见于急性气管炎、慢性支气管炎急性发作、支气管哮喘、肺炎等疾病，尤其常见于胸腹部各种手术后引起的肺部感染者。其证候表现为胸痛，咳嗽，喘促，痰稠量多，咯吐困难，口干思饮，水入则呛。其病机为内热熏灼，炼液成痰，壅塞肺窍，耗伤肺津。一旦稠痰上涌，堵塞气道，呼吸骤停，险象丛生。临床抢救痰热壅肺伤津危证，必用唐宗海之豁痰丸。本方以桔梗、甘草、射干、白前根、茯苓祛痰利咽，清热散结；当归、杏仁、枳壳止咳定喘，宽胸畅膈；知母、花粉、瓜蒌霜、麦冬、石斛滋肺润燥，养阴生津；尤妙在重用鲜竹沥一味，荡痰热之窠臼，开痰涩之壅塞，功专效宏，卓尔不凡。

本人 40年前，禀赋甚差，向有痰饮宿疾。初因痰饮咳嗽、胁痛、寒热如疟，服香附旋覆花汤而愈。不久，又因外感诱发，但外证不彰，惟咳嗽痰多，胸膈牵掣作痛，服六安煎不效，改服香附旋覆花汤亦不效。又数次更方，皆不中窍，病益剧。呼吸、活动均牵掣胸膈作痛。仰卧床上，不敢稍动，气喘痰鸣，痰稠黏如饴糖之筋丝状，咯至口边而不得出，需用手捞之。7日之间，饮食不进，口干思饮，但水入则呛咳不已，精神委顿，势近垂危。业师陈鼎三为拟豁痰丸。因夜深无法备鲜竹沥，权用莱菔汁代之，连服两煎，病无进退。乃私与家人曰：病至于斯，当备后事。次日他乡有急证，陈氏应聘出诊，临行嘱其兄弟侄子（均为中医）会诊，因症见喘咳胸痛，黏痰涌甚，遂诊为肺痈，拟千金苇茎汤。自嘱家人急备竹沥几大碗，仍煎豁痰丸，以药汁与竹沥各半兑服。下午3时服头煎，黄昏服二煎，至夜半，痰涩减少，气喘、胸痛减轻，竟敢翻身。再服三煎，次晨诸症大减，胸膈之痰涩即未吐，亦未下，无形中竟消失，并知饥索食。守方再服1剂，便可扶床活动，2个月后即可活动。改用气阴两补合调理脾胃方药善后，数日即康复如常。

王某 男，1岁，住院号001565，1963年9月日诊。

因患肺炎，注射链霉素过敏，呼吸困难，口唇发绀，有窒息危险，急送我院儿科，因病情危急，不能搬动，立即在病床上行气管切开术。术后因肺部感染，黏稠之痰涩，不断从切口插管中外溢，时而堵塞管道，则气逆迫促，紫绀加重，喂药则呛咳不已。已用抗生素7日，炎症不退，遂请全院中西医大会诊。西医诊断：毛细支气管肺炎

（两肺满布湿啰音）。本人诊为痰热壅肺伤津、气阴两耗之危证，遂用豁痰丸合生脉散，重用竹沥 100ml。但喂药则呛，痰即涌出，堵塞管口，气息将停。欲行鼻饲，奈何缺氧严重，氧气管不能拔！遂不断用棉签从插管口拭痰，并另用棉签蘸药汁使患儿吮之，如此服下药汁甚少，自难奏效。又延 3 日，诸症不退，遂建议鼻饲，西医曰："不可，因病情危急，只有待缺氧改善后才可鼻饲。"至夜，患儿已奄奄一息。家属见各种抢救措施均无效，一气之下，铤而走险，竟用汤匙强行灌喂中药，始则呛咳不休，仍频频灌之，渐能吞咽，连灌几汤匙乃止。夜半，患儿痰涎减少。复灌喂之，次晨痰涎更少，陪者大喜。又连用此方 3 剂，痰涎渐消失，可喝汤水，食藕粉、稀粥。遂改用千金麦门冬汤化裁，渐形康复。

涂某 女，23 岁，1972 年 3 月住峨边县医院，住院号 74584。

患者因急性阑尾炎穿孔，致腹膜炎，手术后伤口已愈合，但不久又早产，引起盆腔炎，高热，阴道流脓性分泌物，卧床不起，全身衰竭。遍用抗生素和中药，并煎服红参，均乏效。迁延 3 个月余。见其高热达 40℃，骨瘦如柴，精神萎靡，全身裸露，不敢着衣，阴道流脓，臭秽不堪，端坐呼吸，咳嗽气喘，咯痰黄稠，舌质红干、苔黄腻，两寸脉滑数无力。揆度此证，虽系下腹部感染，但目前的主要矛盾是肺部继发感染，表现为痰热壅盛，灼伤肺津。故投以豁痰丸，重用竹沥 200ml。为兼顾盆腔感染，又加入银花、蒲公英、红藤、败酱草，连进 3 剂，体温降至 38℃，咳喘减轻，稠痰减少，阴道已不流脓，稍可食粥。复进 3 剂，体温如常，可平卧，诸症大减。改用调理方，20 余日后，痊愈出院。半年后，偶遇之，见其容光焕发。1979 年曾追访，知其 6 年来身体一直健康，不久前顺产一婴。

刘某 女，38 岁，住院号 10143，1976 年 3 月 14 日入院。

患者 1970 年曾在某院行胆囊切除术，术后右上腹疼痛仍反复发作，时而放射至右肩部。1979 年 3 月 8 日食肉后，疼痛加剧，伴畏寒高热，在当地医院治疗无效，于 3 月 14 日转入我院。其时，患者呈急性病容，表情痛苦，皮肤巩膜黄染，呼吸浅快，心率 108 次 / 分，血压 70/40mmHg，白细胞 15.1×10^9/L，中性 0.87。西医诊断：阻塞性胆管炎，中毒性休克。经抗感染和各种对症处理，病情仍进行性加重。继又并发肺炎，咳嗽痰多，胸闷气促。3 月 23 日晚 8 时 40 分，患者突然因痰涎阻塞咽喉而致呼吸骤停，在局麻下急行气管切开术，抽出痰涎后方免于死。然术后多日，胶黏之痰仍从切口大量涌出，遂整天用电动吸痰器不断吸之，并继续抗感染、输液治疗。但高热仍持续不退，不时处于半昏迷状态。乃于 4 月 1 日邀诊，其时患者神萎嗜睡，气管切开之插管口仍有大量黏痰，不时呛咳，气急，汤水不能下咽，汗多，舌红苔黄腻，脉滑数无力。乃用豁痰丸合生脉散，且嘱家属多备鲜竹沥，3 日之后，家属欣喜来邀复诊。询其病情若何？答曰："痰已大减，吸痰器已撤除，已可进食。"乃用原方加减连服 18 剂，痰涎消失，于 4 月 29 日痊愈出院。

按：抢救痰热壅肺伤津危证之专方，须为清热豁痰与润肺生津两擅其长，相得益彰者，而非清热豁痰与润肺生津方药之简单合用。盖因清热豁痰方药，如清气化痰丸、小陷胸汤、滚痰丸之类，大多含苦寒泄热之品，颇不宜于痰热壅肺、肺燥津伤之危重症。这一点创制豁痰丸的唐宗海亦未曾充分注意到。唐氏云："上焦血虚火盛，则炼结津液，凝聚成痰，肺为之枯，咳逆发热，稠黏滞塞，此由血虚不能养心，则心火亢盛，克制肺金，津液不得散布，因凝结而为痰也。豁痰丸治之，二陈汤加黄连、黄芩、瓜蒌霜亦治之。"夫血虚火盛，痰热壅肺伤津之证，唐氏并出二方，然二方之功悬殊。后者虽有瓜蒌霜之清润，终不敌二陈之温燥耗液，芩连之苦燥伤津。而豁痰丸则清热豁痰不伤津，润肺生津不滞痰。其中竹沥一味，为不可挪移之品，必须重用（不能少于 100ml），方奏卓效。

    豁痰丸方中，有甘温之当归与淡渗之茯苓，临证者每易滋惑而去之。其实当归主"咳逆上气"，本经已有明文也，且又能润燥滑肠，虽则性温，但与大队清热润肺生津之品同用，则不惟不嫌其温，而更增润燥滑肠之力，有助于肺气之肃降，于痰热壅肺伤津之病机无相悖也。至于茯苓，《本草备要》谓其"色白入肺，泻热而下通膀胱"，"泻心下结痛，寒热烦满，口焦舌干，咳嗽呕哕，膈中痰水……生津止渴"。《医学心悟》之贝母瓜蒌散，为润燥化痰之代表方，亦用茯苓。究之，本品虽淡渗，但非伤津者，配伍诸润肺生津之药，使其不滋腻，而有助于痰涎之排除。

（余国俊　整理）

林鹤和

顽咳多寒郁，辛温宣散宜

林鹤和（1928~　），江西萍乡市中医院主任医师

在长期临床实践中体会到，不论四时，风热咳嗽易治，风寒为患则久咳不愈者多。肺为娇脏，喜清肃，外合皮毛。风寒袭表，肺气被束，宣降失司，而出现咳嗽，痰清白，伴发热恶寒。此时治宜及时辛温宣散，外邪得解，咳则自愈。若患者视咳为小病而失治，或医者未详审寒热，妄投辛凉甘寒之品，或过早使用敛肺镇咳之剂，则寒邪留恋，风寒郁闭于肺，症见咳嗽日久不愈，痰稀白或痰少黏稠，咽干咽痒，声嘶，口渴喜热饮，舌质淡红、苔薄白，脉紧。咽痒声嘶，乃风寒内郁的表现。若寒郁日久而化火，寒火内闭，则成为寒热错杂之寒火咳嗽，症见：咽干咽痛，咳痰黄稠，舌红、苔黄白少津。如此时医者不详审病因，将寒咳或寒热错杂之寒火咳误诊为热咳，而从热证论治，投寒凉之品，则冰伏其邪，使咳嗽迁延不愈，肺气日损，肺失肃降，肾不纳气，终成为反复发作之慢性支气管炎。

风寒郁闭于肺，是外感咳嗽日久不愈之因，治疗仍应辛温疏散、宣肺止咳，外邪得散，肺气得宣，则咳可愈。临床总结出一基本方：

　　细辛 3g　　五味子 5g　　薄荷 9g　　射干 9g　　法夏 9g　　杏仁 9g　　枳壳 9g
桔梗 9g　　沙参 9g　　陈皮 6g　　瓜壳 10g　　甘草 3g

　　方中细辛温肺散寒，五味子敛肺止咳，二药配伍，辛散配以酸

敛，既有相辅相成之功，又有互生互制之妙；法夏、陈皮、杏仁化痰止咳；薄荷疏风散邪，配射干、桔梗利咽以通气道。临床体会：久咳患者往往因咽痒而作咳，疏风利咽可以减轻刺激，则咳亦止；枳壳、瓜壳宽胸利气，与桔梗相伍，则一升一降，宣畅气机，咳嗽既久，则肺气耗散不收。故用五味子之酸味以补肺体，收敛其耗散之气；沙参润肺益气。鼻塞流涕者，加辛夷，辛温散寒以通肺窍；伴发热恶寒，则加麻黄，宣肺散寒。运用此方治疗久咳不愈之寒咳，屡获奇效。

吴某　女，45 岁，市印刷厂干部，1985 年 3 月 1 日门诊。

曾患肺结核，已钙化。4 个月前，外感风寒咳嗽，咳痰清白，伴发热恶寒，厂医务所予服穿心莲、桑菊感冒片等。咳嗽加剧，痰少而黏，某医又以泻白散加黄芩、沙参、麦冬等清肺泻火之品，而咳嗽更甚，以致迁延 4 个月不愈。症见：咽干喉痒，咳嗽气促阵作，日夜不休，咳剧时小便失禁，痰白稀薄而黏，口干喜热饮，头昏，四肢乏力，纳呆。舌质淡红、苔薄白，脉沉细弦。病为外感风寒误用辛凉甘寒之品，使寒邪留恋，风寒郁闭于肺，拟辛温疏散、宣肺止咳。

细辛 3g　法夏 9g　杏仁 9g　薄荷 9g　枳壳 9g　射干 9g　桔梗 9g　沙参 10g　瓜壳 10g　陈皮 5g　五味子 5g　甘草 3g

忌油腻生冷之品，服药 4 剂，咳嗽顿止，后以培土生金法而竟全功。

对于寒邪化火之寒火咳嗽，不宜率用甘寒之品，仍以辛温宣散为主，佐以苦寒，寒邪祛，其肺热亦散。在上方础上加黄芩、桑白皮以清热泻肺，苦辛并用。

贾某　男，44 岁，萍乡市食品厂干部。1985 年 3 月 20 日门诊。

外感咳嗽历时 2 个月余，经西医诊断为上呼吸道感染、急性气管炎。久用青、链霉素，卡那霉素等西药，结合服中医辛凉甘寒之剂而无效，咳嗽日渐加重，胸闷痰稠而黄，咽干咽痛，喉痒，声音嘶哑。

渴喜热饮，舌苔黄白少津，脉沉细。此乃风寒郁闭日久化火，寒火内闭，治以辛温散寒，佐从苦寒清肺。

细辛 3g　杏仁 9g　法夏 9g　陈皮 9g　瓜壳 9g　枳壳 9g　薄荷 9g　沙参 9g　射干 9g　五味子 5g　黄芪 5g　桑皮 9g　甘草 3g

服 1 剂即显效。4 剂咽干咽痛、喉痒、胸闷咳嗽诸症消失。再进通宣理肺丸，每次 1 丸，每日 2 次。即告痊愈。

（杨建辉　整理）

祝谌予

权衡病程病势，妥施宣降润收

祝谌予（1914~1999），北京协和医院教授，著名中医学家

临证体会：诸般咳嗽，治疗不外四个法则，即"宣""降""润""收"。这四个法则，次序前后不可颠倒，但也不可截然分开。如在施用宣法时，适当配合降药，即为"宣降并施法"；在运用降法时，适当伍入润剂，即为"降润兼顾法"；在应用润法时，适当加入收敛之品，即"润收同用法"。但应分清主次，以何者为主剂，何者为辅助，主次分清，心中有数，遣药不致杂乱，效果当可预期。二法合用，一般多邻二法，如上所述。相隔之法合用，如"宣""收"合用，临证少见。

"宣""降""润""收"四法，用于咳证的各个发展时期，某一病程阶段，必须选用该阶段之法，如颠乱应用，当"宣"而"收"，则必致邪陷症现，迁延不愈；当"收"反"宣"必致真气益耗，正虚邪盛；当"润"而"宣"，必致生燥动血，常见咯红；当"宣"反"润"，每令外邪留恋，久久不解。由于"宣""降""润""收"各适用于咳证特定的病程病期，故必须掌握时机，及时投剂。一般而言，运用宣法之证，邪刚袭体表，病浅正充，最易康复，故当宣即宣，即《内经》所谓"善治者，治皮毛"；运用降、润法之证，病邪已逐步深入，正气日渐耗损；至运用"收法"之时，已近虚怯之病，投剂自然效差。故

立此四法，教学者治咳，当贵不失时机。然而，时机若已错过，不可偏执原法。如寒热已退，表证已尽，或气逆上冲，或干咳无痰，则不可认为未曾用过宣法，而偏执其法，亦系误治，不可不知。

宣　　法

咳嗽多由外邪引起。风寒六淫袭人，皮肤先受，是谓表证。发热恶寒，头痛项强，身背拘强，脉浮寸盛。皮毛应肺，多有咽痒咽痛（咽喉属肺系），咳呛频频，胸闷咯痰，痰色灰白量不多，晨起及白昼咳重。此时当用宣法。宣者，宣解、宣透、宣散也，即用之以宣发在肺在表之邪，以使肺气畅达，咳逆遂止。寒热偏向不剧者，可用《医学心悟》止嗽散为基本方。原方为诸药研末为散剂，必要时开水冲服。现一般药店不备散剂，可以饮片煎汤服用，效果相等。如风温表重，则可伍用桑菊饮、银翘散；如寒邪表闭，无汗，则可配以麻黄、杏仁，如三拗汤之类。此外，如前胡、浙贝、牛蒡子等开肺止咳之品，均可酌情加入。原方中之百部，甘、苦、平，润肺止咳，虽非恋邪之品，但表证重时，改用前胡，更为恰当。如秋燥新感或风热生燥，则宜用百部。如痰咯不爽，咳呛半日，痰不易出而凝结小块可加旋覆花、海浮石；痰质稀薄，加半夏曲、陈皮；痰稠黏韧，加青黛、海蛤壳；气逆咳急，加苏子、葶苈子。以上为治一般咳证初起的常法，如风寒表证极重，恶寒发热，头痛身疼，无汗身热，咳喘气促者，可改用大青龙汤；如内有水饮，兼感风寒者，则用小青龙汤；如内热肺闭，咳喘鼻煽者，又当投麻杏石甘汤。

咳证之初，兼有表证者自当用宣肺法。咳嗽虽已日久，屡感外邪者，虽肺气已虚，正气不实，汗出乏力，咳嗽咽痒，但不急骤，脉不见浮，方中尚须加用宣肺药一二味，以疏外邪。

降　　法

邪袭肺卫，经用宣法，多可邪解咳平。但亦有表证已除，咳逆未止，甚则肺胀胸满，喘嗽多痰，气急上涌，咳呛频作，头胀目眩，脉多见寸部浮大者。此时需用降法，以使上逆之肺气得以清肃下降，临床常选用葶苈大枣泻肺汤、苏子降气汤、三子养亲汤。临证常用药物可分以下几类。

1. 降气泻肺

如葶苈子、苏子、前胡等，肺气上逆，当以肃降为主，为本法之君药，其中葶苈子降肺泻水而力猛，宜用于实证痰喘气急者；苏子性温而降，适于痰饮，宜以"温药和之"者；前胡既有苦辛降气之功，又具宣散风热之能，故风热郁肺，表邪未尽者用之最恰。

2. 理气化痰

肺气以降为顺，气滞、气乱则逆，故降气必须理气；肺为贮痰之器，气滞必致痰生，故须兼化痰，药如陈皮、半夏、枳壳、莱菔子、白芥子。

3. 温运饮邪

内无停饮，气不上逆，咳喘气上，多由停饮内蓄，故应遵仲景治饮法则，当以温药和之，上述苏子、白芥子、半夏、陈皮皆温，然温化饮邪，宜配伍苓桂术甘汤之属，桂枝温阳化饮，且平冲逆，仲景治气上冲者多用之，为治饮平冲要药。

润　　法

久嗽不已，耗气伤津，燥咳无痰，甚则燥伤血络，痰中带红，咽喉干痛，大便干结，小便赤涩，羸瘦盗汗，胸胁刺痛，脉象多现细数，舌质光红少津。或因时当燥令，外受阳明燥气，发为秋燥，即可投以润法。以内伤者为多，临证可选用沙参麦冬汤。如系燥邪外感，燥热咳呛，干咳无痰，或痰少黏稠难咯，鼻干咽干，兼有畏风发热，身背酸楚等表证，为秋燥，虽归于外感，但多与患者体质有关，或素体阴亏，原本内热骨蒸，煎灼津液；或火热之体，外邪侵表，最易化热生燥；或嗜食辛辣炙煿，内外火燥夹攻。故亦应以清肺润燥之药为主，酌加清宣疏表之剂，临床常用方为桑杏汤。此外，尚有一种"凉热"之咳，系内有燥热，外袭风寒，恶寒，发热，头痛，表闭无汗，咳呛声重，咽喉干燥，俗称"寒包火"。可于上述方中加入荆芥、防风、冬花、紫菀等，散宣风寒，然表寒一去，当即停用，以免温散耗津。燥咳之证，常易损裂血络，而致咯血咳血，或痰夹血丝，或满口皆血，或晨起痰中有血星点点，可加入仙鹤草、侧柏炭、藕节、白及或参三七等味，以凉血宁血止血。炼液成痰，稠结难出，可加入青黛、海蛤壳（为黛蛤散方）、瓜蒌、天冬、天竺黄、竹沥等润滑涤痰。

收　法

咳呛日久，咳声无力，短气不足以息，劳则加剧，心悸头眩，胃纳不香，小溲清长频数，时有腰酸遗泄，脉来虚弱无力。此肺气亏损，金不生水，而致肾气不固，潜纳无权，此时宜用收法。收者收敛肺脏真气，兼益肾元以使上下交通，纳气归原，可选用百合固金汤，养肺肾之阴，以补敛肺气。其中桔梗一味，原方用量为8分，寓意甚妙。方中药味均重润滋腻，而肺质中空，以通为补。以桔梗升散之品，止咳祛痰，加入本方则使全方灵动活泼。生脉散合七味都气丸，二方合用，兼治肺心肾三脏元气真阴亏损。其中五味子二方均有，《神农本草经》认为本品"主益气、咳逆上气"。东垣《用药法象》则云："收肺气……故治嗽以之为君"，收法中多用之。此外，如罂粟壳、诃子肉等涩敛之品，均可酌加。如见咳喘之脱，汗出如油，则可加龙骨、牡蛎，潜纳固敛。虚极而脱者，可用独参汤，急挽其气。

（吴伯平　整理）

钟新渊

权衡动静痰为先，斟酌凉温慎敛涩

钟新渊（1923~2013），江西萍乡市中医院主任医师

咳嗽，不论外感与内伤，未有不涉及痰者。痰液留滞气道，未有不经咳嗽而排出于外的。因此，治咳嗽应以治痰为先。痰液得清，咳嗽未有不愈的。清痰不外有两大原则，一是用宣肺肃降之类的"动"药；一是用柔润甘淡或敛涩之类的"静"药。而二者又互相紧密联系不可分割。另外，防痰之未萌，更须着意，不可忽视。

宣动祛痰，斟酌温凉

风寒热燥湿等导致的咳嗽，其痰液性状之辨别，不外稀稠之分、色泽之异、量之多寡而已。稀薄而白属寒湿，黏稠而黄属风热。或痰色透明而量少，或痰如涎如丝如缕而黏滞难咯。前者或属热或属寒，察其兼证而判断；后者多属风热夹食滞。

痰之性状既明，治法才有根据。黏稠之痰可使之稀化，稀化后痰易咯出，欲稀化应用清法，丝瓜络、桑皮、知母之属；稀薄之痰，痰多咳而频频，宜使之稠化，稠化则痰量减少而咳可缓。欲稠化应用温法，紫菀、干姜、二陈之属。少量黏稠痰及风涎痰，一般咳出颇费力，频频咳呛，令人困顿。治此宜宣透兼清，若用柔润止咳，咳虽

可暂缓，终因痰未化除反觉胸闷难受。设若误治，仍宜宣动之。服宣动之剂后，有时可致咳嗽较增，不必过虑，继服则咳嗽可缓。咳嗽胸满，甚至咳嗽胸痛者，有的是过早凉遏所致。属风寒者，用瓜蒌麦冬百合之类凉润遏痰，胸满则有加无已。市售成药川贝枇杷露之类，服后常致胸闷者，即此缘故。外感咳嗽迁延不愈，大抵与此有关。

咳嗽不论新久，宣疏祛痰是主要治法。宣疏大抵分温宣与清宣二法。温宣用二陈、紫菀、桔梗、杏仁、干姜、细辛之属；清宣用桑叶、桔梗、杏仁、牛蒡子、浙贝、知母、百部之属。有一种凉燥咳嗽，舌苔白少津，喉痒即咳，呛咳一阵，方可咳出透明之少量黏痰，治此若专用辛甘发散则助燥，专用柔润则痰滞胸闷，只有辛甘润同施才会取得较佳的疗效。一般常用：

荆芥 5g　桑叶 9g　百部 9g　牛蒡子 9g　薄荷 5g　知母 9g　浙贝 9g
桔梗 6g　甘草 3g　生姜 3~6g　蜂蜜 15~30g

先将姜蜜同蒸，另将余药煮汁两次，再加入姜蜜调匀，分 2~3 次服完。外感咳嗽迁延不愈，咳引胸胁痛，舌暗或夹紫瘀点，宜用活血行气药即当归、桃仁、赤芍、降香、枳壳，加化痰止咳药即浙贝、瓜蒌、丝瓜络、百部、紫菀，这类咳嗽活血药是关键，其中桃仁、当归、赤芍决不可少。

沉静以清痰之本

静药属于柔润之类，柔润滞痰，怎能祛痰？静药之祛痰，并非如动药之宣通肃降，而是通过治生痰之本，间接而起到祛痰的作用。一般能用这个治则的，多是内伤咳嗽，咳嗽之用养阴静药也不是全不加动药，但动药只能作为辅助而已。阴虚咳嗽若专用动药，只会加剧咳嗽，反增病情，不可不知。有一种慢性咳嗽，咯痰如米羹，用一般化痰止咳药无效，用养阴法有时却有效。曾治 1 例慢性气管炎，每因寒而诱发，在 50 岁时，闰冬发病，至春未愈，不能平卧，咳痰如米羹。后以六味地黄丸，日服 3 次，每次 9g，每日用薏苡仁 30g 煮粥服之。戒食煎炸肥腻，旬余获瘥。有的仅因多食油炸肥甘香酥食物，致痰如米羹样，晨间咯出数口，日间偶尔咯之。后常吃薏苡仁煮粥，并同时禁食油炸等食品，痰乃尽，咳可止。薏苡仁甘淡，健脾补益，可以说是平淡中见神奇的药。

酸涩之药，一般谓"劫药"，也可归属于静药范畴。外感实邪的咳嗽，绝不可用"劫药"。必须用劫药时，也应与宣疏兼用，方可无固邪之弊。

许妇

产前半个月咳嗽，迁延至产后 3 个月之久。夜不成寐，胸闷胀，不能平卧，时欲欠伸，喉中如梗，时感阵发烘热，热时敞开衣襟，旋又畏寒。咳痰色白微稠，量一般，更医数人。某医作虚劳咳嗽论治，服黄芪、鳖甲、沙参、川贝、百部之类益气养阴，毫无寸效。又用人参、蛤蚧，憋闷更甚，乃停服。1987 年 3 月 7 日前来求治，依据其胸部胀满，不能平卧，欲欠伸，深吸气为快，脉细数等特征，认为绝非虚劳之咳。原系产后外感，未及时清肃肺气，痰液内滞，气逼于胸所致。摄片证实：肺内感染合并气胸，右肺被压缩80%。此气胸之形成，是久咳伤肺所致，若不敛其气则胸愈胀满，若不宁其咳则气愈泄于胸膜腔。于是以北五味敛肺气以宁咳，诃子肉酸以敛肺降火，苦以泄气消痰止咳。以糯米一小撮、红枣 5 枚助脾养气，服药 10 剂，患者能平卧，咳嗽渐止。治疗 1 个月，临床症状消退。最后将残留在胸内的积气用导管放出，致病痊愈。

至于清热化痰之药，如浙贝、知母二味，祛痰止咳作用甚佳，既宜于外感，也适于内伤。而川贝、枇杷叶二味，一般宜于内伤。这些都属于静药的范畴。前者适合热甚痰多，后者用于虚热痰少。然活法在人，临证不可拘泥。

刘志明

湿热致咳，药须轻灵

刘志明（1925~　），中国中医科学院广安门医院主任医师，国医大师

湿热壅肺致咳，在历代医家的著作中有所论述。根据临床观察，外感湿热之邪袭肺，或外感之湿与内蕴之热相合，或脾胃湿热上犯于肺，或因肺脏本身病变而致停湿蕴热，都可形成湿热壅肺之咳。其临床主要表现是：除有气逆咳嗽外，尚可见痰多黏稠，色白或微带黄色，或咳吐泡沫样痰，胸闷不舒，口渴而饮水不多，口中发黏，食欲不振，肢体困重，小便短赤，大便黏滞不爽，舌苔白腻微黄，脉滑数等症状。

湿热所致在新病时，多属实证，其病变主要在肺，此时应以清化上焦湿热为主。久咳虽多见肺、脾、肾等正气虚损之证，但湿热之邪，亦往往留恋不去。如肺失治节则不能通调水道，下输膀胱，而停湿蕴热；脾失转输则聚湿酿热生痰；肾阴虚生热，可熏灼津液，均可以虚而致实，继发湿热痰浊之证。而咳嗽虽不独在肺，但又不离乎肺，故虽久病，对于上焦湿热，仍不可忽视。因此对于久病咳嗽，不仅要注意正虚，还要注意有无湿热之邪存在，不可不察虚实，一见病久，便概投补益之剂，而犯"实实"之诫。

清化上焦湿热，宣通肺气是治疗本证的重要法则。临证喜用千金苇茎汤加减。痰热明显者，合以麻杏石甘汤，酌加茅根、黄芩、川

贝、瓜蒌等；湿盛痰多，舌苔白腻，不渴者，加半夏、厚朴；风寒外束，加苏叶、前胡。苇茎甘寒，可清可利；生薏仁甘淡微寒，利湿健脾，以杜湿热之源；黄芩苦寒，苦能燥湿，寒可清热，为上焦湿热要药。而湿热两感之病，又必先通利气机，俾气水两畅，则湿从水化，热从气化，庶几湿热无所凝结。因此应用清热祛湿法时，用药组方应重视升降相配，宣畅肺气。如常用药物中的麻黄、杏仁、苏子、苏叶、前胡、川朴等均具有宣降理气的作用。气机调畅，水湿得去，湿去热自孤而易清，咳嗽自得缓解。

因肺为娇脏，居上焦，故用药宜选轻灵之品，所谓"治上焦如羽，非轻不举"。湿热壅肺，药用"轻灵"，主要有三层含义：其一，气味轻薄。药物气轻，可上行入肺，祛上焦之湿热。因肺脏娇嫩，不耐寒热，因此清化湿热要得当。清热不可过于苦寒，化湿不可过于温燥，要力避药物性味之偏而伤肺。其二，药性灵动。湿热壅阻，肺气膹郁，而生咳嗽，应用轻灵流动之品，有利于宣畅肺气。其三，药力较轻。湿热壅肺，禁大汗、大下，只能使用轻剂清化其湿热，峻猛攻伐之品均非所宜。

对于久咳肺虚，益气养阴之品亦必不可少，但总以不碍湿热，补而不壅，滋而不腻为原则，常用太子参、北沙参之类。

谢某 女，53 岁，1984 年 10 月 25 日初诊。

咳嗽反复发作 10 余年，今年 9 月因感冒，咳嗽又作，发热恶寒，有痰不易咳出，曾在上海某医院治疗，体温恢复正常，惟咳嗽不除，来京治疗。主要症状：咳嗽较甚，喉中痰鸣，头晕，胸闷不饥，口干而饮水不多，大便不成形，解之不爽。舌质淡红、苔薄黄略腻，脉弦细滑。证属湿热壅肺，治宜清化湿热、宣肺止咳。

苇茎 24g　茅根 18g　杏仁 9g　半夏 9g　黄芩 9g　瓜蒌 15g　川贝 6g
苏子 9g　苏叶 9g　麻黄 6g　生石膏 18g　沙参 15g　川朴 12g　橘红 9g

甘草 6g

　　服上药 5 剂后，咳嗽减轻，喉中痰鸣亦减。宗前法，药物略有增减，服药 20 余剂，咳嗽遂除。

（周立民　整理）

胡建华

斟酌温凉宣肃，权衡辛散收敛

胡建华（1924~2005），上海中医药大学附属龙华医院教授

治疗外感咳嗽，宜温凉相配，宣肃同用

外感咳嗽，既见喉痒咳嗽痰多等症，又常兼有发热恶寒。一般认为偏风寒宜辛温，偏风热宜辛凉，咳嗽初起宜宣肺，咳嗽日久宜肃肺。但临床体会，不必过于拘泥辛温与辛凉、宣肺与肃肺的界限，常以辛温与辛凉相配，宣肺与肃肺同用，可以迅速取得退热、止咳的效果。

赵某 女，48 岁，门诊号 025913。初诊日期：1976 年 8 月 23 日。

咳嗽甚剧，已有 3 天。昨起恶寒发热（体温 38.6℃），头痛，四肢关节酸痛，咳嗽阵作，咯痰不爽。昨服复方阿司匹林、安乃近等西药后，一度出汗，体温稍降，今晨身热甚壮（体温 39.1℃）。苔薄白，脉滑数。风邪外袭，肺气失宣。治宜发汗解表，宣肺止咳。

羌活 12g　蒲公英 30g　薄荷叶后下，3g　生麻黄 9g　杏仁 9g　生甘草 6g　炙紫菀 12g　炙百部 12g　炙枇杷叶 12g

上方头汁先用清水浸泡 15 分钟，煮沸后 5 分钟停煎，10 分钟后取汁温服，二汁煮沸后再煎 30 分钟，取汁温服。

二诊：8月25日。前天上午10时服上方后，得汗甚畅，昨晨身热退清（体温36.8℃），头痛骨楚消失。今日咳嗽已减，食欲已振，苔薄白，脉小滑。再予清宣肺气，化痰止咳。

生麻黄 4.5g　杏仁 9g　生甘草 6g　炙紫菀 12g　炙百部 12g　炙枇杷叶 9g

按：临床上对感冒及外感咳嗽而见发热者，常以辛温（羌活、生麻黄）、辛凉（薄荷加蒲公英清热）同用，而以羌活、蒲公英为主。如偏于风寒发热，无汗身痛，羌活可加至9g，再加紫苏9g，适当减少蒲公英剂量；如偏于风热，口干咽痛，除已用蒲公英外，可再加板蓝根30g或黄芩12g，适当减少羌活剂量。

至于宣肺与肃肺同用，古已有之。例如，射干麻黄汤，既用麻黄辛温宣肺，又用紫菀、款冬肃肺下气，而此方治疗哮证咳嗽气急，喉中有痰鸣声，即使持续已半月余，也不因发作日久而忌麻黄宣肺。又如止嗽散中荆芥、桔梗疏风宣肺，说明病起不久，外邪未解，但并未因此而忌用紫菀、百部以肃肺止咳。本例用羌活、薄荷、蒲公英解表清热，三拗汤宣肺化痰，紫菀、百部、枇杷叶肃肺止咳。其中枇杷叶是一味肃肺药，有较强的抑制流感病毒的作用。治疗流感初起，发热、头痛，咳嗽甚剧，常在解表宣肺药中加入本品，效果较好。至于煎药方法，由于羌活、薄荷等含挥发油，不宜久煎，故嘱头汁少煎，取其辛散解表之力，二汁多煎，以奏化痰止咳之功。通过上法治疗，本例发热在24小时内退热，咳嗽迅速痊愈。

久咳不愈，辛散与收敛同用

治疗咳嗽，每忌敛涩之剂，尤畏粟壳之类，盖恐收敛邪气。但用之合度，每获显效。《医门法律》说："凡邪盛咳频，断不可用收涩药；

咳久邪衰，其势不脱，方可涩之。"所谓"邪盛"，是指表证未罢，痰浊未清；所谓"邪衰其势不脱"是指外无寒热表证，内无痰浊留恋，而咳嗽仍剧。必须抓住这两个辨证要点，方能使用收涩之剂。《丹溪心法》说："治嗽多用粟壳，不必疑，但要先去病根，此乃收后药也。"可谓深得使用本品之要领。

顾某 女，37岁，门诊号022198。初诊日期：1975年4月2日。

今年春节前探亲途中，感受风寒，引起咳嗽。2个多月来，曾注射青霉素、链霉素，服愈咳糖浆、碘化钾以及中药等，喉痒咳嗽，持续不减，干咳无痰，剧咳时引起气急恶心，胸膺闷痛，精神困惫，气短，口干，脉细略数，苔薄腻。咳嗽缠绵已久，肺失清肃，气逆而致咳频。治宜益气养阴，宣肺镇咳。

生黄芪9g 南北沙参各12g 生麻黄4.5g 炙地龙9g 桔梗4.5g 生甘草4.5g 罂粟壳9g 炙紫菀15g 炙枇杷叶12g

二诊：4月9日。近3天来咳嗽明显好转，未见剧咳，气急渐平，口干亦减。脉细，苔薄腻，再予前法化裁。

生黄芪9g 生麻黄4.5g 炙地龙9g 罂粟壳4.5g 桔梗4.5g 生甘草4.5g 炙枇杷叶12g 北沙参9g 麦冬9g

三诊：4月16日。喉痒咳嗽已除，各症均安，惟略觉神疲气短口干而已，此乃气阴尚未完全恢复所致。再予益气养阴为主，生脉散加味。

孩儿参12g 麦冬12g 五味子4.5g 南北沙参各12g 野百合15g 生甘草4.5g

按：本例咳嗽2个月余，缠绵不愈。剧咳日久，气阴亏虚，故见神疲，气短，口干；肺失清润肃降，气失宣畅，故见剧咳无痰。方用黄芪、沙参益肺气、养肺阴，乃一般常法。关键在于用麻黄之辛散配罂粟壳之收敛，相辅相成，起着宣通、收敛肺气的作用。

咳喘之证，在临床上还可见痰甜或痰咸。一般痰有甜味，多属脾经痰湿留恋所致。痰甜而稀白者为寒湿之痰，可用平胃散、苓桂术甘汤以温化湿痰；痰甜而稠黄者为湿热之痰，可用贝母瓜蒌散、黛蛤散以祛痰化湿清热。根据程门雪先生经验，无论寒湿或湿热之痰，凡是痰甜，均应适当加入陈皮、砂仁等芳香化湿之品，可以提高疗效。宗此法，用于临床，确实灵验。一般痰有咸味，多属肾水不摄津液上泛所致。程氏曾治1例痰有咸味而黏厚，苔白腻的患者，用金水六君煎加减，以补肾健脾，其中熟地重用至8钱,（相当于25g），取得很好效果。盖脾为生痰之源，脾健运则痰浊自然不生；肾主水，肾气充则肾水不致上泛矣。

咳喘日久，而见晨起咳嗽，痰先稠后薄，多属肺脾湿痰；夜间或子时咳嗽气急更甚，多属肾虚不能纳气。

胡建华先生治疗咳嗽用肃肺药，根据偏寒偏热之异，而讲究温肃、清肃之别。温肃药常用紫菀、款冬、旋覆花等，清肃药常用枇杷叶、马兜铃、桑白皮等。黄氏在咳嗽平定后，强调治本，以防止或减少复发。在补肾的同时，还要处处照顾脾胃。盖脾胃乃后天之本，气血生化之源，脾胃健运，则正气充沛，不致滋生痰湿。同时培土又有资助肾脏元气的作用，故应培补脾肾并举。补脾药常选党参、黄芪、白术、茯苓、黄精等，益肾药常选用紫河车、胡桃肉、补骨脂、蛤蚧等。

朱进忠

急慢性咳嗽辨治发微

朱进忠（1933~2006），山西省中医研究所主任医师

急性支气管炎

急性支气管炎在辨证时的重点是肺和全身的症状，脉舌仅居次要地位，但病程较久者则与此相反。其常采用的方法是：

1. 咳嗽发生的季节

若春季发病者，多为风热。秋季发病者，多为燥邪。长夏发病者，多为湿邪。冬季发病者，多为风寒。

2. 昼夜对咳嗽的影响

若夜间咳嗽严重，少痰者，为阴虚肺燥；痰多者，为寒饮蕴肺。

3. 咳嗽与体位变化的关系

平卧咳嗽加重，坐起后咳嗽好转者，为痰饮射肺；平卧时咳嗽好转，坐起后咳嗽加重者为气虚。

4. 全身症状

本病初起多兼表邪，其中冬季者多兼风寒，春季者多兼风热，秋季者多兼燥邪，临证当详细审察。

5. 痰的特点

咳吐白色泡沫痰者，为寒饮蕴肺；咳吐少量黏痰者，为阴虚肺燥；咳吐黄痰者，为肺热壅郁。

若论治法，首先应注意以下原则：

（1）有表邪者，必须解表。

（2）一定要分清病因、病位，再去处方用药。若全身酸痛，头晕头痛，鼻塞，咽干，咳嗽少痰者，可用桑菊饮加减（桑叶9g，菊花9g，蝉蜕9g，桔梗9g，连翘9g，紫菀9g，杏仁9g，甘草9g，竹叶6g）。恶寒身痛，咳嗽吐痰，脉浮紧者，可用麻黄汤加味（麻黄9g，桂枝9g，杏仁9g，紫菀9g，前胡9g，陈皮9g，冬花9g，甘草9g）。咳嗽鼻塞，脉浮者，可用止嗽散加减（荆芥10g，桔梗10g，百部10g，白前10g，紫菀10g，杏仁10g，陈皮10g，枳壳10g，甘草6g）。口鼻干燥，干咳无痰，身热，脉右大于左者，可用桑杏汤加减（桑叶10g，杏仁10g，麦冬10g，沙参10g，栀子10g，甘草6g）。咳嗽少痰，胸腹满胀，食欲不振，甚或呕吐，脉沉者，可用杏苏散加减（紫苏9g，厚朴9g，杏仁，香附9g，紫菀9g，半夏9g，陈皮9g，前胡9g）。以上治疗急性咳嗽大都应该2~4剂即愈，若不愈者，治必有误，其因为何？宜求之于脉。若脉滑数，特别是寸脉滑数者，为痰热壅肺，可用清气化痰丸加减（制南星10g，半夏10g，橘红10g，杏仁10g，川贝10g，瓜蒌15g，黄芩10g，枳壳10g，干姜1g）。若脉濡者，为阴虚肺燥，可用加减麦门冬汤（麦冬10g，沙参10g，半夏10g，紫菀10g，桑皮10g，甘草6g，百部15g，竹叶10g，枇杷叶10g）。若脉弦者，为少阳枢机不利，可用小柴胡汤加减（柴胡10g，半夏10g，黄芩10g，干姜3g，五味子10g，紫菀10g，丝瓜络10g）。

赵某 男，51岁。反复咳嗽不愈1个多月。诊为支气管炎。予抗生素、急支糖浆、甘草片等，以及中药清热止嗽化痰之品，无效。察其脉弦细，口苦咽干，夜间咳剧，予小柴胡加减方4剂，愈。

邢某 女，42岁。咳嗽少痰2个多月。诊为支气管炎。前用抗生素、止咳剂等中、西药俱不效。察其脉濡，夜间咳甚，有时因咳嗽难于入睡，予加减麦冬汤6剂。愈。如采用上法仍无效者，恐非支气管炎病也，当详细追者，以免延误疾病。

慢性支气管炎

慢性支气管炎的咳嗽在辨证的着重点上与急性支气管炎有很大不同，即慢性支气管炎辨证时的第一应是脉象，第二是昼夜四时，第三是与咳嗽加重有关的诸因素，尤其是脘腹腰背的症状。其常采用的方法是：

1. 脉象

滑者，为痰热；细数者，为阴虚内热；虚大者，为气阴两虚或气血两虚；弦者，为寒饮蕴郁或肝邪犯肺；沉者，为肝肺气郁；涩者，为阳虚或气滞血瘀；濡者，为气阴两虚夹湿痰，或为脾虚湿盛；虚者，为肺气虚或气阴俱虚。又当分寸关尺和左右手，若两寸滑者，为上焦之心肺痰热；若两关独滑者，为中焦脾胃痰热；若两尺脉独滑而数者，为下焦肾与膀胱的相火炽盛。若尺脉大而弦者，为肾阳亏损或阳虚寒饮上冲。若左脉大于右脉者，为肝邪犯肺；右脉大于左脉者，为气虚或气阴两虚。

2. 昼夜改变与咳嗽的关系

若夜间咳嗽加重，咽干者，为阴虚肺燥；夜间平卧时突然咳嗽，坐起后咳嗽减轻者，为寒饮蕴郁；早晨起床时咳嗽严重者，为痰饮挟肝肺气郁；日晡时咳嗽加重者，为胃热，食积不化；中午咳嗽严重者，为心肝火旺；夜间睡觉中咳嗽者，为肾阴亏损。

3. 季节

冬季咳嗽发作或咳嗽加剧者，为阴虚寒饮或气虚夹痰；夏季咳嗽发作或咳嗽加剧者，为阴虚燥痰或气阴两虚夹燥痰；四季均咳嗽者，为气阴两虚或阴阳俱虚。

4. 痰

若白色泡沫痰者，为寒饮蕴肺；白色泡沫咯时胶黏难出者，为阴虚夹饮；白色透明黏硬呈现块状者，为阴虚燥痰；白色夹少许红色痰者，为寒饮伤及肺络，白色胶黏夹血丝者，为阴虚火旺。

5. 全身症状

除应注意有无新感外邪外，还应注意与两个理论有直接关系的全身症状，即"肺为贮痰之器，脾为生痰之源"中的脾胃症状和"少阳属肾，肾上连肺"中的肾和少阳问题，如腰痛、胸痛等。

柳某 男，42岁。咳嗽少痰，时轻时重近20年，近半年来尤为严重。诊为慢性支气管炎。细审前医所用之药除西药外，尚有中药清热化痰、养阴清肺、化饮止嗽等汤剂和丸剂、片剂、胶囊、口服液等，然始终未见其效。细询其证，经常干咳难止，有时接连咳嗽数十声才有少许黏而亮呈白色半透明的痰咯出，最近3个多月来，因上课时经常连续咳嗽20多分钟才能讲第二句话而严重影响继续授课，为此不得不暂停讲课，偶因咳嗽时间长而腰痛，他无所苦，舌苔白，脉细缓尺脉稍大。综合脉证，思之，此燥痰证也，其本在肾，其末在肺。治以补肾化痰。

半夏10g 陈皮10g 茯苓10g 甘草10g 熟地10g 当归10g

服药4剂，咳嗽好转。继服10剂，愈。

孙某 男，55岁。咳嗽吐痰8年多。曾诊为慢性支气管炎。邀余诊视。细询其证，咳声重浊深沉，有时咳吐泡沫痰，有时咳吐黄稠痰，口苦口干，虽用各种抗生素，止咳化痰，以及中药等均无效。再询其所谓与咳嗽无关的诸证，云：有时手麻手憋胀，胃脘经常有痞满感，冬天则手足厥冷，夏季则手足心烦热。舌苔黄白，脉弦紧。综合脉证，诊为痰饮蕴郁中上二焦。为拟化饮止咳。

防己 10g　桂枝 10g　生石膏 15g　党参 10g　半夏 10g　陈皮 10g　紫菀 10g　葶苈子 3g

服药 4 剂，咳嗽吐痰大减。继服 20 剂，愈。

按：某医问："此证余曾久用止咳化痰之剂无效，何也？又且此人久居国外，西药用之甚多亦不效，又何也？"余云："《内经》有云：五脏六腑皆令人咳，非独肺也。此所以治咳而未效也。《金匮要略》有云：膈间支饮，其人喘满，心下痞坚……木防己汤主之。"此所以治咳而不效者二也。医又问："老师之言虽义理深刻，而余仍不明其理也？"余又云："前医之治一者只治肺而未注意病位实际在中焦也，二者本病既然以膈间支饮为主，膈间支饮应治以何法，苦辛通降则可，而你所用诸方未注意升降也。"

郑某　男，54 岁。咳嗽气短 10 个多月。曾诊为慢性支气管炎合并感染。邀余诊视。询其咳嗽气短，有时因连续咳嗽而全身大汗，身热乏力，经常因连续咳嗽，说话过多不能连续下去，并全身汗出，作报告时不得不停顿一定的时间，为此不得不暂时休息住院治疗。至今虽已住院 7 个多月，然始终不见明显效果。细察其脉见弦大紧数，舌苔黄白厚腻。细询其加重与减轻的各种因素。云：劳累之后，感冒之后均使咳嗽加重，且其咳嗽尤以夜间与早晨为甚。余云：此病乃气阴俱虚为本，痰郁化热为标之证也。治宜补气养阴以培本，化痰清热以治标。并嘱云：只可服此药，不可配用任何中、西药饵。

黄芪 15g　地骨皮 10g　紫菀 10g　党参 10g　茯苓 10g　柴胡 10g　半夏 10g　知母 10g　生地 10g　白芍 10g　麦冬 10g　肉桂 10g　甘草 10g

服药 4 剂，咳嗽大减。患者云：你是我第一个遇见的直爽老头，在过去的十几年中没有一个敢向我说只准服我的药，当我第一次见面即遇见你说了这一句话，我听后开始有点反感，可是后来我一想，或者可能是有把握，于是我就按照你的嘱咐没有应用任何其他药物，结果疗效很好。某人适在其侧云：过去一天用药均超过 100 元，这次才用几元。余云：本病是一个较为复杂的证候，所谓复杂是：一既有虚，又有实。二既有寒，又有热。三既有此脏此腑之本病，又有彼脏彼腑的乘侮。对待这么复杂关系所造成的疾病必须认真地分析何者为标？何者为本？何者为主？何者为辅？主和辅各占多少比例。正如你们搞行政工作的人一样，哪个管什么？哪个人应该管多大范围？各种人员管理范围的事情如何协调？必须都考虑到，否则管多了，管少了，协调不好，都做不好工作。然后再按分析的结果进行处理，只有这样才能治好病。

杨明均

诊咳须识证候特点，止嗽良方妙在化裁

杨明均（1938~　），成都中医药大学主任医师，教授

一、外感咳嗽

咳嗽有外感内伤两类，外感咳嗽属实证，有风寒、风热、燥热3型。

1. 风寒咳嗽

病机为风寒束肺，肺失宣降。其证候特点：①以痰稀色白为主症。②并见外感风寒诸症，如头痛、恶寒（重）、发热（轻）、无汗、苔薄白、脉浮或浮紧等。

2. 风热咳嗽

病机为风热壅肺，肺失宣降，热灼津液，故相应的证候特点为：①以肺失宣降的咳嗽为主症。②并见热灼津液之候，如痰稠而黄，咳痰不爽，口渴，咽痛。③兼见外感风热诸症，如头痛、身热、恶风、汗出、舌红、苔薄黄、脉浮数。

3. 燥热咳嗽

病机为燥热伤肺、肺失清润。故共同证候特点为：①以燥热伤肺、肺失清润之候为主，如干咳无痰或咳痰不利，或见咳引胸痛，痰中带

血。②并见燥热伤津之证，如鼻燥咽干，舌红、苔薄黄而干，脉细略数。③同时兼见燥热客表征象，如恶风，发热，头痛。④多发于秋季燥金司令之时，起病多急。燥热咳嗽应注意与风热型鉴别。二者皆有表证、热证，但风热型四时皆见，热证突出而表证亦多；燥热多见于秋，燥象突出而表证较少，以干咳无痰、鼻燥咽干、舌干少津为特点。

二、内伤咳嗽

内伤咳嗽属虚证，分痰湿咳嗽及阴虚咳嗽二证。

1. 痰湿咳嗽

病机为脾湿不运，上犯于肺，肺失宣降。故其相应证候特点为：①以痰湿犯肺、肺气失宣证候为主，如咳嗽痰多，痰白清稀。②并见脾湿不运诸候，如胸闷腹胀，神倦纳呆，呕恶便溏，苔白而腻，脉象濡滑。③迁延日久，反复发作。但湿多化热，若痰湿化热者，常见痰多而黄稠，或兼身热，苔黄而腻，脉滑数等症。临床甚为常见。

2. 阴虚咳嗽

病机为阴虚肺燥、肺气不宣，因而相应的证候特点为：①以阴虚肺燥、肺气不宣之候为主，如干咳少痰，口燥咽干，或见咳伤肺络之痰中带血或咯血。②并见阴虚火旺诸候，如午后潮热，两颧红赤，手足心热，失眠盗汗，形体消瘦，舌红少苔，脉细数。③多迁延日久。阴虚咳嗽见热象、燥象，与燥热咳嗽相似，但阴虚咳嗽属虚热，病程长而无表证，四时皆见，燥热咳嗽属实热，病程短而兼表证，且多发于秋，可资鉴别。

临床辨证宜突出重点，抓住疾病的主要病机选方用药。

三、止嗽散应用

止嗽散是清代名医程钟龄所著《医学心悟》中的方剂，针对咳嗽这一主症及肺失宣降的病机而设,临床常用其作为基础方,并根据各证型特点加减变通,灵活应用。

荆芥　紫菀　百部　白前　桔梗　陈皮　甘草

止嗽散原治感冒咳嗽而偏风寒者,其方剂配伍有以下特点:配伍简单,便于加减化裁。全方7味药物,临床实践,药简效宏。全方药性平正,基本上不偏寒热,故适用于各型咳嗽,有疏风宣肺、止咳化痰之功。

(1)风寒咳嗽:止嗽散最为合适,常嫌其疏风力弱而加羌活、防风等辛温解表药物,组成羌防止嗽散,以疏风宣肺散寒。

(2)风热咳嗽:可于原方去温燥之陈皮,加银花、连翘、薄荷、杏仁等组成银翘止嗽散以疏风清热宣肺。

(3)燥热咳嗽:可于原方去温燥之陈皮,加桑叶、杏仁、栀子、沙参、贝母等,组成桑杏止嗽散以清肺润燥化痰。

(4)肺热咳嗽:常于原方去荆芥之表散、陈皮之温燥,加桑皮、地骨皮,或加黄芩、黄连、大黄,组成泻白止嗽散、三黄止嗽散以清热泻肺化痰。若伴咳而气逆,咳引胸胁疼痛等肝火犯肺证候者,可再加青黛、海蛤粉,组成黛蛤泻白止嗽散以清热泻肝。

(5)痰湿咳嗽:常于原方去荆芥之表散,加半夏、茯苓、枳壳等,组成二陈止嗽散以燥湿化痰。若痰湿化热,可加黄芩、黄连,组成芩连二陈止嗽散以清热燥湿化痰。

(6)阴虚咳嗽:于原方去表散之荆芥、温燥之陈皮,加天冬、麦冬、知母、贝母,组成二冬二母止嗽散,以养阴清热、润肺化痰。

岳美中

咳嗽痰不爽，自似利肺汤

岳美中（1900~1984），中国中医科学院教授，著名中医学家

刘某 男性。

患感冒咳嗽，感冒愈后，咳仍不止，且咯痰不爽，喉一痒，咳即作，早起尤甚，力咳而痰始稍去，总有痰涎黏着于喉间的感觉，胸部苦闷，鼻塞不通，脉数舌红。为疏：

沙参 9g 马兜铃 6g 山药 9g 牛蒡子 6g 桔梗 6g 枳壳 6g 化橘红 4.5g 杏仁 9g 贝母 9g 白薇 6g 甘草 3g

服 3 剂，咳即爽，胸亦畅。再服 3 剂，咳嗽基本痊愈。

按：利肺汤以沙参补益肺气，马兜铃开豁解痰，是一阖一辟；用山药补虚羸，牛蒡子散结气，是一补一泻；用桔梗引气排痰，枳壳下气止逆，是一升一降，这 6 味相反相成。更用橘红止喉痒，白薇通鼻塞，杏仁、贝母止咳化痰，甘草亦具祛痰功效。故咯痰不爽，久不能愈，服之如沟渠壅塞而得到疏瀹，气展痰豁，指日而咳证得愈。因名此方为"锄云利肺汤"，取爽利咳痰之义。

邵长荣

治咳贵求通，疏肝每为先

邵长荣（1925~2013），上海中医药大学附属龙华医院主任医师

慢支咳嗽的效方达药

一、治法

慢性支气管炎久病必虚，一般反映在肺、脾、肾三脏为多见。在旧疾复发或继续感染的时候，虚中夹实，出现实、热、痰、湿的见证。其治法主要有以下几法。

1. 温肺化饮

主要见症为形寒，胸闷，咳白沫痰，舌苔薄白，质淡或带紫，类似"痰饮"证。仿《金匮要略》"病痰饮者，当以温药和之"之意。常用：

附子 9g　姜竹茹 9g　葶苈子 9g　五加皮 9g　白术 9g　陈葫芦 19g　米仁根 18g　黄荆子 12g　细辛 3g

制成合剂，名温肺化饮糖浆，对咳痰、胸闷、形寒等症有效率在70%~80%，对 IgA 亦有调整作用。

2. 泻肺清热及清肺化痰

用于热证，代表方有《景岳全书》的桑白皮汤。原方去黄连、山

栀，加连翘 12g，并重用黄芩 18g，对咳剧痰阻的患者加蚤休、天竺黄，常使排痰通畅，肺热渐清。

3. 润肺止咳

适用于干咳乏痰、咽干少津、舌红脉细等肺阴不足患者，可采用育阴润肺、止咳化痰，古方沙参麦冬汤、清燥救肺汤有一定效果。但养阴生津的方药，有时疗效并不满意。这与本病的病情迁延、缠绵反复有关，尤其兼有苔腻，脉弦滑；夹痰湿的病人，或原来脾胃虚弱的患者，养阴有助湿之弊，往往影响脾胃。因此，麦冬、生地等滋阴药不宜长期应用，而应选用沙参、玄参并加入冬瓜仁、苡仁、芦根等淡渗利湿之品。

4. 健脾化痰

适用于胸闷身重，痰多纳少，口干不欲饮，舌苔厚腻等痰湿较重者，用上述处方屡不见效，改用苍川朴、陈皮、半夏等，取平胃二陈之意，制成平喘合剂收效较著。后来，对肺结核兼慢性支气管炎痰湿重者，也使用此方。开始顾虑苍术、川朴等性燥，恐其劫阴动血。但事实并非如此，有时反因健脾利湿，湿除保津，收到意想不到的效果。如果晨起脸部轻度浮肿，可加车前草；老痰不化加海浮石 18g。

5. 培补脾肾

方药很多，参蛤散、附桂八味丸、七味都气丸之类，大同小异。

二、用药

在用药方面，以尽其所长为宗旨。常用以下几种药：

1. 麻黄

因其性味辛温，故多用于实喘中之偏寒者。

临床体会经适当配伍，寒热之喘均可应用，麻黄的用量可因地因人制宜。近来其用量有加大的趋势，偶可用至 15g，但须蜜炙以濡润其燥烈之性，有时则重配白芍 30g、桂枝 9g 调营卫，以纠麻黄过汗之弊。临证还可根据患者体质的差异用麻黄根来治疗兼有自汗的哮喘患者，而对素患高血压、心脏病及体质虚弱者则当禁用或慎用。

2. 射干

为治咽喉疾患之要药。临床常用其治喘，其机会有时甚至多于麻黄。本药性味苦寒，具利咽清肺之功，而无麻黄发汗之弊。咽喉乃肺气出入之道，咽利路通，则喘哮可平。其用量多为 9g 至 12g。

3. 款冬花

此药具有较好的止咳化痰作用，已故名医程门雪认为它是一味治喘良药。临床多配用于复方中，且因其性稍嫌温燥，故常蜜炙使用。

4. 补骨脂

系辛苦、大温之品，具补肾壮阳、温肾纳气之功。对肾不纳气之虚喘患者，常与胡桃肉等温补肾阳之品合用。本药不但可以用于治本，也可用于治标。即使不是肾虚的哮喘病人，只要热象不太明显，且无咯血等表现者，亦可应用，以加强祛痰平喘之效。

5. 车前草

此药一般用于利尿消肿。车前草既可利颜面及下肢之水，必定也能清肺中之水。咳喘不息，多是痰饮壅肺，也是水湿之邪作祟，固可用车前草清利之，水清饮除，肺野清虚，气道通畅，则喘咳可平。因而，治疗喘咳不休、痰饮壅盛者多加之，疗效颇佳。

6. 胡颓叶

《中藏经》谓其治"喘嗽上气"，《本草纲目》曰其能补"肺虚短气"。民间也有用之以治疗哮喘者。

本品既可治喘又能补气，攻补兼任，确是一味治喘佳品，尤其对发育期前后的少年哮喘患者，常奏奇效。

三、验方

在几十年的临床实践、科研、教学等工作中，对防治慢性支气管炎的方药进行了大量的筛选和研制，创制了许多疗效较好的验方。

1. 镇平片

由曼陀罗 0.042g、远志 0.42g、甘草 0.3g（每片所含的生药量）组成。轻证哮喘每次服 2 片，重证而体实者可用至 3 片，日服 1 次。本方以曼陀罗解痉平喘为主，佐远志化痰宁神、甘草甘缓和中为辅，并可制曼陀罗之毒，诸药合用共奏定喘止咳之功。

2. 保肺片

由补骨脂、菟丝子、杜仲、川断、熟地、当归、覆盆子、胡桃肉等药组成。方中诸品合用具补肾纳气、滋养阴血之功。

3. 三桑汤

由桑白皮 12g、桑椹子 12g、桑寄生 12g 组成。方中桑白皮清泻肺热为君，配以平补肝肾的桑椹子和桑寄生为辅，补中有泻，寓泻于补，具攻补兼施之效。适用于肺气肿、咳嗽气急等症不太严重，兼稍有舌紫的轻度肺气不宣和肾不纳气的哮喘缓解期患者。

4. 三参汤

由孩儿参 15g、沙参 12g、玄参 12g 组成。痰热壅肺，经久不愈而见肺之气阴两虚者，用之甚宜。本方主要用于哮喘静止期，舌质绛红的气阴两虚者。

5. 三子汤

由葶苈子 12g、苏子 9g、车前子 12g 组成。方中葶苈子具泻肺定喘、行水消肿之功，效似桑白皮而力强，适当配伍，虚、实之喘皆可用之。配苏子以降气，车前子以利水，三品合用具明显的利水下气之功。适用于哮喘痰多，下肢浮肿，但不太严重的患者。

疏 肝 六 法

邵师认为，咳嗽一证，虽然病因各异，兼证不一，但揆其要，无不由于气机违和，气血流通受其阻滞，通而不畅，甚或不通，津液的输布代谢受到干扰，痰饮停滞，咳证由是而起。为治之道，贵在求通。通则气机调和，百脉流畅。调通气机之法，以疏通肝气为先，临证归纳有六法，兹述如次。

一、疏肝祛风法

肺乃清虚之腑，为脏腑之华盖。呼之则虚，吸之则满，只受得本然之正气，受不得外来之客气，客气干之则咳矣。多种外邪，常随风邪袭之于肺，素有七情内伤、肝气郁结之体，复感风邪，清虚之体受扰，肺气壅遏不宣，宣肃失司在所必然。临床可见咳嗽时缓时剧，经久不愈，每逢忧思、烦恼、受风、感寒、天气变化时咳嗽加剧，伴咽痒、脉弦。邵老用荆防败毒散加减治之，使风邪疏散，肝气条达，气机调和，肺气就能宣畅。

汪某 女，41 岁，1993 年 11 月 2 日初诊。患者咳嗽反复多年，时轻时重，西医诊断为慢性咽喉炎，经多方治疗，鲜有疗效。近因疲乏后受凉，咳嗽加剧，干咳少痰，伴有胸闷心烦，口干咽痒，苔薄白，脉细弦，治宜疏肝祛风止咳。

荆芥　防风　羌活　独活　桔梗　柴胡　前胡　赤芍　白芍　川芎　枳壳　黄芩　射干　山豆根　蚤休　半边莲　细辛

服药 7 剂，多年咳嗽停止。随访半年，咳嗽未作。

二、疏肝化痰法

肝与肺为人体气机升降之通道，肺居上，主一身之气的宣降；肝居下，主疏泄，其经之别支由下而上贯膈注肺，挟生发之气，循经而舒启肺气，使之宣降而行治节之权。若性情沉郁，肝气失于条达，肝气郁结则阻碍肺气宣肃而发之为咳，久则津液不布，聚而成痰，前贤对肝郁挟痰的病机早有论述，"善治痰者，不治痰而治气……"。邵师认为：气机郁滞，津液失布是产生痰饮停滞致咳的基础。患者表现既有咳嗽证候，又有胸胁胀闷，情志不舒，喜叹息，脉弦的肝气不利之象。邵老常用疏肝理气的方法调理气机，使郁滞的气机通顺，气顺则一身津液随之而顺，痰浊亦随之而降，实为治咳之本。临床上气滞痰凝多为互兼，以气滞为主者咳嗽症状多为间歇，每因情志不畅而发或加重，治疗用四逆汤或半夏厚朴汤加减为治。以痰凝为主者，症见痰黏咽喉感，咯之不爽，时轻时重，常加用温胆汤为治；痰郁化热者，参照平肝清肺法治疗。

陈某 女，50岁，1994年3月5日初诊。

患者平时多愁善感，半年来咳嗽断续，痰多黏稠，咽喉不舒，西医诊断为支气管炎，久治不愈，伴胸胁满闷不舒，苔薄腻，脉弦细滑。辨证肝郁气滞，痰气互结，治宜疏肝解郁、理气化痰。

柴胡　前胡　赤芍　白芍　枳壳　枳实　川芎　郁金　丹皮　白术　陈皮　姜半夏　炙苏子　生甘草

7剂后咳嗽减轻，惟觉胸胁不舒，舌苔薄白腻，脉弦滑。

上方加川楝子，再服7剂。药后咳嗽痊愈，胸闷亦舒，精神转佳。

三、平肝清肺法

肝气郁结，久郁化火，日久不散，上逆犯肺，火灼肺金，即"木火刑金"，烁津为痰，肺失肃降，引起咳嗽。症见气逆咳嗽面红，咳引胸胁作痛，痰黄而黏，头晕目眩，咽喉干燥，舌红苔薄黄少津，脉象弦数，邵老常用小柴胡汤合野菊花、夏枯草、鱼腥草、败酱草等药治疗，并重用黄芩，使肝火平息，肝气调畅，肺经通利，肺得安宁。

朱某 男，48 岁，1994 年 10 月 18 日初诊。

患者平素性急，头晕频作。3 天前因劳累后咳嗽剧作，伴发热、痰黄难咯，咳甚则两胁下满闷疼痛，不可转侧，外院诊断肺部感染，渗出性胸膜炎。并伴有口苦口干，大便秘结，舌红苔黄，脉弦数。证系肝病为本，肺咳为标，肝火犯肺而为咳。治宜平肝清肺，化痰止咳。

柴胡　姜半夏　黄芩　赤白芍　瓜蒌皮　丹皮　野菊花　夏枯草　鱼腥草　败酱草　延胡索　川楝子　徐长卿

7 剂后咳嗽减半，连服 14 剂后病情逐渐康复。

四、疏肝通腑法

气郁痰壅常伴有腑气不通之症状，邵师治疗此类病证除疏肝解郁调气外，还要加入通泻药物。"肺与大肠相表里"，以承气汤为代表的通下药能通腑气，开导阴邪，荡涤肠胃，通利水谷，起开门逐盗的作用。腑气一通，全身的气机也随之而畅，痰浊亦随气而下。西医学研究证实，大黄具有较强的抗菌作用，可促进肠蠕动，从而加速血液淋巴循环，有利于炎症的吸收。在用药剂量上则根据患者的体质及耐受量调整，既不伤正气，又可达到治疗的目的。

蔡某 女，31 岁。

主诉：咳嗽反复不愈 2 年余，痰黏色黄，咯之不爽，伴咽喉不舒，口干喜饮，大便秘结，每天一行。西医诊断为慢性咽炎、支气管炎，多次反复用抗生素治疗不效。查体：咽后壁淋巴滤泡增生，两肺呼吸音粗糙，舌苔薄黄腻，脉弦滑。辨证为气郁痰凝、腑气壅塞，治拟疏肝通腑导痰法。

柴胡　前胡　赤白芍　平地木　细辛　蚤休　半边莲　全瓜蒌　大黄　枳壳　枳实　江剪刀草　野菊花

服药 7 剂，大便通下量多，并见痰状黏液，咳嗽明显好转。二诊时上方去枳壳、枳实、大黄，加入蒲公英，再服 7 剂，咳嗽痊愈未发。

五、通利化饮法

咳嗽痰多，甚则气促，有时兼有肢体浮肿，类似有支饮的见证。邵老常用通利化饮的方法治之。在宣通肺气、通调气机的同时加入了陈葫芦、猪茯苓、车前草、泽泻等利水化湿药；参入苍白术健脾益气化湿，祛痰湿而不伤正气；再参入防己、桂枝祛风通阳，加强利水消肿的作用。咳嗽一证随水饮的通利而日见平息。对于久病脾肾阳虚的患者，则采用熟附块、肉桂温阳利水的方法治之。

范某　女，48 岁，1995 年 1 月 24 日初诊。

主诉：咳嗽咯痰 5 年余，为白色泡沫状痰，量多。

近 2 年来动则气促，西医诊断为慢性支气管炎、肺气肿，用一般抗菌消炎化痰药治疗未效。今年冬季发作频繁、怕冷、易出汗，伴鼻塞流涕，下肢浮肿。舌苔白腻，脉浮滑，两肺可闻干性啰音。

辨证：痰饮内恋，风寒外束。治当温肺化饮，通利水湿。

黄荆子　麻黄根　赤白芍　川桂枝　细辛　姜竹茹　川芎　干姜　陈葫芦　车前草　苍白术　泽泻　防己

7 剂。二诊时下肢浮肿已退，咳嗽咯痰亦减。舌根白腻，脉细滑。用上方加减治疗 1 个月后，咳嗽咯痰尽和。

六、通脉祛痰法

心主血脉，肺主气，两脏同居上焦。《素问·经脉别论》曰："肺朝百脉。"这就决定了心与肺在生理上和病理上的密切关系。若心脉瘀阻，宗气运行不利，肺络阻滞不通，津液代谢受阻扰而凝聚为痰，痰阻气机，以致宣降失职，而见咳嗽气喘等症。治为通脉祛瘀、行气化痰，方选瓜蒌薤白半夏汤为治。

李某 女，65 岁，1994 年 6 月 2 日初诊。

主诉：胸闷心悸咳嗽反复发作 10 余年，咳嗽加重、气短 1 个月。

西医诊断为冠心病、慢性支气管炎。近日症见心慌气短，胸闷，早搏频繁，咳嗽喘息，咯痰不已，舌淡紫、苔白腻，脉结。胸阳不振，心脉瘀阻，痰浊内滞，肺失宣肃。治拟温通祛瘀，行气化痰。

桂枝　炙甘草　瓜蒌皮　薤白头　姜半夏　丹皮　丹参　炒蒲黄　桃仁　青皮　陈皮　淮小麦　大枣　郁金　佛耳草

7 剂。二诊时心悸早搏稍平，胸闷亦减，咳嗽咯痰见瘥。

上方加江剪刀草、车前草，继服 14 剂。

（夏以琳　整理）

王季儒

妥用疏表勿凉过，肝火痰湿两蠲之

王季儒（1910~1991），天津市长征医院主任医师，临床家

咳嗽虽有外因内因之别，然皆与肺有关。陈修园所谓"肺如钟，撞则鸣"。外感之咳，必由皮毛而入。皮毛为肺之合，故皮毛受邪必先入肺而为咳嗽，皮毛为风寒所闭，内热不得外达，热为寒束，故治疗既要解表以散寒，又要清里以肃肺，表解则嗽自止。宜疏表止嗽汤。

疏表止嗽汤（自定方）

桑叶 10g　菊花 10g　杏仁 9g　炙白前 9g　炙前胡 9g　广皮 6g　荆芥 5g　竹茹 12g　生枇杷叶 12g　连翘 12g　甘草 3g

凡感冒后咳嗽者，必须以解表为先，本方桑叶、菊花、荆芥解表以散邪；杏仁、枇杷叶、炙前胡、炙白前、广皮降逆化痰以止嗽；竹茹清胃以化痰；连翘清热以消炎。如表寒郁闭较重者加苏叶 5g；如咳痰稀白加清半夏 9g，云茯苓 12g；如痰不易出，是为肺燥，加款冬花 12g，或加梨膏，化入汤药中，肺得润则痰易出，痰出则咳自止。若咳嗽日久，甚至迁延数月不愈者，系风邪入于肺络，或感冒咳嗽初起而用川贝母、麦冬、五味子等补肺之品，将风邪闭于肺络，可用麻杏甘石汤加细辛少许引邪外出，即"火郁发之"之意。但麻黄、细辛不可多用，每味仅用 1g 即可。

若表邪已解，而咳嗽不止，或咳久肺虚气短乏力，因肺为娇脏，喜温而恶寒，初由风寒侵肺而致咳嗽，继则因咳而伤肺，肺失清肃之令。治宜温润肺脏、益肺化痰汤主之。

益肺化痰汤（自定方）

款冬花 10g　紫菀 10g　炙前胡 9g　炙白前 10g　炙枇杷叶 12g　百部 9g　南沙参 12g　川贝母 9g　甘草 3g

本方皆温润益肺之品，治表解而咳不止者，或少加桑叶以搜余邪。如久咳不止，可加五味子 5g 或罂粟壳等以敛肺气。但古人用五味子止咳必加细辛或干姜少许，俾一散一收，庶无留邪之弊。

外感咳嗽多因表寒内热，不可过早使用寒凉，如石膏、三黄等。更不可使用滋腻固肺，如生地、麦冬、玄参、川贝母等。如过早使用寒凉，外寒被遏，内热更盛，延缓愈期，其害尚小；如初起使用滋腻，则将邪固蔽于肺，拂郁日久，引邪入于血分而致下午发热转成虚劳，为害实大。此病固不可早用寒凉与滋腻，而辛温燥热之品亦当禁用，因其能助内热，灼伤肺络，即有失血之虞。此治外感咳嗽之大略也。

支气管炎之内伤咳嗽，多见湿痰犯肺，或肝火犯肺。兹分述如下。

湿痰犯肺者，为脾虚不能化湿，聚为痰浊，则上犯于肺。盖脾为生痰之源，肺为贮痰之器，其咳嗽必然多痰，胸闷倦怠，舌苔白腻，脉多濡滑。宜健脾化湿以杜生痰之源，化痰泻肺以肃贮痰之器。拟二陈汤加减。

清半夏 10g　化橘红 8g　云茯苓 12g　生桑白皮 9g　白术 10g　海浮石 10g　款冬花 12g　百部 9g

二陈汤为理脾胃化痰湿之专药，加白术健脾以祛湿；桑白皮泄肺以行水；海浮石、款冬花、百部化痰止嗽，用以治湿痰犯肺之咳嗽，尚属合宜。

肝火犯肺者，气逆咳嗽，咳则胁下作痛，面红咽干。《素问·咳论》中说："肝咳之状，咳则两胁下痛。"脉多弦数，宜疏肝清热、止咳化痰，方拟降气化痰汤。

降气化痰汤（自定方）

杏仁 10g　苏子 9g　瓜蒌 30g　川楝子 6g　元胡 9g　龙胆草 6g　石斛 12g　旋覆花 9g　赭石 9g　甘草 3g　枳壳 5g

肝火犯肺之咳嗽必须降气平肝以止咳。杏仁、苏子降气止咳，瓜蒌、枳壳宽胸化痰，旋覆花、赭石、川楝子、元胡平肝止痛，龙胆草清肝热，石斛养肝阴，甘草缓肝急。合之共奏止咳降逆之效。

总之外感咳嗽，其来也暴，内伤咳嗽，其来也缓。如平素无病，忽然咳嗽，虽无发热恶寒头痛等表证，亦当先考虑为外感咳嗽，先用清疏解表。内伤咳嗽亦不宜过于表散，过于表散则伤肺阴，咳必不止。

杜某　女，52岁。

初诊：半年来屡感风邪，每犯则头痛憎寒咳嗽。风邪侵袭皮表，内舍于肺，近 10 余日咳喘痰多。且肺与大肠相表里，肺受邪则便不固，故大便溏泄，日 3~4 次，脉滑数。宜宣肺定喘，兼以和中。

麻黄炭 1g　杏仁 9g　甜葶苈 9g　茯苓 12g　大腹皮 5g　范志曲 6g　滑石 12g　细辛 1g　海浮石 12g　黄连 6g

复诊：前方连服 2 剂，喘减，便泄已止，惟咳嗽痰多，依然未减。原方去范志曲、滑石、黄连，加全紫苏 9g、生枇杷叶 12g、炙前胡 6g、炙白前 9g。

刘某　男，32岁。

曾因肺瘤将右肺切去一半，肺气已伤，清肃失下行之令，则上逆咳嗽。痰不易咯出者，是津伤肺燥。脉弦滑而数者，是痰热内郁，热邪上犯，故时有晕倒之势。病已月余，拟清热润肺，俾痰易出则咳自止。

生石膏 18g　炙麻黄 1g　杏仁 9g　炙前胡 9g　炙白前 9g　黛蛤粉 30g　炙枇杷叶 12g　旋覆花 9g　赭石 9g　竹茹 12g　海浮石 9g　瓜蒌仁 12g　鲜菖蒲 12g　紫雪散冲,1g

复诊：前方连服 3 剂，咳嗽见轻，效不更方，原方继服。

戴某　男，36 岁。

素有咳嗽宿疾，近又添心跳气短，面色萎黄，脉来参差不齐。盖嗽久伤肺，肺损及心，故又添心跳气短，脉有间歇，面色萎黄者，是气血亏而不荣于面也。

生龙骨 12g　生牡蛎 12g　炙甘草 6g　吉林参 5g　阿胶烊化,9g　麦冬 12g　桂圆肉 5g　柏子霜 9g　茯神 12g　磁朱丸布包同煎,2g

复诊：脉象转佳，咳嗽未止，并以强心止咳。

党参 12g　麦冬 12g　五味子 5g　百合 12g　冬虫草 5g　阿胶 9g　炙前胡 9g　炙紫菀 9g　款冬花 12g

杨某　女，29 岁。

初诊：咳嗽甚于午后，吐白痰，行动后更剧，脉数而无力。

生石膏 18g　麻黄 1.5g　细辛 1.5g　甜葶苈 9g　款冬花 12g　清半夏 9g　银杏仁 5g　五味子 5g　瓜蒌 12g　鲜菖蒲 12g　黑锡丹吞,1.5g

复诊：前方连服 3 剂，咳喘大减，效不更方，原方再服 3 剂。

按：咳喘甚于午后，行动更剧者，为下元虚损之征；脉数而无力，为上焦有虚热之象；其吐白痰者，以咳嗽频频而痰随出，频咳频出，不俟痰黄稠而后出也，与寒痰之稀白者不同。治以清上焦、温下元法。

（王启琏　王启瑞　整理）

孔伯华

清疏豁痰和肝胃，偏执于肺难应机

孔伯华（1885~1955），京华名医，著名中医学家

孔师认为：五脏六腑皆令人咳，非独为肺。咳为之一证，喘又为之一证也。临证咳喘兼见者有之。咳必经于肺，咳作必有声，声出又有清浊之不同。喘亦发声，然与咳声迥异。声出以鼻之呼，以口之喝而知是喘。一呼心肺皆应，一吸肝肾同侔。呼吸之间脾动焉。喘之为病更非独在肺一脏。是故同一咳喘证，而外感内伤虚实寒热，理应细分以治之。如秋燥咳之初，桑菊饮去桔梗为宜，老人幼婴更当轻清之剂。挟痰者咳必重浊，其标在于肺者，青黛海蛤以使痰得外吐，须少佐石斛；其本在于胃者，又须竹茹、半夏。至若咳声高亢无痰，或痰出不过星点，而又当别之舌苔有无，是薄是厚，属滑腻，属干糙，脉之滑数与细数？右寸是浮或是沉？声高亢无痰，舌无苔，脉多见数而兼细，右寸为沉，是欲见血证也，喻氏清燥救肺汤可用。反之者，则须清络饮加杏仁、苡仁、滑石、竺黄、海浮石、羚羊角粉急防肺痈为害。喘之气粗，呼呼出自于鼻孔，当治其热，当察其痰，此虽在冬月，麻黄亦不可轻用，直须生石膏、黄芩、胆草佐薄荷以通透其内壅之热。痰实者，用瓜蒌、葶苈、竹沥、胆星、礞石滚痰丸之类。其所谓喘喝者，除经言"因于暑，汗烦则喘喝"一则外，此须辨肾不纳气。汗出如油、目瞪圆圆，语言难张，绝非白虎之剂所能施。求诸于芩、

桂、参、附之辈与三甲之属，从其异同，按肝肾乙癸同源之论治。咳喘久病将愈之际，往往气馁不足，难抵外邪相侵，微受之则小咳，小有劳即欲喘，找之以紫菀、款冬，佐群药为治颇验；愈后调摄于用膳之时可辅以百合粥：而于罂粟、五味子、洋金花，用则宜慎之又慎。孔师常言："二阳之病发心脾，有不得隐曲者，其传为风消，往往不传于息贲以不死，独一咳一喘之候常因医治不当而传为息贲至死者，能不憾叹乎！"

章男 九月二十七日

脾胃湿热，肺为邪袭，遂致伤风咳嗽，痰涎上犯，清肃之令不能下行，右关脉较大，治以清疏凉化之。

冬桑叶 9g 紫苏叶 2g 薄荷 3.5g 瓜蒌 12g 知母 9g 鲜芦根 18g 鲜竹茹 9g 栀子炭 9g 杏仁泥 9g 枯黄芩 6g 川贝母 9g 鲜杷叶 12g 桔梗尺许

关男 六月二十七日

湿热上犯，津液被阻，咳嗽稀涎上犯，口干气逆，脉弦数兼滑，右寸关较盛，亟宜清疏豁痰兼育津液。

铁石斛劈先煎，9g 鲜竹茹 9g 鲜杷叶去毛布包，12g 杏仁泥 9g 旋覆花 4.5g 半夏 9g 苏子 6g 云苓皮 12g 盐炒橘核 9g 知母 9g 鲜藕 30g 炒高粱米 12g 鲜西瓜翠衣 30g

韩女 六月二十五日

湿热相郁，肺令失肃而成久咳，经为之阻，脉滑大而数，舌苔垢腻，亟宜清疏凉化豁痰兼达经络。

鲜石斛劈先煎，15g 杏仁泥 9g 通草 3g 瓜蒌皮 15g 旋覆花 6g 黛蛤粉布包先煎，18g 代赭石 6g 知母 9g 川膝 9g 枯黄芩 9g 青竹茹 18g 炒甜葶苈 9g 川郁金 6g 益元散布包 12g 橘核 9g 西瓜翠衣 30g

吴女 六月二十七日

肝肺并热，湿痰过重，心跳，头部痛楚，呛咳不剧而痰涎壅盛，脉取弦大而数，宜以清柔疏化。

黛蛤粉布包先煎，3g　旋覆花包，9g　代赭石 9g　龙胆草炒，6g　肥知母 9g　夜交藤 48g　生决明生研先煎，24g　朱莲心 6g　川牛膝 12g　川黄柏 9g　广陈皮 6g　杏仁泥 9g　辛夷花 9g　清半夏 9g　鲜荷叶 1 张　炒甜葶苈 9g　紫雪丹冲，1.2g

二诊：六月二十九日。头痛、心跳、咳嗽、痰多，加冬瓜皮 30g、磁石 6g、辰砂 3g、桑寄生 18g。

张妇　七月十九日

旧有肺虚咳喘，近以热气郁阻，又有复发之象，口干舌苔垢糙，气逆窜痛，脉滑大而实，先予清化和肝。

云苓皮 9g　黛蛤粉布包先煎，18g　乌药土炒，6g　大腹绒 3g　炒秫米 9g　旋覆花布包，4.5g　代赭石 4.5g　瓜蒌仁元明粉15g，拌，9g　陈皮 4.5g　炒谷芽 4.5g　炒稻芽 9g　川郁金生白矾水浸，3g　杏仁泥 9g　益元散布包，6g　瓜皮 30g　川牛膝 4.5g　知母 9g

郭男　七月二十日

暑邪郁阻未得解，遂致久咳，经月不止，痰不易出，脉大而数，右寸关尤盛，亟宜清疏豁痰。

鲜苇根 24g　杏仁泥 9g　鲜竹茹 24g　生紫菀 9g　枯黄芩 9g　广藿梗 9g　黛蛤粉 30g　天竺黄 6g　板蓝根 9g　知母 9g　旋覆花包，4.5g　代赭石 6g　荸荠汁兑服，1 杯

牛妇　六月二十二日

肝肺气郁，湿痰亦盛，咳嗽四月之久，胸胁阻痛，脉弦滑而数大，亟宜清通抑化。

鲜石斛布包先煎，18g　干百合 9g　旋覆花包，6g　代赭石 6g　台乌药 9g　全瓜蒌 18g　知母 9g　枳壳 3g　川郁金生白矾水浸，9g　杏仁泥 9g

竹茹 18g　甜葶苈 6g　藕 30g　紫雪丹分冲，1g

周女　闰月初八日

咳嗽较久，经闭三月，阴分虚燥，脾湿滑泻。然六脉洪大，按之力差，尚非细数，热象极盛，清化之品尚能纳，姑予清化。

生石膏研先煎，12g　干百合 9g　旋覆花布包，4.5g　炒谷芽 9g
炒稻芽 9g　代赭石 6g　鲜石斛劈先煎，12g　甜杏仁 9g　川牛膝 9g
黛蛤粉布包先煎，15g　小川连 4.5g　吴萸泡水炒，0.8g　生鳖甲先煎，4.5g
盐知母 9g　盐黄柏 9g　首乌藤 30g　甜葶苈 3g　地骨皮 9g　车前子包，9g
黄土汤煎。

王妇　九月十二日

前方兼用甘温，又觉不适，盖湿痰过盛，补药难入，然久服辛温，肺气不能敛，每为风寒所袭即喘促，只能以镇摄佐之，再进。

生牡蛎 18g　生龙齿 12g　旋覆花布包，4.5g　代赭石 6g　杜仲盐水炒，
4.5g　炙巴戟天 4.5g　磁朱丸 12g　陈皮 4.5g　杏仁泥 9g　麻黄梢 0.1g　法
半夏 9g　细辛 0.5g　苏子 3g　桂枝尖 6g　川牛膝 6g

黄男　二月二十七日

脾胃失和已久，痰热相并，肝肺气郁，咳嗽喘息，夜间痰盛，脘中痞满，呕逆，胃不安纳，舌苔白腻，脉弦大而数，宜宣肺化痰。

鲜石斛先煎，24g　黛蛤粉布包先煎，30g　生石膏 24g　浮石 15g　杏
仁泥 9g　葶苈子 15g　生麦芽 30g　白通草 6g　焦山楂 9g　天竺黄 9g
瓜蒌皮 12g　浙贝母 9g　青竹茹 12g　焦栀子 6g　酒黄芩 6g　竹沥水冲服，9g

2剂。

二诊：二月二十九日。脉象渐平，喘息较正，但痰涎尚盛，脘痞未除，气机遂不得畅，肺令失宣，咳嗽即不能平，再以前方略为增减。

生石决明研先煎，18g　青竹茹 24g　鲜石斛先煎，24g　黛蛤粉布包

煎，24g　知母 9g　旋覆花布包煎，6g　代赭石 9g　全瓜蒌 24g　川黄柏 9g
苦杏仁泥 9g　苏子霜 4.5g　陈皮 4.5g　酒子芩 9g　川牛膝 9g　竹沥水冲
服，9g　车前子布包煎，6g

三诊：三月初三日。喘咳皆安，脘痞亦减，然呕逆懊侬，胃纳仍
少，唇舌均干，肺气渐舒而脾胃仍困，脉滑数，舌苔黄垢，再清胃
和中。

生石决明先煎，24g　建神曲 9g　川朴花 6g　法半夏 9g　代赭石 6g
旋覆花布包，6g　生麦芽 15g　瓜蒌皮 12g　水炙甘草 15g　焦栀子 9g　青
竹茹 18g　广陈皮 9g　莱菔子 9g　炒枳壳 6g　全紫苏 4.5g　云苓皮 12g
肥知母 9g　车前子布包煎，9g　滑石块 15g　鲜石斛先煎，30g　落水沉
香冲服，1.5g

3 剂。

（《孔伯华医集》）

洪广祥

治疗支气管扩张的经验

洪广祥（1938~　），江西中医药大学教授

支气管扩张属中医"咳嗽""咯血"等病的范围。导师认为：支气管扩张的主要病理是痰瘀阻肺，郁而化热。肺气以清肃下降为顺，气道壅塞为逆，只受纳清气（清新空气与水谷之气），受不得浊气（风、寒、燥、热、烟尘与痰饮等浊气）犯肺，痰液黏稠难出，郁而化热，可导致支气管扩张反复发作，痰、热、瘀是本证的病机重心。外感六淫之邪以及内因七情所郁，常为本病的诱发因素，也是致病因素之一。病程迁延，郁热伤阴，又可出现肺热阴虚。由于肝脉上注于肺，部分患者可因素体肝旺，易气郁化火，肝火上炎，上逆犯肺，而出现肝火热证。治疗本病的原则，根据病机在急性发作阶段，以清热、排痰、止血为主；缓解期以益气阴、行瘀滞为主，根据临证不同阶段，从以下四个方面进行辨证施治。

一、痰热瘀阻证

此证多见于支气管扩张的急性发作阶段。症见咳嗽，气息粗促，痰黄黏稠，咳吐不爽，胸部隐痛，或痰中带血，血色鲜红、紫暗相兼，或发热，舌质红暗、苔黄腻，脉弦滑数，治疗重在泻热祛痰。常用药：

葶苈子 10~15g　　虎杖 15g　　浙贝母 10g　　金荞麦根 30g　　天葵子 15g

十大功劳叶 15g　七叶一枝花 15g　冬瓜仁 30g　卫矛 10g　桃仁 10g　生大黄 10g

本方具有较强的抗感染作用，如痰及呼吸有臭味，痰培养有铜绿假单胞菌或厌氧菌感染时，可加用败酱草 15~30g。本方组合意在直挫病势，但药性偏于寒凉，对脾胃虚弱的患者，必要时减量，或稍佐健脾和胃之品，如鸡内金、炒麦芽、法半夏、陈皮等。有气阴两虚见证者，可适当加用孩儿参、北沙参、麦门冬、百合等益气养阴的药物。

二、肝火犯肺证

症见呛咳阵作，咳时面赤，咽干，情绪急躁易怒，胸胁胀痛，或痰中带血，血色鲜红，舌质红、苔薄黄，脉弦数。此证主要表现火象突出，如果不及时控制，火热之邪伤及气阴，可致气阴两虚或肺热阴虚，治疗重在清肝泻肺，以阻止病情发展，常用药为：

青黛 10g　海蛤壳 15g　丹皮 10g　山栀子 12g　枇杷叶 10g　黄芩 10g　白头翁 10g　秦皮 15g　桃仁 10g

胸胁胀痛明显者加瓜蒌皮 15g，郁金 10g；大便干结者加生大黄 10g，既可通便，又可使火、热之邪下行。

三、热伤血络证

以咯血为主症。症见痰中带血或纯血鲜红，出血量多，舌红、苔黄，脉弦数。此证常伴痰热壅肺或肝火犯肺的本经证候。治疗重在清热泻火、凉血化瘀止血。导师认为：支气管扩张咯血的治疗，重点应放在清肝泻肺而达到止血之目的，所谓"治火即是治血"。澄本清源以治其本。常用药：

黄芩 10g　青黛 10g　生地 30g　白茅根 30g　桑白皮 15g　藕节炭 40g　茜草 15g　生大黄 10g　参三七 6g

此证与前证均从肝肺来论治，但前者以清肝为主，后者以泻肺为主。

根据导师的经验：咳嗽和咳痰不畅，常常是诱发或加剧咯血的重要原因之一，因此注意"镇咳祛痰"是控制和减少出血的重要环节。对于支气管扩张因咯血量大而引起窒息者，应合理配合西药治疗，以取长补短，提高疗效。中药可试用羊蹄根50g、接骨仙桃草30g、紫珠草30g、三七末10g，水煎取药液作保留灌肠，每次200ml，每日1~2次。此方法不仅有利于咯血患者克服口服汤药难的弊端，而且可以明显地提高止血效果，为大量咯血的患者提供了新的止血给药途径。

四、肺热阴虚证

此证多见于支气管扩张症状缓解的阶段，此时感染控制，咯血停止，仅有咳嗽，气短，乏力，胸部不舒，口舌干燥，或者低热，舌质偏红暗、苔薄少或乏津，脉象细数。治宜益气养阴，化瘀通络。常用药：

孩儿参30g　北沙参15~30g　麦门冬10g　百合15g　玉竹10g　川贝6g　怀山药15g　十大功劳叶15g　丹皮10g　赤芍10g　桃仁10g

如脾胃虚弱，运化不及，食欲差者，加鸡内金10g，谷、麦芽各10g，白蔻仁6g，以健脾助运；有明显的低热者，导师认为，不一定都属阴虚，痰热郁遏于肺也会出现低热，如处理不当，将有可能再度出现急性复发。可用金荞麦根、七叶一枝花、天葵子、鱼腥草之类药物以控制感染；若低热确属阴虚所致，可加用清虚热药，如银柴胡、白薇、地骨皮等。

以上四证是支气管扩张的常见证候，临床应辨证施治，灵活掌握，方能切合实际，提高疗效。导师认为治疗本证还应注意以下几个方面。一是根据病人的体质及季节注意选用方药。就大多数患者的体质来看，气火盛旺，阴虚肺燥者居多，而支气管扩张的发作常以春季和秋季为多，这与中医所称的肝气旺于春和秋燥伤肺的特点有着密切的关系。因此对支气管扩张症的患者要注意在春季服用平肝清肺方药，而在秋季就应服用清燥润肺方药。这对改善患者适应自然界气候的调节能力，控制急性发作有良好的作用。二是缓解期应着重调肝、泻肺以达到治肝理肺之目的。支气管扩张的部分患者常因情绪抑郁，郁而化火或性情急躁，暴怒伤肝，以致肝火横逆侮肺，而激发支气管扩张症的急性发作，此类患者的证候表现，常以咯血为主，多数是出血如注，肝火之盛和邪火迫肺的见证突出，因此对这类患者缓解期着重调肝泻肝为主，可起到预防支气管扩张症急性发作的作用。三是积极治疗并发症，减少复发机会，提高临床疗效。支气管扩张症患者多伴有鼻窦炎、扁桃体炎和慢性阻塞性肺部疾患（如慢性支气管炎、支气管哮喘、慢性阻塞性肺气肿等），肺结核也常为并发症之一，因此对并发症的积极治疗，有利于减少或控制支气管扩张症的复发机会，并有效地提高临床疗效。四是缓解期应注重扶正固本，减少复发机会。支气管扩张症患者，体质多虚，防御能力低下以及痰黏稠，排痰不畅，这是造成反复感染的重要原因。所以缓解期应强调扶正固本，通过补益肺、脾、肾以提高机体免疫功能，增强抗御外邪的能力；另外对排痰不畅者，可在辨证方药中加鲜芦根、冬瓜仁、南沙参、浙贝母、麦门冬、海蛤壳等药，可使痰液变稀而有利于痰液的排出，以达到驱邪以扶正，邪去正自安之目的，从而减少复发的机会。

赵棻

治疗胃酸反流致咳的经验

赵棻（1911~2000），福建中医药大学教授

赵棻教授在临床中经常接触到消化性溃疡、食道炎、浅表性胃炎及慢性萎缩性胃炎（B型）等病症。在这些病例中，经胃镜和胃液分析等检查，得知由胃酸反流导致支气管刺激而发生咳喘者，其轻者多有饭后饱胀感，嗳气，或胸骨后类似于心绞痛样疼痛；重者有上腹部灼热，胸骨后烧灼，嘈杂感，与此同时呕恶泛酸，咳嗽骤作，多见于进餐后，尤常见于进食酸性食物如醋、橘子水之后，夜间易于发作，常在卧睡中呛咳而醒，此咳少痰。胃病与咳嗽纠缠在一起，单治咳，咳不止；专治胃，咳难宁，殊觉棘手。古人有"五脏六腑皆令人咳，非独肺也"之训，西医学，亦有"胃反流性肺疾病"之说，遂究其理，以解此难治性咳嗽。

赵老认为，此种咳嗽是先有胃肠疾患，后生咳嗽，既无表证，当求内因，所谓诸脏先伤，后传于肺，标见于肺，而其本在脏腑之间。在上述咳嗽症状中，除有胃本身腑气不得通降外，最明显的尚涉及肝气作用。推及肝气犯肺病机，又不同于木火刑金、上逆侮肺之证，只是肝胃气机失调，升降失司，肺失清肃为本病主要病机。西医学亦认为是酸性胃内容物逆流于食道，或少量胃酸误吸入气管，或胃酸刺激食道黏膜导致反射性的咳嗽。

本病论治，应以肺为标，肝胃为本，止咳为标，降逆为本。故治法只宜平降肝胃之气，兼予助肺肃降，而咳可宁。自拟"降逆止咳汤"试用于临床，疗效较为满意。方药组成：

木蝴蝶 12g　蜜枇杷叶 9g　苦杏仁 7g　蒸百部 12g　川厚朴 9g　绿枳壳 9g　旋覆花布包 9g　代赭石 15g　川郁金 9g　麦谷芽各 30g　海螵蛸 20g　粉甘草 5g

方中取枇杷叶和胃下气，苦杏仁助肺肃降，百部对新久寒热诸咳皆有止咳之功，三味配合为宁咳之主力，用以治标。川厚朴、枳壳，通腑导滞；旋覆花、赭石，重镇降逆；木蝴蝶、郁金，疏调肝气。三组药物相配，为疏肝降逆之主力，用以治本。另取海螵蛸、甘草，解胃痛而止酸，麦谷芽赞育脾胃，升降气机，俾使全方药力运转，以奏其功。综观本病是以胃病在先，咳为继发，故治此咳，重在疏导通降，调其气机，而咳可止，即所谓降肝胃而寓宁肺。然肺为"华盖"，"治上焦如羽，非轻不举"，方中木蝴蝶一味，既能入肺理气，又可疏肝运脾，勿因其轻而等闲视之，是以重用，为治本病最得力之主药。本方在应用时，视具体病情，可酌情加减。

林某　男，41 岁，工人。1993 年 3 月 13 日初诊。

患者胃脘不适、闷胀，右上腹近胁部有压痛点，已 10 余年之久。病症反复发作，时轻时重，无明显规律，伴呃气、泛酸、夜寐欠佳。近 2 个月来，胃脘部常嘈杂不安，烧心夜甚，其中呛咳少痰，日渐加重，睡卧尤显。纳食一般，二便尚正常。脉弦，舌淡红、苔薄白。经某医院纤维胃镜检查，提示：①十二指肠球炎（A1）；②慢性浅表性胃炎。初诊以治溃疡和胃炎为主，服药 10 余剂，呃气、胃脘胀痛有所减轻，但咳嗽仍重。初以为感受外邪所致，细审之后，既无肺卫表证，又无痰湿内聚、木火刑金或肺虚内伤因素。再详细询问，方知有泛酸与呛咳并见并重的特点，且脉弦明显，经胃液分析，证实胃酸偏高，联系泛酸、嘈杂等症状，乃悟肝胃气逆，酸泛于上，支气管受刺激所致。给予"降逆止咳汤"加减，并嘱患者停用西药，避免烟、茶、酒的刺激，不宜进食生冷、燥热食物。睡眠取高枕右侧位，保持大便通畅，力戒郁怒等，前后共进药20余剂，始见酸少咳止，随访3个月咳无复发，但仍有胃胀等症状，此乃慢性胃炎表现，应另行续治。

按：赵老近几年治愈此种咳嗽17例，均为中青年人，男性多于女性。一般认为，在胃和十二指肠或食道炎的病变尚未痊愈，胃酸时时逆流，则咳难以治愈，倘若不加治疗，尚无自愈之例，即使治疗，亦需抓住肝胃气逆的主导病机，方可获得止咳良效。本病虽有肝气失疏，但不一定有精神因素作怪，有些患者精神乐观，豁达开朗，亦出现严重的肝胃气逆、酸水上泛，可知此是脏腑经络功能失调所致。胃酸上逆于食道，能引发咳嗽，换言之，酸不上泛，则不咳，但并非所有胃酸上泛者，皆致顽咳，这可能与素体差异有关，其中奥妙，仍需探索。

本病治法既经确立，因病理变化有其特殊性，故配方选药，尚需精究。如疏肝理气，不取柴胡、香附，而重用清轻的木蝴蝶及善于行气解郁的郁金等。治咳不取肺风草、紫菀、款冬、麻黄等，而用枇杷叶、苦杏仁、百部，此乃赵老经验之处。所拟"降逆止咳汤"，不在单纯止咳化痰，意在和胃降逆，故疗效颇著。

（赵向华　整理）

陈道隆

辨痰寒热，勿执黄白

陈道隆（1903~1973），沪上名医，临床大家

先师陈道隆为沪上名医，对临床诸证每有独特见解，皆本于《内经》《难经》而通贯古今，不乏巧思。而咳嗽一证，所论尤多，兹略述于下。

一、辨痰

痰为人身津液之所化，由乎脾运乏力，聚湿而成饮，炼液而为痰。痰之清白稀薄，咯之易出，无腥臭气者属寒；痰之黄浊黏稠，咳之难出，具腥臭味者属热，此理之常也。然有常必有变，先师以为仅据痰色之黄白未必能概括其属寒属热也。试观风温初起，身热畏风，咳嗽口渴，脉浮而数者，痰色必白。盖温邪初犯，肺气不宣，内热熏灼，气冲作咳，咳势剧烈而频繁，痰则随咳频出，于肺内停留未久，故皆稀白无腥臭气，外表看似寒痰，实则火盛壅遏所致。若投温散，则必加重其热而伤津劫液。此时亟宜辛凉散解，宣肺清热，慎不可用治寒之法。再如感冒之将愈，火衰气平，咳嗽渐息，痰之出也，半日一口，此时反黄而稠，缘火不上壅，痰得久留，炼液使然。其有最为显著者，乃痰饮咳嗽之患者，日间痰白盈盆盈盏，状如泡沫，随咳随出，而夜间平卧后稍缓。但等一夜积聚，至翌晨之第一口痰，色必

黄，质必稠，盖积久使然也。此辨痰之寒热未必概以黄白而论也。

二、辨治

先师对咳嗽之辨治，亦有其独到之处。有咳嗽年久，临冬必发。宿痰停积，至清晨起床，一经活动，肺气上逆，痰随气动必咳频而痰多，一时随嗽随咯，必将肺底之痰咯尽而后止，此清晨嗽为肺陈积之痰也。先师常以温胆汤治痰之本，入贝母以化痰，知母以清肺，每获良效。有阴虚火浮，潮热盗汗，面红升火，每至黄昏而嗽甚者，此母病及子，肺肾阴虚而虚火上炎也。先师每于养肺滋肾之中加五味子、五倍子敛肺纳肾，疗效甚佳。

三、咳不止于肺

先师常举《内经》之论"五脏六腑皆令人咳"为例，训诫弟子不必见咳治咳。如肝肾相火偏亢，木火刑金之呛咳少痰，但以清泄肝火为务，不必斤斤于治肺；其有呛咳频甚，喉间痰滞，介介如梗状，甚则咽肿喉痹，咳而胸膺疼痛，《内经》谓之心咳，实由心火刑金使然，宜清心降火；其有饥则咳甚，得食则安者，由乎中虚，宜予培中下气。

四、自制治咳方

先师于临证之际，每感古方之未可应百病，因而斟古酌今，自制方剂以治特殊之证。

定喘丸

白苏子　前胡　姜半夏　制川朴　全当归　大熟地　上肉桂　附子块　补骨脂　五味子　生晒参　胡桃肉　仙灵脾　淡苁蓉　沉香片　坎㤅　蛤蚧

炼蜜为丸。此方合苏子降气汤、金水六君煎、参蛤散、黑锡丹诸方加减化裁而成。用于慢性支气管炎、肺气肿咳嗽痰多，动则气逆，张口抬肩，气不得续，以及哮喘缓解期之冬病夏治者，融肃肺降气、化痰平喘、温肾摄纳于一方，验之临床，确具良效。

人参清肺汤

生晒参　陈阿胶　生地　天门冬　桑白皮　地骨皮　肥知母　五味子

用于母子同病，肺肾两虚，气阴两伤之咳嗽，症见干咳少痰，黄昏尤甚，午后潮热，面红升火，口干舌红，呼吸气短，少气不足以息，脉细数者，每多佳效。

（陈玉华　整理）

严苍山

伏风咳嗽宜清宣，加味麻杏石甘汤

严苍山（1898~1968），沪上名医，临床大家

先师严苍山先生认为，外感咳嗽见喉痒咯痰不爽者，乃伏风未达化热之明证，其治不论新久，均宜清宣，并拟定加味麻杏石甘汤为主方。

师所拟加味麻杏石甘汤一方，其组成为炙麻黄、光杏仁、炙石膏、生甘草、桔梗、炙紫菀、牛蒡子、冬瓜仁等味。适应证为寒包火咳嗽及风温、风热、风燥咳嗽，其主要症状为咯痰不爽，痰塞胸宇，必多咳而后出者。并随症加味，如胸闷者加瓜蒌子皮；气微逆者加炙苏子、炙桑皮；痰多者加川贝、竹茹；咳嗽胸膺掣痛者加广郁金、黛蛤散、丝瓜络；喉有痰声者加射干；口渴者加天冬、麦冬、石斛；秋令风燥咳嗽加冬桑叶、南沙参、玉竹、枇杷叶；咳甚，音声不扬者，原方加蝉蜕、兜铃、胖大海，不愈再加凤凰衣、玉蝴蝶。兹节选师案5例以具体说明其用法。

张某 男，51岁。1966年12月7日诊。

风邪束肺，郁久化热，清肃失司。咳嗽咯痰不爽，经月不瘥。脉浮滑带数，舌质红、苔薄腻。此麻杏石甘汤证也，加味调治之。

炙麻黄 2.4g　光杏仁 9g　炙石膏 9g　生甘草 3g　桑叶 6g　紫菀 6g
桔梗 3g　大力子 9g　南沙参 9g　川贝粉吞，3g　冬瓜仁 12g　白茯苓 12g

复诊：服药 3 剂，咳嗽大减，咯痰仍不爽，是麻杏石甘之效也，仿原法进退以冀肃清。原方去大力子，加枇杷叶（去毛，包）9g。

按：此伏风化热、肺气失宣之证，以清宣法治之，甚合机宜。师云："如咯痰甚爽，痰薄不厚者，石膏不适用也。"

王某 男，62 岁。1966 年 12 月 6 日诊。

久年痰饮咳嗽，动则气逆，口中干，背寒如掌大。脉弦滑，苔薄白。此大青龙汤证也，加减治之，但非易事耳。

炙麻黄 2g　光杏仁 9g　炙石膏 4g　生甘草 3g　炙紫菀 6g　款冬 6g　海浮石 9g　蛤壳 9g　旋覆花包, 6g　炙苏子包, 6g　炙桑皮 6g　川贝粉吞, 3g　川桂枝 1.2g

复诊：服药 3 剂，背寒瘥，咳嗽已减，因咯痰不爽而致气逆。原方去桂枝，加冬瓜仁 12g、瓜蒌子皮 9g。

按：患者背寒冷如掌大，为心下有留饮、阳气不达之故，宜以温药和之。故佐轻剂量桂枝，变麻杏石甘汤为大青龙汤，且桂枝合石膏有退热作用，可治温邪引动宿饮之证，见苔薄白而干、口渴、脉浮滑者。

史某 男，62 岁。1965 年 4 月 6 日诊。

咳喘半年不愈，胸中闷，痰稠黄，咯不爽。舌苔薄腻，脉象弦滑。伏风未达，痰热蕴阻。姑先予麻杏石甘汤加味治之。

炙麻黄 2.4g　光杏仁 9g　炙石膏 9g　生甘草 3g　大力子 9g　炙紫菀 6g　旋覆花包, 6g　炙苏子 6g　海浮石 9g　蛤壳 9g　瓜蒌皮 9g　冬瓜子 9g　保金丸吞服, 9g

按：保金丸功能清肺化痰，止咳定喘。治痰气蕴结，咳嗽哮喘，痰多气逆之证。方以麻黄为主药，加米醋、藕汁、白萝卜汁、荸荠汁、生梨汁、韭菜汁、生姜汁，挨次拌蒸。麻黄蒸制后变温开为清宣，复加川贝母、姜半夏、白术、茯苓以化痰和中。本品为清宣化痰成药，师常用之，惟胃寒便溏者勿服。该丸加工麻烦，目前上海地区无成品供应。

张某 男，54 岁。1965 年 3 月 14 日诊。

有肺结核病史，已钙化。咳嗽咯痰不爽，已有六载，百治罔效。脉象弦滑，苔薄质绛，口干苦。良由肺阴不足，而邪痰深伏化热也。治宜宣肺清热养阴。

炙麻黄 2.4g　光杏仁 9g　炙石膏 12g　生甘草 3g　南沙参 9g　天麦冬 6g　百合 9g　川贝粉吞，4.5g　炙紫菀 6g　炙百部 9g　枇杷叶膏冲，30g

复诊：咳嗽已稀，原方加冬瓜子 9g、炙款冬 6g 续服。

按：患者既往有肺结核病史，今咳嗽六载，咯痰不爽，口干苦，舌红绛，此痨咳久剧，用开肺而见松者（《太平惠民和剂局方》）。款冬花散杂麻杏草于百合、阿胶、款冬之间，补中有散，行中有守，补虚化邪两得其利，可以佐证。

金某 男，8 岁。1959 年 1 月 2 日初诊。

在 3 岁出痧疹时并发肺炎，之后咳嗽时轻时甚，迁延五载不愈。形体瘦弱，纳谷不佳。诊脉细滑，舌红苔少。此肺虚邪恋，清肃失司。治拟养肺清宣，恐猝难取效也。

炙麻黄 1.8g　光杏仁 9g　炙石膏 9g　生甘草 3g　炙紫菀 6g　大力子炒，9g　南北沙参各 6g　甜冬术 9g　怀山药 9g　旋覆花包，6g

二诊：前方连服 5 剂，咳嗽已十减七八，惟早晨尚有阵咳，纳颇佳，续予原法加减，以期痊愈。原方去怀山药、旋覆花，加百合 9g、炙款冬 6g、炙百部 9g、枇杷叶膏（冲）30g。

三诊：一载咳嗽，从北京就医上海，经治后已渐告瘥，殊足喜也。续予补肺健脾，以免反复。

南北沙参各 6g　百合 9g　冬虫夏草 3g　光杏仁 9g　炙麻黄 1.5g　炙

紫菀 6g　炙款冬 6g　炙甘草 3g　阿胶珠 9g　甜冬术 9g　怀山药 9g

　　按：儿童咳喘顽症，肺脾两虚而伏风挟痰逗留肺络者甚多。

　　绮石先生论劳咳有两警语，曰："胸有胶固之痰，背受非常之寒"，确系经验中得来。本案虚实兼顾，取效殊佳。

（沈经宇　整理）

严二陵

外感咳嗽轻宣透邪，痰饮咳嗽温阳散寒

严二陵（1901~1981），沪上名医

严二陵尤善治咳嗽，主张轻可去实，最忌攻伐。因肺为娇脏，又为五脏六腑之华盖，故用药非轻不举。轻清宣肺，又能透邪，对治疗外感咳嗽十分有利。重厚滋腻之品有碍肺气宣发，攻伐苦寒之类有逆娇脏之性，故当慎用。临证施治，常按风、寒、热、燥、痰饮分治；处方遣药，喜用轻量辛宣花叶之品。如桑叶、荷叶一般6~9g，菊花、桔梗也不过6g，对有些降肺气药如半夏、桑白皮一般也只有9g或12g。

风 寒 咳 嗽

风寒咳嗽多因天时寒温失常，感受风寒邪气；或天气凛冽，感受寒冷；或喜食生冷，以致寒邪伤肺，肺失宣发所致。症见咳嗽声重，口唾痰涎，鼻流清涕，头痛且胀，恶风形寒，面白胸闷，吐痰清稀白沫，口不渴；舌淡苔薄白或白润；脉浮缓或滑。若日久，则可见气喘不得卧，四肢清冷，此为肺病及脾，伴脘闷呕吐，食欲减退，体倦消瘦，多汗乏力。若因脾虚肾水上泛，则唾涎，时吐白沫，头目眩晕，四肢浮肿，心悸怵惕等症。

风寒咳嗽为外邪犯肺而致。治以疏散外邪、宣通肺气为主。用药

宗三拗汤加减：

净麻黄后入, 6g　前胡 12g　桔梗 6g　生甘草 5g　橘红　橘络各 5g
半夏 10g　茯苓 25g　象贝母 10g　光杏仁包, 12g

有恶寒发热者加清水豆卷 15g，桑叶 9g，桑枝 30g；咽痛者加射
干 3g，板蓝根 15g。

风 热 咳 嗽

风热咳嗽常因外感风热，肺失宣降所致；或平素嗜好煎炸食物、
烟酒。热邪炽盛，肺受热灼；或天暑下迫，肺失清肃而上逆。症见微
寒发热，头昏且胀，或身热畏寒，咳嗽频作，咯痰不利，口干咽痛；
若肺热内熏，则咳嗽气促，喉痛咽干，痰稠难咯，咳声高亢；痰热阻
络，咳则胸胁痛；热伤肺络，则咳痰带血，鼻衄；舌红尖赤，苔薄黄
且干；脉多滑数。对风热咳嗽，邪留在表者，宜辛凉疏表；若肺热
失宣，宜清热宣肺；风热阳邪，灼液成痰，宜化痰降气，痰除则气自
顺，气顺痰亦少。用药宗桑菊饮加减。

桑叶 10g　甘菊花 6g　薄荷后入, 3g　连翘 12g　前胡 15g　牛蒡子 10g
光杏仁 12g　茯苓 12g　钩藤后入, 15g　桔梗 6g　生甘草 3g　鲜芦根 30g
枇杷叶 12g

对鼻衄者加茜草根 10g，白茅根 30g；微恶寒者加荆芥、防风各
9g；热伤津液口渴者加知母 9g，天花粉 12g；肺热盛气上逆，咳嗽气
促者加黄芩 9g，桑白皮 12g。

燥 咳

秋伤于燥，多生咳嗽。其他季节，如遇天时风热过盛，亦可感受

燥邪。秋天继夏季之后，火之余热未熄，天时干燥，肺受燥气致咳。由于燥热伤津，肺津耗损；或过食干食，胃热蒸肺，肺燥津伤，清气下降，反而上逆作咳。清代叶香岩曰："燥自上伤，肺气受病。"沈尧封也指出：火未有不燥，而燥未有不从火来，故肺燥之证与肺热咳嗽相似。肺燥津伤，咳而痰少，鼻燥咽干，喉痛，咳则胸胁引痛，肺津耗损，上窍不清，咳声高亢短促，甚或声带嘶哑，口干口渴，舌红干或红而绛、苔黄或薄黄而干，脉弦数或细数。经曰：燥者润之。故治宜清热润燥、宣肺降气。热清肺津复生，肺得清润，肃降令行，气下降而咳止。治法概曰有四。

1. 清宣肺邪

症见咽痒咳嗽，咯痰黏腻，或咯之不畅，声音嘶哑，形寒头胀，苔薄腻且黄，脉浮滑。为风邪痰热袭肺，肺气失宣。宜清宣肺邪。药用：

桑叶 9g　桑枝 30g　前胡 12g　牛蒡子 9g　桔梗 5g　甘草 3g　赤苓 12g　钩藤后入, 12g　大贝母 10g　蝉蜕 3g　杏仁 12g　薄荷后入, 1g　枇杷叶包, 12g

对音哑者加玉蝴蝶 0.5g，凤凰衣 1g；形寒头痛者加荆芥 9g，蔓荆子 12g；胸闷作呕者加半夏 9g，姜竹茹 9g，或玉枢丹 3g。

2. 清肺润燥

症见咳呛痰少，咯之不畅，咽喉干燥且红，苔薄且干，脉濡弦。燥邪伤肺，肺失肃降，治宜清肺润燥。药用：

南沙参　北沙参各 12g　麦冬 9g　桑白皮 9g　杏仁 12g　茯苓 15g　川贝母 10g　象贝母 10g　钩藤后入, 15g　橘红　橘络各 5g　桔梗 5g　生甘草 5g　炙枇杷叶包, 12g

3. 润肺化痰

症见痰多稠厚，或带腥味，咳咯不爽，胸膺隐痛，苔薄黄、舌微红，脉濡滑。治宜润肺化痰。药用：

南沙参 12g　麦冬 10g　茯苓 12g　款冬花 12g　百部 9g　白及 9g　冬瓜子 15g　生薏苡仁 15g　钩藤后入, 12g　鱼腥草 15g　橘红　橘络各 6g　天浆壳 15g　远志 9g

胸膺痛加藿梗 12g，广郁金 15g，甚者加三七粉 5 分（冲服）；内热口苦者加桑白皮 9g，芦根 30g；痰中夹血丝或咯血者加茜草 12g，侧柏叶 12g，仙鹤草 30g，黛蛤散 12g（包）。

4. 养阴清肺

症见咳嗽痰黏，有时夹血，日久消瘦，低热起伏，或易于升火烦躁，舌质微红，脉细数。治宜养阴清肺。药用：

南沙参　北沙参各 12g　麦冬 10g　茯苓 15g　生地 12g　款冬花 12g　百部 12g　天浆壳 15g　阿胶另烊冲, 9g　淡黄芩 6g　海蛤壳 15g　生甘草 6g　茅根　芦根各 30g

低热者加地骨皮 12g，白薇 12g。

痰 饮 咳 嗽

稠浊者为痰，清稀者为饮。脾土素虚，水气不化，积而成饮，停于胸膈，伏于肺脏，脾虚失升清降浊，留中滞膈，凝而成痰。因风寒外袭，内动痰饮；或饮食生冷过度，上冲于肺，肺气上逆，而致成痰。痰饮咳嗽，痰稀喘咳，畏寒恶风，口淡不渴，甚则咳逆，气喘不能平卧，面目浮肿，目眩心悸，入冬风寒凛冽，喘咳愈甚，脉迟，或沉细而缓，舌淡、苔白滑。本病初期为阳微阴盛，但虚实寒热可相互转化，故先治其标，后治其本，或标本兼顾，或温凉并用。治法有二。

1. 散寒蠲饮

症见咳嗽痰稀，气喘息促，恶寒恶风，舌淡、苔白滑，脉浮紧，或浮缓而弦，为外寒内饮，肺失宣降，治宜散寒蠲饮。药用：

炙麻黄 9g　桂枝 9g　细辛 5g　干姜 9g　五味子 9g　白芍 9g　法半夏 9g　炙甘草 9g

肾虚寒饮盛，喘咳痰饮上涌，加附子 9g、补骨脂 12g、茯苓 12g、白芥子 9g；脾虚中气虚，食欲不振加党参 12g、白术 12g、茯苓 15g。

2. 温阳化饮

症见咳逆气喘，面目浮肿，目眩心悸，痰稀色白。为痰饮内伏，治宜温阳化饮。方用：

桂枝 9g　炙甘草 9g　白术 12g　干姜 9g　茯苓 15g

脾肾阳虚，阴水泛滥，浮肿甚，加熟附子 9g；气逆咳喘，痰稀吐清水，加炙麻黄 9g、细辛 5g；心悸失眠加茯神 15g，远志 6g，石菖蒲 5g；胸膺隐痛加橘红、橘络各 5g，川郁金、广郁金各 15g；痛甚者加三七粉（分冲）1.5g；气虚者加党参 15g，黄芪 15g；咳嗽不止加款冬花 12g，大贝母 10g，天浆壳 15g。

（严宋宗　整理）

刘渡舟

咳嗽因湿热，甘露消毒丹

刘渡舟（1917~2001），北京中医药大学教授，著名中医学家

纵观中医论治咳嗽，或从外感风寒、风热、风燥立论，或从内伤痰湿、痰热、肝火、阴虚立论。而从湿热立论者未之闻矣。对于咳嗽，辨证属于湿热者，每用甘露消毒丹屡获奇效。

当今时代，生活普遍有所提高，膏粱厚味为人所喜，吸烟嗜酒为人所好，此等皆助湿增热之品，过则有碍脾胃，造成脾失健运，湿热中阻，久之致人之体质多为湿热。一感外邪，即易入里，随湿化热，上蒸于肺。肺乃娇脏，以轻清宣降为顺，湿热浊气上迫，使其宣降功能失常而发为咳嗽。其症状特点是：咳嗽，痰多稠黏，色白或微黄，胸闷不适，或见身重困倦，脘胀纳呆，或见低热头重，汗出热不退，咽喉不利，渴不欲饮，或口淡不渴，大便黏滞不爽，小便色黄，舌苔白厚腻或水滑或黄腻，脉濡数或浮弦。其中，尤以咳嗽、胸闷，舌苔厚腻或水滑为辨证要点。

甘露消毒丹出自《温热经纬》卷五，又名普济解毒丹。原治湿温疫疠之病，而为发热倦怠，胸闷腹胀，肢酸咽肿，斑疹身黄，颐肿口渴，溺赤便闭，吐泻疟痢，淋浊疮疡等症。后世医家延用此方亦未出其范围。惟刘老独出心裁，紧切病机，用本方稍事变通以治咳嗽属湿热者。方中茵陈味苦性微寒，《本经》言其"主风湿寒热邪气"。藿香

味辛性微温，芳香化湿，《本草正义》言其"芳香而嫌其猛烈，温煦而不偏于燥烈，能祛除阴霾湿邪"。此二药合用为君以芳化清利。辅以黄芩、连翘清肃肺热，石菖蒲、白蔻仁辛温宣肺理气，贝母、射干清肺利咽化痰，滑石、木通利水道以清湿热，薄荷辛凉宣肺透热，诸药配合，使湿化热清，气机畅利，肺气得以正常宣降，不治咳则咳自愈。由于肺为娇脏，位居上焦，用药当忌大苦大寒之品以免闭郁肺气，故刘老用本方时必轻用黄芩(一般用 3g 左右，原方黄芩用量很大：十两)，且去木通加甘淡之通草。纵观全方，其用药辛温、苦寒互配，宣发、肃降、温通、淡渗并用，使其全方不偏不倚，轻清平淡，正如叶天士《临证指南医案》中言："治湿不用燥热之品，皆以芳香淡渗之药，疏肺气而和膀胱，此为良法。"

李某 男，9 岁，1990 年 8 月 10 日初诊。

其母代诉：咳嗽 1 个月，加重 2 周。患儿 1 个月前因外感而致咳嗽，自服感冒药（具体不详）未效。近 2 周来逐渐加重，特点为阵发性痉挛性咳嗽，每次咳嗽甚剧，以致患儿伸颈，抬肩，面红目赤，气短喘息，胸中憋闷，最后咳吐大量痰涎伴鸡鸣样回声而止，每天发作数次，甚为痛苦。经中西医解痉镇静药（西药不详，中药用全蝎、蜈蚣等）治疗无效。

遂求治于刘老。刻下：双眼胞浮肿，目睛红赤，气短喘息，面亦浮肿，舌红、苔水滑色白，脉弦数。此乃顿咳，证属湿热壅肺，湿重热轻，治当芳化湿浊、清肺止咳。处以甘露消毒丹。

藿香 6g　佩兰 6g　白蔻仁 6g　连翘 6g　通草 6g　滑石 10g　射干 10g　菖蒲 10g　厚朴 10g　浙贝母 10g　薄荷后下，2g　黄芩 2g　茵陈 9g

5 剂。日 1 剂，水煎分 3 次服。忌油腻、甜食、辛辣之物。

复诊：8 月 14 日。其父代诉：服药 1 剂后即已见效，2 剂咳止。现眼浮肿及目睛红赤均已消失，舌苔薄白略腻，脉弦略数。仍以上方加川贝母 8g、杏仁 9g，7 剂以巩固疗效。

顿咳乃西医之"百日咳"，以阵发痉挛性咳嗽为特征，中医多从肝论治，每处以镇肝息风解痉之药，此例患者前医亦曾用此法而未效。经刘老辨证属于湿热，处以芳香化湿、轻清平淡之甘露消毒丹而获桴鼓之效。吴鞠通曰："治上焦如羽，非轻不举。"诚可信也。

刘某 男，55 岁，1990 年 4 月 11 日初诊。

咳嗽，每遇劳累则加重已多年，屡治无效，特来求治。刻下症：咳嗽，有痰，音哑，咽干，自觉有气自胸中上冲咽喉而胸闷不安，舌苔白厚腻，脉弦。此乃湿热咳嗽。

藿香 10g　白蔻仁 10g　通草 10g　射干 10g　浙贝母 10g　石菖蒲 10g　连翘 10g　滑石 12g　茵陈 12g　黄芩 3g　薄荷 后下，3g　桔梗 6g　山栀子 6g

7 剂，日 1 剂，水煎分 2 次服。忌油腻、甜食。

二诊：4 月 18 日。服药后咳嗽已止，诸症大减，咽干仍存，舌红、苔腻，脉弦。上方去山栀子、桔梗，加竹叶 10g，7 剂，服法同前。

三诊：4 月 25 日。咽干消失，病已告愈。言欲巩固疗效，仍疏甘露消毒丹加寒水石、生石膏各 6g，7 剂，持药而归。

按：本例患者咳喘数年不愈，遇劳加重，看似虚证，然观其舌苔厚腻，脉弦不软，综合辨证仍属湿热为患，湿热中阻，气机自然不畅，肺气郁闭，乃发咳嗽，如投补剂，则更助邪碍气，与病何益？治当用甘露消毒丹加桔梗、山栀子芳化轻宣，开上利下，湿热得除，大气一转，诸症自除，后事饮食将养即可。

（路军章　整理）

刘渡舟

咳喘经方案绎

刘渡舟（1917~2001），北京中医药大学教授，著名中医学家

柴某 男，53 岁。1994 年 12 月 3 日就诊。

患咳喘 10 余年，冬重夏轻，许多大医院均诊为"慢性支气管炎"，或"慢支并发肺气肿"。选用中西药治疗而效果不显。就诊时，患者气喘憋闷，耸肩提肚，咳吐稀白之痰，每到夜晚则加重，不能平卧，晨起则吐痰盈杯盈碗，背部恶寒，视其面色黧黑，舌苔水滑，切其脉弦，寸有滑象。诊为寒饮内伏、上射于肺之证，为疏小青龙汤温肺胃以散水寒。

麻黄 9g　桂枝 10g　干姜 9g　五味子 9g　细辛 6g　半夏 14g　白芍 9g　炙甘草 10g

服 7 剂咳喘大减，吐痰减少，夜能卧寐，胸中觉畅，后以《金匮要略》之桂苓五味甘草汤加杏仁、半夏、干姜正邪并顾之法治疗而愈。

按：小青龙汤是治疗寒饮咳喘的一张名方，张仲景用它治疗"伤寒表不解，心下有水气"以及"咳逆倚息不得卧"等支饮为患。本案咳喘吐痰，痰色清稀，背部恶寒，舌苔水滑，为寒饮内扰于肺，肺失宣降之职。方中麻黄、桂枝发散寒邪，兼以平喘；干姜、细辛温肺胃、化水饮，兼能辅麻桂以散寒；半夏涤痰浊，健胃化饮；五味子滋肾水以敛肺气；芍药养阴血以护肝阴，而为麻、桂、辛三药之监，使

其祛邪而不伤正；炙甘草益气和中，调和诸药。服用本方可使寒邪散，水饮去，肺气通畅则咳喘自平。

应当指出的是，本方为辛烈发汗之峻剂，用之不当，每有伐阴动阳之弊，后使病情加重。因此，刘老强调临床运用本方时必须抓住以下几个关键环节：

一辨气色：寒饮为阴邪，易伤阳气，胸中阳气不温，使荣卫行涩，不能上华于面，患者可见面色黧黑，称为"水色"；或两目周围有黑圈环绕，称为"水环"；或见头额、鼻柱、两颧、下巴的皮里肉外之处出现黑斑，称为"水斑"。

二辨咳喘：可见几种情况，或咳重而喘轻，或喘重而咳轻，或咳喘并重，甚则倚息不能平卧，每至夜晚则加重。

三辨痰涎：肺寒金冷，阳虚津凝，成痰为饮，其痰涎色白质稀；或形如泡沫，落地为水；或吐痰为蛋清状，触舌觉凉。

四辨舌象：肺寒气冷，水饮凝滞不化，故舌苔多见水滑，舌质一般变化不大，但若阳气受损时，则可见舌质淡嫩，舌体胖大。

五辨脉象：寒饮之邪，其脉多见弦象，因弦主饮病；如是表寒里饮，则脉多为浮弦或见浮紧，若病久日深，寒饮内伏，其脉则多见沉。

六辨兼证：水饮内停，往往随气机运行而变动不定，出现许多兼证，如水寒阻气，则兼噎；水寒犯胃，则兼呕；水寒滞下，则兼小便小利；水寒流溢四肢，则兼肿；若外寒不解，太阳气郁，则兼发热、头痛等症。

以上六个辨证环节，是正确使用小青龙汤的客观标准，但六个环节，不必悉具，符合其中一两个主症者，即可使用小青龙汤。

关于小青龙汤的加减用药，仲景已有明训，此不一一重复。根据刘老经验，常在本方基础上加茯苓、杏仁、射干等药，以增强疗效。

小青龙汤虽为治寒饮咳喘的有效方剂，但毕竟发散力大，能上耗肺气，下拔肾根，虚人误服，可出现手足厥冷，气从少腹上冲胸咽，其面翕热如醉状等副作用。因此，本方应中病即止，不可久服。一旦病情缓解，即改用苓桂剂类以温化寒饮，此即《金匮要略》"病痰饮者，当以温药和之"的精神。

孙某 女，46岁。

时值炎夏，夜开空调，当风取凉，因患咳嗽气喘甚剧。西医用进口抗肺炎之药，而不见效。又延中医治疗亦不能止。马君请刘老会诊：脉浮弦，按之则大，舌质红绛，苔则水滑，患者咳逆倚息，两眉紧锁，显有心烦之象。辨为风寒束肺，郁热在里，为外寒内饮、并有化热之渐。为疏：

麻黄4g 桂枝6g 干姜6g 细辛3g 五味子6g 白芍6g 炙甘草4g 半夏12g 生石膏20g

此方仅服2剂，则喘止人安，能伏枕而眠。

按：本方为《金匮要略》之"小青龙加石膏汤"，治疗"肺胀，咳而上气，烦躁而喘，脉浮者，心下有水"之证，原方石膏为二两，说明本方之石膏应为小剂量而不宜大也。刘老认为：本方具有寒热兼顾之能，燥而不伤之优，凡小青龙汤证的寒饮内留，日久郁而化热而见烦躁或其他现象，如脉滑口渴，或舌红苔水滑者，用之即效。

张某 男，18岁，学生。

患喘证颇剧，已有五六日之久，询其病因为与同学游北海公园失足落水，经救至岸则一身衣服尽湿，乃晒衣挂于树上，时值深秋，金风送冷，因而感寒。请医诊治，曾用发汗之药，外感虽解，而变为喘息，撷肚耸肩，病情为剧。其父请中医诊治服生石膏、杏仁、鲜枇杷叶、甜葶苈子等清肺利气平喘之药不效。经人介绍，转请刘老诊治。切其脉滑数，舌苔薄黄。刘老曰：肺热作喘，用生石膏清热凉肺，本为正治之法，然不用麻黄之治喘以解肺系之急，则石膏弗所能止。

乃于原方加麻黄 4g，服 1 剂喘减，又服 1 剂而愈。

按：肺喘一证，从外邪论有寒、热之分；从内因而言则有虚、实之不同，所以用麻杏甘膏汤，观之似易，而用之实难。

麻杏甘膏汤的病机是肺热作喘，是肺金被热所伤，热迫津外渗则见汗出；邪热使肺之宣肃失司则膹郁而喘；热证必见阳脉，如大、浮、数、动、滑；舌质亦必红绛，而舌苔则必薄黄方为验也。

本证汗出而不恶风，则与表证无关；而又不见烦渴则与里证无关。惟喘急一证为肺气所专司，故辨为肺热作喘寡疑。

本方用麻黄配石膏，又大于一倍以上，则使麻黄宣肺，石膏清热凉肺而相得益彰，自无助热伤津之弊。杏仁配麻黄，则宣中有降；甘草配石膏，则清中有补，且能缓急护心。此方如不用石膏而用芩、连苦寒沉降，则反碍神气之宣；如不用麻黄之轻宣辛开，即使石膏之清、杏仁之降，因无宣开之药而无济于事也。

麻黄治喘，寒热咸宜，与干姜、细辛、五味子相配则治寒喘；与石膏、桑白皮配伍则治热喘；与杏仁、薏苡仁相配则治湿喘。除心、肾之虚喘必须禁用外，余则无往而不利也。

刘某 男，33 岁，内蒙古赤峰市人。1994 年 1 月 5 日初诊。

感冒并发肺炎，口服"先锋四号"，肌内注射"青霉素"，身热虽退，但干咳少痰，气促作喘，胸闷。伴头痛，汗出恶风，背部发凉，周身骨节酸痛，阴囊湿冷。舌苔薄白，脉来浮弦。证属太阳中风，寒邪迫肺，气逆作喘。法当解肌祛风，温肺理气止喘。

桂枝 10g 白芍 10g 生姜 10g 炙甘草 6g 大枣 12g 杏仁 10g 厚朴 15g

服药 7 剂，咳喘缓解，仍有汗出恶风，晨起吐稀白痰。上方桂枝、白芍、生姜增至 12g。又服 7 剂，咳喘得平，诸症悉除。医院复查，肺炎完全消除。

按：本案为中风表虚兼肺失宣降之证。太阳中风，迫肺气逆，失于宣降，故见咳喘、胸闷、头痛、汗出、恶风，为"表虚"之证。故治宜在解肌祛风之中，佐以降气平喘之法。大论曰："喘家作，桂枝加厚朴、杏子佳。"本方以桂枝汤解肌祛风，用厚朴、杏子降气定喘，并能化痰导滞，为表里兼治之剂。临床用于治疗风寒表不解，而见发热、汗出、咳喘，屡屡获效。

赵某 女，76岁。

患心脏病多年，最近续发咳喘，日轻夜重，面目浮肿，小便短少。迭经医治，服药无算，病终无起色。视其舌体胖、苔水滑，切其脉弦，辨为水寒射肺之证，以通阳去阴、利肺消肿法治之。

茯苓 30g 桂枝 12g 杏仁 10g 炙甘草 6g

患者见药仅4味，面露疑色，然服至5剂，即小便畅利，咳喘大减，又服5剂，则咳喘平，面目浮肿消退而病愈。

按：本方由《伤寒论》"苓桂术甘汤"演变而来，为苓桂术甘汤去白术加杏仁而成，名为"苓桂杏甘汤"，有通降水气、利肺气之功能。临床用于治疗"水气上冲"，水寒射肺，使肺气不利，不能通畅，疏利三焦而出现的咳喘、面目肿、小便不利等症，效果颇佳。

钱远铭

肺痈效方千金苇茎

钱远铭（1923~ ），湖北省中医药研究院研究员

本方出自《千金要方·肺痈门》中，为专治肺痈之方。由苇茎、桃仁、苡仁、瓜瓣四味组成。据其药性分析，主要作用不外清热化痰、排脓祛瘀八字。因此，本方针对病机，不外湿热蕴结、痰瘀阻滞之证，故能主治肺痈，为治疗肺家瘀热痹阻之要方。本方在清热化痰、排脓祛瘀中有以下几个特点。

（1）性味甘平，清热而不犯苦寒，不伤胃气。

（2）质润不燥，祛痰不犯香燥，不耗津液。

（3）桃仁虽属祛瘀之品，但具有生发之气，祛瘀而能生新。

本方自清代以来，随着温病学派之发展，临床应用范围日益广泛，几乎内外妇儿各科多有用之，大大超出了肺痈之范围。然据钱氏个人经验，本方在临床应用过程中，必须注意以下几个适应证：

（1）小便短赤或兼灼热者，若清白而量多者不宜。

（2）大便滞下或干结者，若泄泻或完谷不化者不宜。

（3）口中干苦者，若味淡而和者不宜。

（4）舌红或绛或紫，苔黄或黄白相兼，或白底浮黄者。若舌淡而苔滑者不宜。

（5）痰色黄稠，或痰中带血，或痰有臭味者。若清稀而滑者不宜。

本方由于性味清淡，剂量宜大，小则无效，特别在急症重症中尤其如此。一般苇茎可用 50~200g，瓜瓣可用，苡仁 50~200g，桃仁 10~50g。煎药时水量应足，每次可服 300~400ml，少则煎熬不适，量小无力，效亦不显。方中瓜瓣亦名瓜练，即冬瓜瓢，和瓢连子入药，用之疗效更为显著。若无瓜练，干冬瓜子亦可，但必生用。药肆中加工炒黄之冬瓜子不堪入药。

（1）临床应用，应结合具体证情加味配方，则疗效尤为显著。

本方加黄芪、太子参，为甘淡甘温合法，祛邪扶正合用。对肺痈后期正虚有邪者，有较好效果。

李某 14 岁，女，住院号：47179。

1962 年 3 月 1 日以右侧肺脓疡，脓腔大如小儿拳头而住院治疗。症见发热，自汗盗汗，面色萎黄，脉来虚数，舌淡少苔，食欲不振，咳嗽无力，痰虽黄臭而量少清稀，诊为正虚邪实之候。本方重加黄芪、太子参之甘温益气以扶正，酌加黄连、双花以助清解之势。服后证情得到控制，月余后，症状消失，面色红润，精神胃纳转佳。胸片复查：脓腔闭合，出院休息。本例自始至终未用西药治疗。

（2）本方加蔻仁、藿香、橘红等，为甘淡芳香合法，清利芳化合用。对邪热内伏、湿痰阻滞者有较好疗效。

李某 62 岁，女，住院号：47257。

1962 年 3 月 6 日以恶寒发热、咳嗽气促、倚息不得卧 4 天入院。白细胞 26.15×10^9/L，中性 0.9。诊断为慢性支气管炎、肺气肿、肺心病。症见咳逆胸闷气促，痰多黄稠，面目虚浮，小便短赤，舌紫、苔黄白相兼，厚如积粉，为湿热生痰、痰热阻肺、气滞血瘀之候。用本方加藿香、蔻仁、川贝、郁金。服药 5 剂，咳嗽大减，体温正常，一般情况好转，血象正常。2 周后出院休息。

（3）本方加川贝、郁金、瓜蒌、桔梗、鱼腥草等，可助清热解毒、排脓祛痰之势。

罗某 男，76岁。住院号：55594。1963年8月19日以恶寒发热、咳嗽胸闷4天入院。X线下证实左下肺包裹性积液，胸穿抽出脓性液体，诊为左侧脓胸。患者高年体衰，不愿接受西医治疗，转诊中医。症见发热，口干不欲饮，咳唾黄痰，舌质紫暗，苔黄而厚，脉来弦数。为痰热阻肺、气滞血瘀之候。用本方加川贝、郁金、桔梗、全瓜蒌、鱼腥草等大剂投服。体温正常，一般情况好转。于10月3日突然喉中作痒，咯出大量脓性痰液约300~400ml。自述胸中豁然，惟夜间盗汗、精神疲乏。改用本方加丹参、麦冬、川贝、郁金守服半月而愈。

（4）本方加红花、丹参、赤芍、丹皮等，可助活血化瘀之作用。对肺心病心衰出现气滞血瘀、痰热互结者有较好效果。1978年在中西医结合治疗肺心病临床研究中，发现许多肺心病心衰患者，出现唇绀舌紫，舌下瘀筋粗大，伴见气急痰鸣、心慌胸闷。单用清热化痰、解除气分之邪，效果不显。改用本方加入红花、丹参、赤芍、丹皮，痰瘀两治，效果甚为满意。

余某 住院号：19893。

1978年12月15日以肺心心衰合并感染入院，经中西药治疗10天之久，证情确无好转。后改用此法痰瘀两治，病情很快得到控制。

总之，本方在急性热病中应用甚为广泛，但其主要作用以清肺解毒、化痰祛瘀为其重点。在此基础上，如能结合具体证情适当加用对证之药物，则效果更为理想，诚为切于实用之良方，不可以其平淡而忽视之。

陈耀堂

肺炎每用鱼腥草，麻黄桔梗凤凰衣

陈耀堂（1897~1980），上海中医药大学附属龙华医院主任医师

男孩 3岁。

因患麻疹后并发肺炎，住某医院，虽经多种抗生素治疗，但病情日重，身热不扬，呼吸急促，痰声辘辘，口唇发紫。医院已通知病危，遂自动出院，请陈老往诊。看舌苔白腻，边尖舌质青紫，诊为肺风痰喘，疹毒内陷，所幸尚未见肝风内动等厥阴变证。当务之急，促其咯出气管内之黏痰。乃为疏方：

净麻黄 9g　凤凰衣 4.5g　桔梗 9g　枳壳 9g　白矾 6g　鱼腥草 30g　鸭跖草 30g

淡竹沥 1 支冲入，浓煎灌入。仅服 1 剂，患儿果然呕吐出大量黏痰，呼吸即感通畅，面色也有好转。第 2 天于原方中去白矾，加入黄芩 9g，以清肺热。2 天后，发热已退，气急也平，咳嗽大减，已能进食，乃改以肃肺化痰、养阴益气善后调理。又 1 周后，诸症悉除，其父抱患儿再至医院做胸部透视，肺炎已大部吸收。我们不解此方为何用凤凰衣、白矾、枳壳、麻黄等药。陈老谓此方来自一草药医，50 余年前我的孩子也患麻疹后肺炎，当时尚无抗生素，即用中药治疗。但经数名名医诊治均少疗效，病况日重，呼吸急促，面色发青，奄奄一息。这时有一友人介绍一草药医，处方仅 4 味：生麻黄 9g，凤凰

衣 4.5g，桔梗 9g，鱼腥草 30g。仅服 1 剂，呼吸即感通畅，以后通过调理逐渐恢复。此后即以此方加减救治过不少麻疹后肺炎、大叶性肺炎、支气管肺炎病人。方中麻黄必须生用，量必须达 9g，才能宣肺达邪；凤凰衣取其柔润，祛风利咽，本草载其可治久咳结气；枳壳、桔梗乃枳桔汤，用于痰积咳喘胸闷者；鱼腥草、鸭跖草清肺热，对肺炎很有效果。

夏仲方

柴胡治咳值千金

夏仲方（1895~1968），上海华东医院主任医师，临床家

《伤寒百证歌》中有句口诀："小柴治咳值千金。"这是宋医许叔微给小柴胡治疗咳嗽疗效的评价。

何某 男，46岁。

患慢性咳嗽17年，因反复发热、咳嗽增剧住院，体温39℃左右，常大汗出，呼吸呈喘息状，脉弦滑数。曾作支气管造影，示：大、中支气管扩张形成不规则念珠状，左下肺为甚，右侧支气管下方有一连串小憩室。胸片有支气管炎、肺气肿。住院将近2年，西药累进青霉素、四环素等抗生素。中医辨证分析：患者寒热往来，胸胁痞满，耳鸣，咳嗽黏痰难出。脉弦滑数均系柴胡证。患者气息哮鸣，多汗心烦，上脘部痞结感与大柴胡证的"郁郁微烦""心下急"相符。结合支气管扩张呈憩室，中医称饮囊、痰巢，其中蓄积的痰液是产生寒热的根本原因，它不但阻碍呼吸出入道路，更是外邪侵犯的内在主要依据。反复寒热，因热酿痰，因痰又导致感邪而发热，形成了恶性循环。柴胡汤有疏通上焦的作用，对呼吸道障碍有效。本例因其巢囊特别多，积痰亦特别多，必须配合祛痰剂，正本以清源，先给大柴胡加祛痰药，后守定小柴胡为基本方加减。

柴胡 9g　大黄后入，4.5g　黄芩 4.5g　半夏 9g　苏子 9g　莱菔子 6g

白芥子 4.5g 生姜 2 片 红枣 5 枚

服 7 剂后咳痰爽利，哮喘改善，呼吸较畅，胸胁及上腹部痞满压迫感减去大半，以后改用小柴胡合三子养亲汤，痰黄时加皂荚子。

柴胡 9g 黄芩 4.5g 半夏 9g 枳实 6g 白芥子 4.5g 莱菔子 9g 生姜 2 片 红枣 5 枚

本例服大小柴胡加减方 10 余日后，排痰爽利，咳嗽遂减，哮喘亦渐平稳。反复发热症状亦在连续 2 个月的治疗中停发，脉象弦滑数转为缓和。前后治疗 3 个月，症情稳定而出院。

胡翘武

顽咳案绎

胡翘武（1915~2002），安徽中医药大学附属医院主任医师，临床家

入夏夜咳不宁

汪某 女，52岁，1991年6月24日初诊。

入夏午夜至黎明则干咳不已五载，且有逐年加重之势。咽痒无痰，白昼渐瘥，迭经中、西医诸法罔效。面色虚浮晦滞，神情委顿，然纳食、二便尚可。自云冬季畏寒特甚。舌淡暗胖润、苔白薄，脉沉细略弦。西医诊为慢性支气管炎。证为肾虚阳弱，伏风于肺。治当温补下元，祛风散寒止咳。

熟地30g　山药20g　山茱萸10g　紫石英30g　五味子6g　怀牛膝10g　骨碎补10g　麻黄3g　附片6g　细辛6g　蝉蜕10g　苏子10g　金沸草10g
5剂。

二诊：上方3剂即效，尽剂竟夜宁不咳，出奇之效，实医患始料之不及。上方去金沸草、苏子、怀牛膝，加当归10g，7剂以资巩固。

按：咳嗽本为常见之症，然由午夜至黎明辄咽痒干咳，且以入夏即发，又羁5年之久者，诚不多见。考子夜而后阳初萌动，入夏之季也为阳隆之期，此咳发阳气萌隆之时无疑。患者面色虚浮晦滞，舌淡

暗胖润，脉沉细且弦，此下元虚惫，肾阳式微之征。肾阳虚惫之机，除入冬感寒诸症有加外，交夏逢温则应有轻减转佳之望，然于本案咽痒干咳何以偏偏发于盛夏而瘥于寒冬，起于午夜而止于凌晨？此阳虚之体，风寒客袭太阳，深伏少阴，遏郁之风寒常借阳萌浮动之机外透而上干肺系，又因正虚阳弱透而不尽，伏而不去，潜而届时再发，遂有定时咽痒干咳之作也。治此者非温补下元无以扶正托邪，非开越太阳宣透肺金无以祛风散寒。故主以熟地、山药、山萸肉、骨碎补、怀牛膝、紫石英、附片等以温补久虚之肾阳，取麻黄附子细辛汤以温开太阳、少阴，俾邪有外出之机，配蝉蜕、金沸草、五味子、苏子以轻扬肃降并用，冀开中有合，启闭肺气，祛邪止咳。药后果收立竿见影之验，5年之顽咳竟瘥于一旦，医患能不欣哉！

冒风即咳

朱某 女，12岁，1989年12月16日初诊。

稍一触冒风邪即喷嚏咳嗽不已3年余。历经中西医频治少效，均诊为过敏性鼻炎、支气管炎。患儿形体虚弱，面色㿠白，恶风自汗，少气懒言，鼻流清涕，喷嚏不绝，口淡乏味，纳谷不馨，大便鹜溏为其必伴之症。舌淡、苔白薄，脉虚细无力。每发必经数周方能缓解，但缓解不久，一旦冒风，咳嗽又作。脉症合参，此乃气血两虚，脾肺亏极，治拟调补气血、培土生金，缓缓调治为宜。

山药20g 防风6g 当归6g 炒白芍6g 党参10g 白蔹6g 桂枝6g 茯苓10g 焦白术10g 柴胡6g 桔梗6g 阿胶另炖,6g 黄芪10g 五味子3g 炙甘草6g 干姜3g 红枣3枚 生姜3片 神曲10g

10剂。

二诊：上药服后除鹜溏之便转实外，余无进退，但也无不适之感。相安之方守法继服，因虚无速补之法也。10剂。

三诊：二旬来形体有丰，喷嚏流涕均减，纳谷有增，自汗也敛。咳嗽轻减过半，但不知是自行向愈或药力所为，只有待日后检验。上方又继服20剂后临床症状基本痊愈。半年后随访，除偶闻一二声咳呛外，余无异常。今春视形体丰润，面有华彩，与诊治之初判若两人。

按：患儿系脾肺不足，气血两虚，正虚之体无力御邪，营卫失谐，卫外不固，风邪不从鼻窍入肺，即由皮毛入肺。且金失土培，虚惫之极，"两虚相得"，困扰华盖，治此者不补虚无以扶正祛邪，不祛风无以调补太阴。方宗仲景治疗"虚劳诸不足，风气百疾"之薯蓣丸增损。除重以"主伤中，补虚羸，除寒热邪气，补中益气，长肌肉，强阴"（《神农本草经》）之山药为君外，又由八珍汤、桂枝汤、桂枝人参汤等复方以两补气血，调和营卫，补土生金为补虚扶正之主体；配阿胶、麦冬以养阴补血，直益肺金；柴胡、防风、桔梗等以祛邪疏风；神曲、豆卷和胃助运；白蔹于补虚疗损之中，可起疗疡敛溃之用。复于此方加黄芪、五味子者，又增生脉散与玉屏风散两方于其中，对益气补肺不无裨益，守法守方，两月竟获全功，仲景薯蓣丸诚不失为治虚体风气所致咳嗽之良方也。

躺卧即胸憋咳逆

许某　女，24岁，1991年10月19日初诊。

躺卧则胸膈憋闷，气逆咳喘，无分昼夜1年又3个月。诊为过敏性支气管炎。解痉平喘止咳之剂只能缓解一时。因疲惫之极无意倒伏则前症又作，以至终日无以卧寐。近月来诸症有加，心烦意乱，寐食竟废，形体虚疲，面容憔悴，经行前后不一，量多色红。来诊时虽无咳喘之症，但仍胸闷微咳，唇颊红艳，清涕流泄不绝，畏寒怕冷，口干喜饮，舌淡红、苔黄腻上浮白薄之色，两脉浮滑数。此痰热恋肺，肺气郁闭，风邪客加，治当启闭肺郁，清化痰热。

金沸草10g　橘红10g　当归10g　牵牛子10g　甘草6g　马兜铃10g　冬瓜仁30g　大贝母10g　桑白皮10g　蝉蜕10g　僵蚕10g　酒军6g　泽漆20g　赤芍10g

10剂。

二诊：畏寒减，流涕已，咳喘似减，但躺卧仍发。此风邪渐去，痰热蕴遏难解，前方化裁继进。

泽漆30g　葶苈子10g　甘遂3g　桃仁　杏仁各10g　冬瓜仁30g　瓜蒌皮　瓜蒌仁各30g　枇杷叶15g　僵蚕10g　蝉蜕10g　芦根30g　薏苡仁30g　赤芍10g　南沙参30g

10剂。

三诊：咳喘锐减，虽平卧也只偶发，直立即已。口干，唇红如妆，两颧微赤，舌淡红、苔薄黄，脉浮细滑数。内蕴之痰热未尽，久稽之邪无不入络，再予上方去甘遂、枇杷叶，加水蛭6g、竹茹10g。
10剂。

四诊：经月余之治，诸症继减，近只小发2次，已不需再服解痉止咳之品能即刻缓解，但唇颧仍红。肺蕴痰热及入络之瘀血将除，久伤之气阴亟待滋补。

南沙参30g　麦冬10g　玄参20g　瓜蒌皮20g　芦根30g　地栗10枚　地骨皮20g　冬瓜仁30g　枇杷叶15g　桃仁　杏仁各10g　泽漆20g　水蛭3g　竹茹10g

10剂。

按：患者寐食几废，曾有轻生之念。然何以直立无恙，躺卧则憋闷咳喘？此必追询病史方得诠释：患者素体康健，更无咳喘之恙。因新婚不久，婆媳不睦，情志抑郁，肝失疏泄，郁火内生，刑金灼肺，遂致肺津不布而悉煎熬为痰,咳逆渐生;月经不调,婚后不育,曾以疏肝理气之方频投,非但肝郁不解,且辛热燥热之品更助郁逆之火上灼太阴,与肺蓄之痰浊互结为祟,壅遏气道,痹阻络脉,耗灼肺阴,清虚之所遂成痰热蕴结之乡。如斯肺失清肃,气机逆而不降,治节乏权,肝郁之气火失其驯制。诸气膹郁,逆乱无制,躺卧则气易逆,痰热壅遏更甚,故胸憋咳喘作矣。直立则气机稍有舒顺,则咳喘减轻,但胸膈闭闷不畅却依然。故清泻痰热,启闭肺气,逐瘀通络之法一直贯彻始终。必待痰热泻除,瘀络有通,再以清养为主。待肺之治节有权,木火自敛,肝气条达时,躺卧咳喘之症方有向愈之望。方中泽漆、葶苈、甘遂性虽峻猛,但胶固之痰热非此不能清泄驱逐,水蛭活血通络力专效宏,枇杷叶肃肺下气有助治节之功,蝉蜕、僵蚕宣肺化痰,更有解痉缓急之用,大黄通幽泻热,有泻表安里之效,他药佐使其间,均为清化宣肃之助,如斯清逐宣肃、祛邪养肺,3个月后非但病愈体健,且已经停2个月,查为早孕也。

(胡国俊　整理)

胡翘武

逐痰畅其道，扶正培其本

胡翘武（1915~2002），安徽中医药大学附属医院主任医师，临床家

逐邪祛痰，通畅气道

胡老常谓：闭阻气道之痰浊是慢性支气管炎咳喘的重要因素，随病变化及个体禀赋之差异，又有风痰、寒痰、热痰、燥痰、湿痰、瘀痰之不同，风、寒、热、燥、湿、瘀等邪与痰交混一体，同为壅遏气道之病理产物，故若只知二陈汤祛痰，而不知须同时驱逐与痰混为一体之他邪，则虽事倍也难收其一半之效。

风痰

咳声轻扬，痰多清稀夹有泡沫，咽痒阵咳，甚则胸骨后也有痒感，舌淡苔薄白，脉浮滑，治宜疏风宣肺化痰。止嗽散虽为治疗初感外邪咳嗽之佳方，但于慢性支气管炎风痰咳喘之治，其疏风化痰之力则嫌不足，胡老常于其方再加蝉蜕、僵蚕、金沸草，名曰"加味止嗽散"。蝉蜕轻清疏风宣肺之力最强，僵蚕功擅祛风化痰，与蝉蜕配伍更有解痉止咳之用，金沸草散风寒化痰饮，对风痰恋肺，咳喘气逆经久不已者尤效。三药参入止嗽散方中，其疏风化痰之力有增无减。

寒痰

咳痰清稀色白，口淡多涎，或恶寒畏冷，或背冷肢凉，舌淡苔薄白而润，脉紧弦。法当散寒温肺涤痰。小青龙汤及射干麻黄汤已显药力单薄，于此无济。《张氏医通》冷哮丸（麻黄、川乌、细辛、蜀椒、白矾、牙皂、半夏曲、陈胆星、杏仁、甘草、紫菀、款冬花）化裁较为合拍。胡老常以制南星易陈胆星，去白矾，加白芥子为汤剂；症状缓解后，再于此方加淫羊藿、鹅管石、硫黄制丸，坚持服用，以巩固疗效，减少复发。

至于寒痰之阻遏，咳痰清稀，胸憋背冷，形寒肢凉，口淡多涎，面色青晦，舌淡润、苔白滑，脉沉弦紧等，治以二陈汤加白芥子、细辛、皂荚、制南星等，其中白芥子、皂荚为治寒痰顽结之佳品。白芥子辛温入肺，功擅利气豁痰、温中散寒，凡寒痰凝痹肺络者非此不除。皂荚辛温有小毒，除痰力猛。白芥子尚能利气温中，皂荚还兼疏风开窍，此为不同之处，也应随症选用更佳。尚有控涎丹，本为《韩氏医通》主治高年咳嗽气逆痰痞之良方，对"老慢支"之属顽痰壅遏者甚为合拍，应视体质之强弱，而予不同剂量缓投。

热痰

于慢性支气管炎较为多见，其痰色黄质稠，时或难以咳出，口干且喜饮。也有痰色并非黄稠，但有渴而喜饮，胸膈烦热，便结溲黄，舌红苔黄腻，脉滑数，即可确认为痰热蕴肺，治当清热泻肺祛痰。胡老常用泻白散合葶苈大枣泻肺汤、千金苇茎汤去大枣、粳米，加泽漆、黄芩、竹茹、海浮石等，奏效颇捷。其中葶苈子泻肺化痰之力最猛，泽漆消痰化水之力亦不逊色，两药性皆苦寒，于痰热内蕴、体质不衰之慢性支气管炎尤宜。对体弱痰热久恋者，可予新制清肺饮（自制验方：贝母、百部、马兜铃、枇杷叶、玄参、瓜蒌皮、石斛、竹茹、丹参、藕节、南沙参、冬瓜仁）化裁。葶苈子对久蕴肺金之痰热有"披坚执锐之才，以成捣穴犁庭之绩"，"且体质本轻，故能上行入肺，而味又甚淡，何至猛烈乃尔。"(《本草正义》)小剂 6g，重剂 30g，清化热痰之功诚非他药之所能及，且从未见有偾事者。泽漆功主利水消肿、杀虫解毒，然其消痰止咳也为其独擅。胡老于"老慢支"为痰热蕴结者，常以此二药辅佐苇茎雪羹汤中。然葶苈子长于下气定喘，泽漆长于利水消肿。

湿痰

咳声重浊，痰质黏稠，量多色白，胸膈憋闷，形体虚浮，或四肢倦怠，脘腹痞满，舌淡胖润，苔白滑或浊腻，脉濡滑。治应燥湿理气化痰。予三子养亲汤、二陈汤化裁，或予《景岳全书》六安煎（半夏、陈皮、茯苓、甘草、杏仁、白芥子、生姜）加味也可。如痰浊壅甚，气道痹阻，呼吸急迫，或上药收效不显著，可加服控涎丹，每次 3g，日 2 次。待症状缓解后，即予平胃、二陈合方以燥湿健脾化痰，巩固疗效。

燥痰

痰量少、色黄或白，痰出艰难，口干咽燥，夜间尤甚，形体大多消瘦，唇颊潮红，便结溲黄，舌红少苔或苔薄黄，脉细滑数。此与秋燥之咳虽有外感内伤之别，但津伤痰着，气道欠畅则同，治非清润化痰之剂不为功，但清润不可过滋，化痰力避辛燥，才无助痰伤津之弊。方拟《医学心悟》贝母瓜蒌散（川贝、瓜蒌、天花粉、云苓、橘红、桔梗）化裁，诸如芦根、百合、桑白皮及雪羹汤等润肺化痰之品，皆可加入。

久咳络瘀，方书论之不多，就临床以久病入络推理外，诸如唇舌紫黯、胸膈闷痛、甲床紫黯按不退色，或痰中夹有紫色血块、口干不欲饮水、脉涩等症也足以说明之。致瘀之由除痰浊痹阻、气机郁遏等因素外，与经年久咳，由气及血，由肺累心，心主受损，血流不畅，脉络受阻之原因尤为有关。历代贤哲在制配治咳喘方剂时，也有佐辅活血逐瘀之品者，如苇茎汤中之桃仁，金沸草散中之赤芍，苏子降气汤中之当归等。胡老常用活血逐瘀之品，药如丹参、当归、桃仁、赤芍、马鞭草、红花等随症选入，胡老古药新用，或择活血调营并治咳逆上气之桃仁、当归；或选活血通络又消积祛痰之皂角刺、鹿角片、水蛭、三七；或予仲景通络活血之旋覆花汤随证化裁。其祛痰消结、止咳平喘、宽胸利膈之效远非单一化痰之剂所能比拟。

补肺酌理气阴气阳

"老慢支"患者以气阴两虚为多，治节无权，宣肃失司，故滋益气阴、补肺固金为其重要一环。历代补益肺金之方甚多，胡老认为惟生脉散最佳，以人参益肺气，麦冬养肺阴，五味子既可敛肺生津，又可收耗散之气。如阴虚甚者，加南北沙参、百合等；气虚甚者，加炙黄芪、炙甘草。

肾为水脏，主藏精，故滋水润金为肺阴不足常用之法，特别对"老慢支"患者尤宜。其症为咳喘气急，动则转甚，形体瘦削，面颊潮热，腰膝酸软，头昏目眩，耳鸣耳聋，舌红少苔，脉细数等，方以六味地黄丸合生脉散化裁，宜去茯苓、泽泻，加玄参、天冬、南北沙参等，俾金水相生，互滋互充。若兼精血不足者，龟甲胶、阿胶、冬虫夏草等肺肾兼补之血肉有情之品也可随症选入。

肺之气阳不足，治节乏权，宣肃不能，是痰浊贮而不化，无力外排的另一证型，多为素体气阳亏虚，或寒痰、湿痰久恋而伤及肺之气阳者。其咳声低微，痰涎黏滞，排出艰难，稍动则心慌气急，有气不接续、自汗、胸膈憋闷等症，或畏寒恶风，舌淡苔白滑或黏腻，脉虚浮无力。方拟甘草干姜汤加党参、黄芪、麻黄、细辛、五味子以益气温阳，补肺复治。方中干姜、细辛辛热通阳以振肺阳，参、芪、炙草甘温以补肺气，更以少量麻黄、五味子一开一合，配伍益气温阳方中，可助肺之宣肃，以利痰浊之排送。若兼气阴不足，可伍入仙鹤草、南沙参，以免顾此失彼。

调脏助肺，以利治节

慢性支气管炎咳喘虽不离于肺，但也不止于肺。因肺朝百脉，主一身之治节，治肺不应，可从有生克制化表里之脏腑调治入手，以助肺金利治节，而增化痰、排痰之效。

（1）肺之气阳亏虚投益气温阳不效，察为下元虚冷者，当从肾督着手。此证除有上述症状外，尚有腰膝酸疼，头昏耳鸣，或腰脊疼痛，遗泄便溏，或畏寒肢冷，入冬更甚，舌淡嫩边多齿痕，脉沉细无力等肾督阳虚之症。可予阳和汤加味，加淫羊藿、巴戟天、紫石英、紫河车等，以温养肾督、兼补肺阳。若为中州有损，则应从脾土求治。此证除有肺之气阳不足外，更有纳差脘痞，四肢倦怠，身困头昏乏力，或便溏，或带下，舌淡，脉虚弱濡细。可予补中益气汤合附子理中汤化裁，温补脾土，以培益肺金。

（2）肺之气阴耗伤投益气养阴少验，如为金水不能相生者，应滋水清金，从下焦入手。其证除有肺之气阴不足之症外，尚有腰膝酸软，寐差多梦，发脱齿摇，遗精，口干喜饮，夜间尤甚，舌红瘦多裂少苔，脉细数等症。可予七味都气丸合生脉散去泽泻、茯苓，加怀牛膝、冬虫夏草、玄参、天冬、阿胶。若为胃液不足，则应从胃土着手。其除肺之气阴不足之症外，尚有胃脘嘈杂，烦热，口干喜饮，唇舌溃疡，手心灼热，便结溲黄，舌红苔薄黄乏津，脉细数等症。可予增液汤合沙参麦冬汤加五味子、百合等，以沃胃土、养肺阴。

（3）肺气膹郁，宣肃不能而致痰浊壅遏气道，不能外排，咳喘不已者，若由肝气郁逆化火刑金所致，治肺罔效，当清泻疏调厥阴。此证除咳嗽、胸闷、气急等肺系症状外，多兼见口干苦，两胁胀满或疼痛，或目赤多眵，舌红苔薄黄，脉弦滑等，可予丹栀逍遥散加减。若再兼心烦易怒，便结，头额胀痛，两脉弦滑数等，可予龙胆泻肝汤或当归龙荟丸，冀肝火一清，气阳不逆，肺金清宁，宣肃始复，难出之痰即可内消外排。

（4）阳明腑实，便秘热蕴而致肺金郁遏，宣肃不能，痰涎壅塞，气逆咳喘，徒清肺化痰效微，必投泻腑导热方可金清肺宣，治节有权，痰浊得以上下分消，而奏咳止喘宁之效。可仿《温病条辨》宣白承气汤加味。若为饮热壅遏肠腑，上渍肺金，而致咳喘不已，已椒苈黄丸合大陷胸丸化裁亦效。

法取前贤化裁阳和

阳和平喘汤

熟地 30g　淫羊藿 20g　当归 10g　麻黄 6g　紫石英 30g　肉桂 3g　白芥子 6g　鹿角片 20g　五味子 4g　桃仁 10g　皂角 3g

功可温肾纳气，化痰调营。主治慢性气管炎、喘息性支气管炎、肺气肿之属肾督虚冷，痰瘀凝滞而致咳喘经久不已者。

咳喘之证不离乎肺，缠绵经久，无不由气及血而瘀阻脉络。肺络瘀阻，宣肃通调乏权，津难化气悉变痰浊，与瘀血为祟，互结一体，阻塞气道，影响气体出入，咳喘益甚而重笃难以向愈也。气主于肺而根于肾，且肺肾又为金水相生之脏，经久咳喘又无不虚体害正，穷必归肾，伤及下元，损及气根，气体吐纳失节，此咳喘又不止于肺也。故"老慢支"患者无不为痰壅络阻于上，元精内夺于下。肺肾同病，虚实相因诚为其必然也。考王洪绪《外科全生集》之阳和汤具温阳补虚、散寒通滞之用，虽为阴疽效方，但从其组方配伍观之，于肾督阳虚、寒痰凝滞之咳喘，有补虚泻实上下同疗之意。然化痰调营尚嫌不足，温纳肾气也需增添。本方以熟地、鹿角片、淫羊藿、肉桂温养肾督峻补下元，易鹿角胶为鹿角片者，以胶者凝滞有助痰浊之弊。鹿角除温补肾督功用外，更具活血通络散滞之用。与熟地相伍，温补精血，可减少胶、地同用黏滞碍膈之嫌；淫羊藿补肾壮阳，肉桂温养命火；紫石英质重色赤，性味甘温，功擅温养下元，主咳逆痰喘，与五味子配用镇摄之力更显，合此六味温而不燥，补而不腻，既摄纳又重镇，为补虚填精、求本培元之道。当归养血活血，更具"主咳逆上气"（《本经》）之用；桃仁破血行瘀，是"止咳逆上气"（《别录》）佳品，以此合鹿角片、紫石英，既调营通络，又止咳、平喘，皆一药而二得其用之品，为咳喘由气及血，络脉瘀阻不可缺如之味也。白芥子利气豁痰，皂角滑痰通窍，皆辛温入肺之品，为寒痰壅肺痹阻气道首选之药。麻黄宣闭通滞、止咳平喘，与五味子对药，又可一开一合，启闭肺气。且肺金得肾督之温养，治节宣肃之职有复，协同麻黄、五味子，更利气体出纳，痰浊排送。全方虚实补泻得宜，肺肾上下同疗，为下元虚寒、肺金痰瘀咳喘之良方。

加减运用：阳虚及阴者，去肉桂，加山药20g，山茱萸寒痰化热者，去白芥子，加葶苈子10g、泽漆15g；气急喘甚者，加苏子10g、沉香（后下）3g；大便秘结者，加肉苁蓉20g、紫菀20g；胃脘饱满、纳后不馨者，加砂仁6g、二芽各30g；痰浊消减者，去白芥子、皂角，加橘红10g、茯苓20g。

阳和平喘汤为胡翘武主任医师在长期咳喘病症诊治中，精炼而成之效方。紧扣久病入络，穷必归肾机制，在阳和汤基础上去炮姜、甘草中守之味，增补肾镇纳、化痰和营之品，寓泻实于补虚之中，辅通络于化痰之内；补虚泻实各得其宜，上下同疗互不扞格，在扶正祛邪之中，旨在恢复肺之气道通畅，络脉流运，俾治节宣肃复司，咳喘顽症虽不能彻底治愈，也可轻减过半矣。

（胡国俊　整理）

杨继荪

痰热咳嗽方

杨继荪（1916~1999），浙江省中医院主任医师

杨继荪老师，专长内科，尤擅于对呼吸系统疾病的诊治。咳嗽是肺脏疾患中最常见的病症之一。杨老治疗咳嗽，认为无论是外感新起之咳嗽，或是新感引动宿疾呈急性发作之咳嗽，其诱发起病之因皆是由于感受外邪，因表邪不解，邪循经入里，郁而化热，引起咳嗽和痰多、痰质黏、痰色白或黄等症。他说，痰字训为胸上液者，本为人身之津液，因"肺气热则煎熬津液，凝结为痰"（《本草经疏》），而在《医统》中更有"痰则一因于热而已，加之寒字不得"，《儒医精要》中有"痰能生火""火能生痰"的论述。故他把前人强调痰因热成，重视痰与热之间存在因果关系的论点，与自己50多年的丰富临床经验结合起来，遂形成了一套以清热解毒法为主，治疗痰热咳嗽的基本方剂。方用鱼腥草、黄芩、野荞麦根，剂量各用30g，杨老称之为清肺热三斧头；合以桔梗、前胡，一升一降，宣降肺气；象贝、杏仁，清热化痰，降气止咳；姜夏、枇杷叶，下气化痰，且均具有和胃降逆之功。以上方为基本方，临证中如遇外感发热，加薄荷、苏叶疏风解表；咽痛鼻塞加牛蒡子、蝉蜕、苍耳子利咽、通鼻窍；舌红、热重者加银花、连翘、七叶一枝花，加强清涤肺热之力；舌红少津者加鲜芦根、鲜石斛以清热生津；苔白腻、头身重、湿困者加藿香、佩兰芳香化湿；伴胸

脘胀闷者，选加瓜蒌、郁金、枳壳、厚朴、莱菔子以宽中活血，祛痰下气，对于痰哮气喘者则加麻黄、射干、地龙，以平喘解痉；而以久嗽气逆，痰始终呈白色者加紫菀、款冬凉温并用，消痰下气，定喘止咳。

以上之基本方，以大剂清热解毒药为君药。其中"黄芩治肺热"是明代医药学家李时珍的亲身体会。《本草纲目》有因感冒咳嗽既久，遍服……诸药，月余益剧。思李东垣治肺热，以一味黄芩汤泻肺经气分之火，遂用片芩水煎顿服，次日身热尽退，痰嗽皆愈的记载。杨老则在此基础上，增加鱼腥草、野荞麦根各30g，清泄肺热，治疗痰热咳嗽，用之皆效。此方学生在临床上反复应用，也颇得心应手。对外感咳嗽，其疗效显著；对内伤咳嗽，气血阴阳体虚之人感受外邪日久不愈者，予以局部、整体兼顾，如气阴虚者伍太子参、沙参益气养阴；脾虚者伍茯苓、怀山药、薏苡仁健脾利湿；气血虚者伍生芪、当归益气养血；肾不纳气者伍补骨脂、紫石英补肾纳气等，在此基本方上加味，寒温清补并施，用之亦多能获得明显疗效。

郑景岐

喉痒咳嗽，要药薄荷

郑景岐（1918~1992），安徽中医药大学附属医院主任医师

喉痒咳嗽是临床常见、多发病症。其特点是咽喉作痒，继之引起连续性咳嗽，重者可呈痉挛性咳嗽，多为干咳无痰，亦偶有白沫痰，难以咯出；局部检查可见咽及声门区充血，胸部正常。本病症与西医学急性之喉炎相似。

郑景岐老师治疗喉痒咳嗽，在辨痰施治的方药中，每加以薄荷一味。他认为：治咳重辨痰，治喉痒咳嗽又有其特异性，即喉痒为咳嗽之源，喉痒责之于风邪淫喉，故疏散风邪为治则之要义。

薄荷，味辛性凉，入肺、肝经，具疏风散热、辟秽解毒之功，皮肤科多用此，外用治皮肤瘙痒症。《本草纲目》云薄荷"辛能发散，凉能清利，专主消风散热"，"利咽喉"。《药品化义》亦云："薄荷，味辛能散，性凉而清，通利六阳之会首，祛除诸热之风邪，取其性轻清，善行头面，用治失音，疗口齿，利咽喉。"故薄荷是一味疏风止痒、清利咽喉的良药。先贤认为，薄荷入药，以苏州产者为胜，薄荷每年收割2次，以二刀茎小者气味辛凉药力更捷。

郑老师认为，薄荷的剂量与煎法，是取效之关键，治上焦如羽，非轻莫举。每剂剂量5~8g，二等份，在头煎和二煎即将结束时，分别放入，稍搅拌，煎3分钟即可倒出药汁。如药量过重，失其轻清灵动

之旨，辛香化燥伤阴，反于病无补。又薄荷质轻味辛，含多种挥发性成分，稍煎取其气，久煎则药力随之挥发，疏风止痒、清利咽喉的作用即消失。

西医学认为，喉痒咳嗽是因为痒感或痰液的刺激，使呼吸道黏膜神经末梢感受器兴奋，沿迷走神经传入延髓的咳嗽中枢，再由传出神经到声门和呼吸肌，产生咳嗽。治疗的要点是化痰止痒，以截断咳嗽反射弧。现代药理证明，薄荷具祛除呼吸道的痰液和止痒的双重功用，故薄荷是治疗喉痒咳嗽的良药。

（郑日新　整理）

易希园

杏夏合剂，止嗽良方

易希园（1928~　），湖南省人民医院主任医师

《素问·咳论》指出："肺之令人咳，何也？岐伯对曰：五脏六腑皆令人咳，非独肺也。"为我们治疗咳嗽进行辨证论治奠定了理论基础。肺主气，司呼吸，上连气道喉咙，开窍于鼻，外合皮毛，为五脏六腑之华盖，其气贯百脉而通他脏。由于肺体清虚，不耐寒热，称其为娇脏，极易受内外之邪侵袭而为病。肺脏为病，失其"宣肃"，肺脏为了改变这种病理现象，祛邪外达，以致肺气上逆而为咳嗽，故张景岳云："咳证虽多，无非肺病。"

易希园主任医师积 50 年的丰富经验，精心拟定的杏夏合剂治疗临床上的咳嗽病人，疗效颇为满意。无论是耄耋之年，还是襁褓之婴儿用之，无不取得如鼓应桴的效果。其方药组成：

杏仁　半夏　天冬　五味子　桔梗　浙贝　紫菀　款冬花　百部　远志　茵陈　甘草

如辨证属风寒加前胡、荆芥，属风热酌加黄芩、黄连，喘息加麻黄、白果，剧烈咳嗽加粟壳少许，无痰或少痰去远志。方中药物正如张洁古云半夏治其痰，而咳嗽自愈。《重庆堂随笔》云："桔梗，开肺气之结，宣心气之邪，上焦药也。"《长沙药解》云："贝母……泄热凉金，降浊消痰，其力非小，然清金而不败胃气，甚可嘉焉。"《本草便

读》云："凡仁皆降，故杏仁功专降气，气降则痰消嗽止。"《本草正义》云："款冬花，主肺病，能开泄郁结，定逆止咳，专主咳嗽……性质功用，皆与紫菀绝似。"又言："百部，……故凡有咳嗽，可通用之。"综观全方具有宣肺、化痰、止咳之作用，可通用治疗各种咳嗽诸症。方中茵陈一味，用于此方，别具一格，茵陈乃是利湿退黄、燥湿祛风之品。《本经》云："茵陈主风湿寒热邪气。"易老认为风寒湿热诸邪都能致咳，就是选其能祛风湿寒热邪之功效，一般使用本方时该药必不可少，且用量也在15g以上，确为临床上的特殊用药经验。笔者跟师2年，目睹并亲自接受治疗确有立竿见影之功效。少则三五剂，多则七八剂，患者每获痊愈，堪称神药。

（唐群辉　整理）

唐福安

止咳效方蝉蜕安嗽汤

唐福安（1917~　），杭州市中医院主任医师

唐福安主任医师，擅长内科、儿科，医术高超，尤擅诊治咳嗽，自拟蝉蜕安嗽汤，临床运用数十年，每获覆杯之效，就诊者趋之若鹜。兹将唐老师治疗本病的经验方整理如下：

蝉蜕 6g　炙枇杷叶 15g　桔梗 6g　牛蒡子 9g　前胡 9g　象贝 9g　紫菀 9g　车前子包, 12g　车前草 12g　甘草 5g　黛蛤散包, 24g

功能：疏风清热，宣肺安嗽。

主治：风热袭肺，咳嗽痰少，咽痒，咯痰欠爽，痰白黏或黄稠，舌红，脉弦数。

方中蝉蜕、桔梗、牛蒡子散风热，定肺气，利咽喉。炙枇杷叶、象贝、紫菀、前胡、甘草、车前子、车前草清热降气安嗽。

本方中药升降同用，止中有宣，并非单纯止咳，故不使痰滞热郁，咯痰一爽，邪热痰液咯出，咳嗽即愈。其中黛蛤散古已用于肝火旺之咳，据西医学药理研究证实青黛有抗病毒作用，用于肝旺及外感风热、病毒感染引起的咳嗽疗效更佳。

加减运用：咽痛加板蓝根、玄参；热高加鹿含草、鱼腥草、鲜芦根、冬瓜子；痰多加竹沥、半夏、橘红或清气化痰丸、竹沥达痰丸（吞）；涕多加大蓟；纳呆加焦曲；大便秘结加全瓜蒌、礞石滚痰丸（吞）。

注意事项：服药期间及病未愈时忌甜食、鱼腥及刺激性食物。

顾某 男，65岁，教授。反复咳嗽3个月余。曾在某市级医院住院治疗1个月余，予高档抗生素静脉给药，未效。近日外感风寒，咳嗽重，痰白黏稠，咯痰不爽，舌红苔白微腻，脉浮弦。拟本方加鱼腥草、陈皮、竹沥、半夏，5剂诸恙若失，遂以沙参麦门冬汤复其本。

（黄金城　整理）

陈亦人

紫菀胥吏入肺腑，佐相谋划主治节

陈亦人（1924~2004），南京中医药大学教授

人身整体，犹如一小国家，以肺为宰相。如《素问·灵兰秘典论》曰："肺者，相傅之官，治节出焉。"其辅佐心主治节诸脏，调畅气机，推血运行，布散精微，调节津液，总揽一身气机之升降出入，关乎机体性命。然肺之功能，亦有治节失行之时，反应于身，则发为多系统病变。当此之时，亦急需一肺经功能全面之明干胥吏，以纠偏矫枉，协调诸脏，使气归于平。观入肺之药颇多，但各有所偏，或偏刚燥，如麻黄；或功能单一，如杏仁、麦冬等，难当此任。余数十年临床经验，确认紫菀堪当此任，诚如《本草通玄》所言紫菀，辛而不燥，润而不寒，补而不滞。通用诸脏，收效皆佳，实为肺家一快吏，佐肺治节之全才也，现简析之。

1. 宣肺降气，疗各种咳喘

一般而言，咳喘之证，皆为肺气上逆之证，紫菀辛能散之，苦能降之，升降相因，正合肺性，对肺脏本经病变，最为相宜。尤为难得者，紫菀性味平和，无论寒热之疾皆可用之，若寒邪阻肺，合三拗汤、小青龙汤化裁；痰热蕴肺，余常用紫菀合经验方加味苇茎汤（桃仁 10g，杏仁 10g，炒薏苡仁 12g，冬瓜仁 12g，干芦根 20g，石韦 15g，海浮石 12g，炙枇杷叶 10g），以清化痰热、肃肺定喘。以上实证

可用，虚证亦可用之。《药性论》言其"补虚下气"，《本草衍义》曰其"益肺气"，皆非虚言。据临证所见，气虚者合黄芪，阴虚者合麦冬、天冬，阳虚者伍仙灵脾等。更应注意，久病咳喘者顾护肾气，肺肾两调，每获佳效。忆曾治金某一案，颇为有趣，详列于下。

金某 男，25岁，常州市某军医，西学中学员。患者自青少年时期因游泳吸入河水，遂患筛窦炎。屡治不愈，继发气管炎。自觉咽部两侧作痒，咳吐清痰黏液，鼻中清涕由筛窦部向后徐徐流出，不得不吐，然上课时不便咳吐，常自用手帕擦之，每节课两块手帕俱湿，屡医（西医）乏效，苦不堪言。因患者为西医，平素对中医轻甚，未曾想请中医诊治。今实无良法，又聆听余讲中医诊治课程，遂抱姑且一试心态，求余诊治。刻诊：除上述见症外，平素怕冷，腰酸，夜尿多，苔薄，脉沉。

证属肾气不足，肺失清宣。治拟固肾气，宣肺机。

紫菀 9g　桔梗 15g　芡实 12g　覆盆子 12g　补骨脂 6g　泽泻 6g　桃仁 9g　杏仁 9g　薏苡仁 12g　白术 12g

每日 1 剂，水煎服。

患者服上药 5 剂后，病愈大半，喜出望外，盛赞中医奇妙、科学云云。效不更方，续服 5 剂而愈。嘱其间日 1 剂，以固疗效。

由此可知，紫菀为肺家要药，对肺经咳喘之疾，确为的对。

2. 性平体润，治多种血证

紫菀味苦而甘，善入血分，有止血理气之妙，故可治多种血证。如咳血之证，多因肺气上逆，逆气带血上逆而致。紫菀降肺气，安血液，多与仙鹤草、桔梗等相配。对结核咯血，多伍南沙参、百合、川贝等；气不摄血者，多配生黄芪、白术；肺热伤络者，多合石韦、芦根等。如《本草从新》所说："（紫菀）专治血痰，为血劳圣药。"是品不仅独治肺家出血，而且也可用治吐血、衄血、尿血、便血等各种出血，如与桔梗相合以治衄血，与大黄、黄芩、黄连相伍以疗胃热吐血，合茅根、三七以治尿血，配灶心土、白术治脾虚便血，加地榆、大黄治肠风下血等。据症化裁，皆有良效。

3. 泄肺通滞，利胸咽结气

肺主气，居于胸中，以咽喉为门户。肺气不利，则气机壅滞，上见咽喉不利，或噎或痛，或有异物阻塞之感；中见胸闷、胸痛、短气等胸痹诸疾。紫菀专入肺经，善通肺滞，利胸咽结气，故上述诸疾，余每用之。对喉咽不利，多合桔梗、苏梗，有热者加射干、黄芩，寒者配桂枝，痰气交阻者合半夏、茯苓等。紫菀既入于气，又入于血，气血双调，故对胸痹之证，最为相宜，瘀血者合赤芍、川芎、桃仁、红花，痰浊者配瓜蒌、薤白，阳虚者入附子、乌头等，效果满意。

4. 畅肺之气机，解脾胃郁滞

古今解脾胃郁滞，多从肝治，以肝木易横克脾土也。然肺主气，气机的升降出入根在肺也。是故从肺入手以调理气机，当是重要措施，于理论临床皆甚相宜。余每以紫菀与他药相配，取效甚捷。如余之经验方开肺宣郁汤（炙紫菀 12g，秋桔梗 6g，川郁金 9g，炒枳壳 9g，炙枇杷叶 12g，粉甘草 3g）随症加减，以治食道炎、食道痉挛、慢性胃炎、胃肠神经官能症诸疾属肺失宣降、气机郁滞者，莫不随手取效。

5. 肃肺气津，导大便秘结

肺与大肠相表里。大便秘结，虽在大肠，实与肺气不降、津液不布密切相关。炙紫菀温润，有辛开苦降之功，能宣降肺气，肺气肃降，津液布散，从而调畅大便。早在宋代即有单味紫菀治顽固性便秘的记载，其后朱丹溪、叶天士等俱有开肺法以治肠痹之经验。笔者自临证中体会，紫菀对大便秘结确有良效，故创菀桔枳芪汤（炙紫菀

15g，桔梗 6g，枳实 10g，生黄芪 15g，生甘草 10g）。随症化裁，以治肺气不足、宣降失常而致的老年性便秘，效者良多。

6. 提壶揭盖，决下焦之渎

肺为水之上源，若上源不清，每致小便不行，以使水不外排而留于体内，发为水肿。故水肿一证，虽与肾、脾相关，与肺亦密不可分。宣降肺气以利小便、消水肿的治法，被称为"提壶揭盖"法。宣肺之品，以紫菀为优，古代文献屡有所载，如《千金要方》载治妇人卒不得小便，紫菀末，井华水服三指撮。《本草通玄》亦谓："紫菀……然非独用，多用不能速效，小便不通及溺血者服一两立效。"笔者临证体会到，治水肿小便不利，紫菀为的对之品，一则入肺之气分，降气决渎；再则入血分止血，对今之肾炎水肿夹有血尿者，一石二鸟也。所治病例，不胜枚举，常于辨证基础上加入，以取其宣肺调水之效也，一般用量 15g 左右。如上而知，紫菀为肺系要药，功效全面，药性平和，能基本反映出肺相主治节的全部功能，可协肺调理诸脏，保证气机畅达。其辛散苦降颇合肺性，是其基本功能。至于通大便、利小便、开胸痹、利喉咽等，是从这一功能中派生出来的。明乎此，临床可广为发挥也。

金寿山

方取金匮治咳嗽

金寿山（1921~1983 年），教授，曾任上海中医学院副院长

咳与喘每多同时兼见，《金匮要略》在肺痿肺痈篇中以咳嗽上气连称。篇中所论述的咳喘，一部分已见于"痰饮病篇"，所不同的是"痰饮病篇"所论述，大都偏寒；"肺痿肺痈篇"则大都寒热夹杂。多属水饮内停、风寒外束、肺气闭塞、郁而化热，形成"寒包火"的局面，俗称为痰火病，多表现为实证。

一、射干麻黄汤证

咳而上气，喉中水鸡声，射干麻黄汤主之。

射干麻黄汤方

射干三两　麻黄　生姜各四两　细辛　紫菀　款冬花各三两　大枣七枚　半夏半升　五味子半升

上九味，以水一斗二升，先煮麻黄两沸，去上沫，纳诸药，煮取三升，分温三服。

喉中水鸡声，即喉中如蛙鸣。此因痰阻喉间，咽喉不利，故方中用射干利咽喉、降逆气。

二、厚朴麻黄汤证

咳而脉浮者，厚朴麻黄汤主之。

厚朴麻黄汤方

厚朴五两　麻黄四两　石膏如鸡子大　杏仁半升　半夏半升　干姜　细辛各二两　小麦一升　五味子半升

上九味，以水一斗二升，先煮小麦熟，去滓，纳诸药，煮取三升，温服一升，日三服。

本条未叙述症状，但点出脉浮，表明外感未退。故用药近似小青龙加石膏汤，偏于外解。

三、越婢加半夏汤证

咳而上气，此为肺胀。其人喘，目如脱状。脉浮大者，越婢加半夏汤主之。

越婢加半夏汤方

麻黄六两　石膏半斤　生姜三两　大枣五枚　甘草二两　半夏半升

上六味，以水六升，先煮麻黄，上沫，纳诸药。煮取三升，分温三服。

本条，尤在泾的解释是外邪内饮，填塞肺中，为胀为壅，为咳而上气。越婢汤散邪之力多而蠲饮之力少，故以半夏甫其未逮。不用小青龙者，以脉浮且大，病属阳热，故利辛寒，不利辛热也。目如脱状者，目睛胀突，如欲脱落之状，壅气使然也。(《金匮心典》)

四、小青龙加石膏汤证

肺胀，咳而上气，烦躁而喘，脉浮者，心下有水。
小青龙加石膏汤主之。

小青龙加石膏汤方

麻黄　芍药　桂枝　细辛　干姜　甘草三两　五味子　半夏各半升　石膏二两

上九味，以水一斗，先煮麻黄，去上沫，纳诸药，煮取三升。强人服一升，羸者减，日三服。小儿服四合。

本条见证与上条略同，但脉浮而不是浮大，且点出心下有，犹是以小青龙汤本证为主，此虽挟有热邪，但非温药不能而去之，故不用越婢加半夏汤而用小青龙加石膏汤。注意两方中石膏的用量大有轻重。

以上四方，基本上都属小青龙汤的变化，都是以麻黄作为主药。所不同的是小青龙汤证纯寒无热，以上四个方证都属寒热夹杂，故或用射干，或用石膏，都是寒药。它们不同的作用在于射干麻黄汤利咽喉，降逆气（射干、紫菀、款冬）；厚朴麻黄汤化痰湿，降逆气（厚朴、杏仁）；越婢加半夏汤治饮热相搏，近似于麻杏石甘汤；小青龙加石膏汤治外寒内饮，但夹有热象。从以上四方的用药来看，可知平咳喘必用麻黄；表邪显著必麻桂同用；除烦躁必用石膏；除寒饮必用生姜、细辛、五味子、半夏（射干麻黄汤、厚朴麻黄汤、小青龙加石膏汤都有这四味，越婢加半夏汤有生姜、半夏两味）；化痰湿可加厚朴、杏仁；镇咳逆可加紫菀、款冬。

五、皂荚丸证

咳逆上气，时时吐浊，但坐不得眠，皂荚丸主之。

皂荚丸方

皂荚刮去皮，酥炙，末之，八两

蜜丸，梧子大，以枣膏和汤，服三丸，日三夜一服。

本证吐浊就是吐脓稠痰。

六、泽漆汤证

咳而脉沉者，泽漆汤主之。

泽漆汤方

半夏半升　泽漆以东流水五斗煮取一斗五升,三斤　紫参　生姜　白前各五两　甘草　黄芩　人参　桂枝各三两

上九味,㕮咀,纳泽漆汤中,煮取五升,温服五合,至夜尽。

本方紫参可能为紫菀之误。本方证须与厚朴麻黄汤证参看。厚朴麻黄汤证咳而脉浮,病机在表,故以麻黄为主以宣肺;本证咳而脉沉,病机在里,故以泽漆为主以泻痰(注意泽漆的用量特重)。同一清热之药,彼用石膏,此用黄芩,表里也有别。脉沉意味着久病,治实必顾其虚,故方中加入人参,温清并用,虚实兼治,合扶正祛邪于一方,应用于虚实夹杂、久咳痰多之证。

必须指出,这里所谓脉浮、脉沉,只是指示病机,对立方用药作原则性的指导,不能理解为"一见咳而脉浮"就用彼方,咳而脉就用此方。临证时,在分别表里病机不同的前提下,作为参考应用,甚至可不拘泥其方药。

七、麦门冬汤证

火逆上气,咽喉不利。止逆下气,麦门冬汤主之。

麦门冬汤方

麦门冬七升　半夏一升　人参　甘草各二两　粳米三合　大枣十二枚

上六味,以水一斗二升,煮取六升,温,升,日三夜一服。

本条点出,如"上气"由于逆者,则其治法与由于寒饮者同。麦门冬汤的作用就是止火逆而下气(止逆下气)。上面列举前六个方证都属实证,本证则属气阴两虚之咳。

某　色白肌柔,气分不足,风温上受而咳,病固轻浅,无如防辛温,膏、知沉寒,药重已过病所,阳伤胃寒,胃伤减谷,恙仍若,身体先惫,问谁之过欤?小建中汤。

又，苦辛泄肺损胃，进建中得安，宗《内经》辛走气以甘缓急。然风温客气皆从火化，是清养胃阴，使津液得以上供，燥痒咳呛自缓。金匮麦门冬汤。(《临证指南医案》)

按：外感咳嗽，较易处理，也较容易治愈。止嗽散（桔梗、荆芥、紫菀、百部、白前、甘草、陈皮）一方宣肃并行，再加杏仁或苏子，一般就每运用于治外感咳嗽。如再在此方基础上进行加减，尤可灵活应用。例如风寒咳嗽，见头痛鼻塞，发热无汗，怕冷者，可加防风、苏叶、生姜等，就成为辛温宣肺之方；风热咳嗽，见发热口干，咳嗽无痰或少痰者，可加桑叶、牛蒡、薄荷等，就成为辛凉宣肺之方；如见内热较重，口干口苦，咽痛咽红者，可加黄芩、山栀等；痰湿咳嗽，见痰多、口淡、纳减、苔腻者，可与二陈汤合用；燥热咳嗽，见干咳、咽干、唇燥、大便不畅者，可加瓜蒌皮、川贝、南沙参、天花粉、桑白皮等，就变为清燥润肺之方，痰热咳嗽，可用银苇合剂加减。

虚证咳嗽，着重在补脾胃、补肾。前者即旧称为培土生金法；而后者更为重要，这是因为久咳或年老体弱者，体内阴阳失调，津液运化功能已经失常，用止咳化痰药就难见效。即使见效，也属治标之计，难免复发。必须调整功能，才是根本之计。有时可不用一味治嗽之药而咳嗽却反减轻，须知"五脏六腑皆令人咳，非独肺也"。

郑妪 患咳嗽，自觉痰从腰下而起，吐出甚冷，医作虚水泛治，渐至咽喉阻塞，饮食碍进，即勉强咽之，而胸次梗不能下。便溏溲频，无一人不从虚论。孟英诊曰：脉虽不甚有力，右部微有弦滑，苔色黄腻，岂属虚证？以苇茎汤合雪羹加贝母、知母、花粉、竹茹、麦冬、枇杷叶、柿蒂等药，进10余剂痊。(《王氏医案绎注》)

王某 久患痰嗽，食减形消，夜不能眠，寝汗舌绛，广服补剂，病日以增。孟英视之，曰："固虚证之当补者，想未分经辨证，而囫囵颠顶，反与证悖，是以无功。"投以熟地、苁蓉、龟甲、胡桃、百合、石英、茯苓、冬虫夏草等药，一剂知，旬日愈。

按：以其左脉弦细而虚，右尺寸皆数，为阴亏气不潜纳之候。及阅前服方，果杂用芪、术以助气，二陈、故纸、附桂等以劫阴也，宜乎愈补而愈剧矣。(《王氏医案绎注》)

李某 阴虚于下，阳浮于上，咳呛火升甚于暮夜，治肺无益，法当补肾。熟地、杞子、天冬、白芍、茯苓、山药、丹皮、龟甲。柳宝诒按此方即胡桃、五味，均可加入。(《静香楼医案》)

孙某 形瘦色黄，痰多食少，昼微咳，夜寐则喉中叹吼有声，病已半载，而性畏服药，此脾虚而湿热蒸痰以阻于肺也，商用药枣法。人参三钱，苍术土炒一钱五分，茯苓三钱，川朴姜汁炒一钱，榧子三钱，炙甘草一钱，陈皮盐水炒一钱，川贝三钱，宋制半夏三钱，冬术三钱。上药各研末，和一处，再研，一斤用好大枣一百枚，去核，将上药末纳入枣中，以线扎好，每一枚，大约纳入药末二分为准。再用甜葶苈一两，河水两大碗，同枣煮，候枣软熟，不可大烂，将枣取出，晒干。每饥时，将细嚼咽下一枚，一日可用五六枚，余下枣汤，去葶苈，再煎浓一茶杯，分三次，先温服。俟枣干，然后食枣。(《环溪草堂案》)

按：案一佳处在于辨证细致。案二佳处在于选药精当。案三原案语谓阴虚于下，阳浮于上，必尚有脉舌可凭，此案处也在于选药得当。试观全方无一味治嗽之药，专力滋阴，少佐降火，得治本之要。柳宝诒以为胡桃、五味均可加入，殊不知，胡桃虽能纳肾气，而性偏温，故此证不选胡桃而选龟甲；五味敛肺止嗽有余，滋阴降火有碍，于此证更非所宜。方中滋腻药多，故加入一味茯苓以流动之。流动之品如陈皮功能降气治嗽，似更可加入，而不用者，因此证阴虚阳浮，只宜于茯苓之甘淡而不宜于陈皮之温燥也。医案四佳处在于制法之巧，原注谓此平胃六君汤加川贝、榧子，制法极好，以治脾虚湿热，蒸痰阻肺，喉中痰多者极妙。此法从葛可久白凤膏化出，颇有巧思。此病服之遂愈。

周仲瑛

咳喘五证，要在涤痰

周仲瑛（1928~ ），南京中医药大学教授，国医大师

咳喘是临床上常见的一种病症，极易反复发作，迁延加重。病理表现每多虚实互见，寒热夹杂，主脏在肺，并与脾、肾、心等多脏器密切相关，现将辨证治疗咳喘的体会作一初步介绍。

外寒内饮，痰浊阻肺

症见咳喘气逆，喉中痰鸣辘辘，痰多稀白夹有泡沫，形寒微热，口不渴，苔白滑或白腻，脉少弦滑或沉弦。法当外散风寒、内蠲寒饮，以小青龙汤治之，痰浊阻肺，可配三子养亲汤、二陈汤等化痰止咳平喘。

何某 女，65岁。

有慢性咳喘病史，旬前冬夜野行，触冒风寒而致发作。咳嗽频剧，气急作喘，不能平卧，喉中痰鸣，咯痰量多，质稀而有泡沫，胸膺闷塞，微有寒热，有汗不解，舌苔白腻、舌质润，脉细滑。X线检查：两肺透亮度增强，横膈位置低，活动减小。

辨证施治：风寒外袭肺卫，引触寒痰伏饮，肺气失于宣畅。治拟发散风寒、温化寒饮，仿小青龙汤意。

炙麻黄 3g　白芍 10g　细辛 1.5g　干姜 2g　五味子 2g　姜半夏 6g

咳而气急，痰鸣量多，舌苔独腻。上方去五味子加白芥子 5g、莱菔子 10g、紫菀 10g，以加强宣化痰浊之力，再服 3 日，喘平，咳嗽阵作亦止，痰量减少，胸闷得宽，巩固近月出院。

按：咳喘之疾，风寒初束，肺气宣降不利，当以宣肺为先。麻黄功能解表散寒、宣肺平喘，为必用要药。若过早投以清肃之剂，反易遏邪。此例患者宿患咳喘，肺卫素弱，复感风寒，引动内饮，相互搏结，故呈典型的小青龙汤证。除治用小青龙汤外，并佐以苏子、白前降气止嗽，药能合证，故迅速取效。

脾肾阳虚，痰浊壅肺

症见气短息促，动则喘甚，咳痰量多、色白、质黏，食少，大便溏薄，形寒怯冷，面白无华，肢体虚浮，舌苔白腻、舌质淡，脉沉细滑。治当补虚化痰。脾虚甚者，可用苓桂术甘合二陈汤为主方；肾虚为主者，宜肾气丸合苏子降气汤；若标实明显，先以小青龙汤加减，待症情缓解后再治其本。

陈某　男，43 岁。

咳喘已历 33 年，每逢冬春则作，近五六年无间寒暑，此次因症情加重，而于 2 月 11 日入院。患者面色晦滞，唇色紫绀，呼吸气短息粗，需高枕而卧，动则喘剧，咳痰量多、色黄质黏，混有白色泡沫，足跗微肿，饮食少进，便溏日三行，舌质紫黯、苔中部白腻，脉沉细数，不耐重按。

西医诊断：慢性气管炎急性发作，高度肺气肿，肺源性心脏病，肺结核。

辨证施治：脾肾阳虚，痰饮上干，肺气不降。拟温肺脾、纳肾气、化痰饮，苓桂术甘汤、二陈汤、苏子降气汤复方图治。

炙桂枝 3g　炒白术 10g　茯苓 10g　炙甘草 2g　杏仁 10g　法半夏 10g
陈皮 6g　炒苏子 10g　炙白前 6g　炒党参 10g　海浮石 12g　姜汁 5 滴

另用制半夏 1g、川贝 1g、坎炁 1g、沉香 0.6g，研粉顿服，每日 3 次。服药 4 天，喘咳轻而痰量减，入夜咳喘尚作，动则甚，痰稀白多泡，脘腹胀，大便溏，脉沉细弱，舌苔化。上方去苏子、白前、杏仁、海浮石、姜汁，加干姜 3g，药后腹胀能减，次日再入肾气丸（包煎）12g 以温肾化饮，服 2 日后咳喘平，再加补骨脂、胡桃肉各 10g 继续巩固，症情平稳，于 3 月 17 日出院。

按：咳喘多年，正虚可知，故遇劳感寒即发。外邪与痰浊相搏，壅阻肺气，则咳嗽痰多，气短息粗；病久延及脾肾，脾阳不振，失于健运则饮食少进，大便溏薄；肾阳虚亏，肾不纳气，则吸气困难，动则喘甚；肾失蒸化，水气内停，则足跗肿。综合病机，乃肺脾肾同病，本虚标实。故拟标本兼顾，取苓桂术甘温脾化饮：法夏、陈皮、川贝、苏子、白前、杏仁、海浮石等止咳化痰；沉香纳气定喘；继加肾气丸、补骨脂、胡桃肉等，温补肾阳以治本，症情得获稳定。

风寒外束，痰热内聚

症见咳嗽气急，吐淡黄而稠痰，兼有泡沫或黄白相杂，恶寒发热，烦躁无汗，头痛，口干欲饮，胸闷，小便黄，大便干，舌苔白腻罩黄，舌尖红，脉小滑数。治宜外散风寒，内清痰热。麻杏石甘汤、越婢汤加半夏治之。如痰色由白转黄而难咯，甚或腥臭，治当清其痰热。根据寒热转化，酌选华盖散、定喘汤、千金苇茎汤等方。

赵某　女，39 岁。
去年因冒大风暴雨，致患咳喘，虽经治疗，迁延 40 多天方平。今年 4 月 7 日因沐浴受寒，次日咳喘大作，经用青霉素、止咳药，中药宣肺化痰、温肺化饮剂均未控制，于 4 月 18 日入院。诊时咳嗽气急，吐痰淡黄而稠，兼有泡沫，胸闷不畅，恶寒发热无汗，头痛，口干饮水不多，溲黄，舌尖红、舌苔中根腻、上罩淡黄，脉小滑数。体温 38.7℃，周围血白细胞计数 11.1×10^9/L，中性 0.82，淋巴 0.15，胸透（－）。

辨证施治：风寒外束，痰热内郁，肺失宣降。拟解表清里、宣肺化痰，师麻杏石甘汤意。

炙麻黄 3g　石膏 30g　杏仁 10g　甘草 2g　薄荷后下，3g　前胡 6g　桔梗 5g　橘红 5g　枇杷叶 10g

服 1 剂，午后身热降至 38℃，夜半热平寒罢，微有汗出，头痛已。翌日治守原意，下午身热一度至 37.5℃，上方去薄荷，加法半夏 6g、射干 3g 再服。咳嗽气急获减，第 3 日痰转黏白，量不多，微有痰鸣，寒热未作，舌苔白腻，原方去石膏，加苏子 10g，药后咳喘俱轻，原方巩固，诸症平息，于 4 月 23 日出院。

按：此即徐春甫所谓"有内热而外逢寒则发，脉沉数者，寒包热"之候。风寒外束，肺卫不和，则恶寒发热，无汗头痛；痰浊壅肺，内外相引，肺气失于清肃，则咳嗽咯痰，气急胸闷；痰热内蕴则咯痰稠黄，口干，舌苔中根腻罩黄，舌尖，脉小滑数。药用麻黄、薄荷宣散外邪，石膏辛寒清热，温清并用，宣降兼施，佐以杏仁、前胡、桔梗、橘红、枇杷叶、甘草等化痰止咳平喘之品，外邪祛则寒热罢，痰热清则咳喘平。

痰热蕴肺，肺肾阴伤

症见咳嗽气急，不能平卧，痰多色黄，咯吐不易，咽干口燥，颧赤，腰酸腿软，舌质红而少津，脉小滑数。治当视其标本缓急，或以清化痰热为主，开壅遏之气，用黄芩、石膏、知母、桑白皮、蛤粉、海浮石、礞石、葶苈之属；或以滋补肺肾为主，治生痰之本，选沙参、麦冬、五味子、天冬、生地、冬虫夏草、坎炁等。

秦某 男，55 岁。

哮喘 5 年，冬夏易发，此次于 10 月复发，迁延 2 个月，经用青链霉素、平喘止咳药等减不足言，上个月因外感而加重，乃予入院。症见气急咳喘，不能平卧，胸膈满闷，喉有水鸡声，痰多色黄，咯吐不易，汗多怕冷，大便溏薄，舌苔薄黄，脉细滑数。西医诊断为慢性喘息性支气管炎急性发作、肺气肿。

辨证施治：先从痰浊阻肺，肾不纳气论治，予三拗、三子养亲、二陈加南沙参、熟地、沉香、坎炁，同服黑锡丹，并予吸氧，配用氨茶碱等经治 9 天，病情尚无好转。喘甚时头汗多，痰黄稠如脓，舌质红、舌苔黄，中后光脱，脉细数（110 次 / 次）。此属痰热伤肺，拟麻杏石甘汤加味。

麻黄 3g　杏仁 6g　石膏 30g　甘草 3g　黄芩 10g　桑白皮 10g　川贝 10g　苏子 10g　蛤粉 12g　射干 3g　竹茹 5g

药后喘急缓而头汗少，越日能停止输氧。上方加鱼腥草、芦根，又经 4 天，脉静（90 次 / 分），喘递减，仍服上方，1 周后喘平。但咳痰稠黄难咯，口咽干，舌红少津，脉细滑。阴虚之象已露，转予养阴清化痰热，药用南北沙参、天冬、五味子、白芍、蛤粉、知母、贝母、白前、杏仁、苏子、生甘草、瓜蒌皮。经治半月，症情缓解，继予六味地黄汤加味，巩固后出院。

按：本例始起虽因感寒而作，并见汗多怕冷、便溏、动则喘甚等肾不纳气之症，但痰多色黄、舌苔薄黄、脉数等症，提示病有化热趋势，故投以温化寒痰、补肾纳气等法效均不显，后改予清化痰热，方合效机，终投滋养肾阴而使病情稳定。

痰浊伏肺，气阴两伤

症见胸闷喘息，动则尤甚，难于平卧，心慌气短，痰白清稀或夹淡黄，不易咳出，食欲不振，脘痞，大便或溏，两颧潮红，溲少，舌质淡红、舌苔淡黄微腻，脉小滑数等。由于证情复杂，虚多实少，故当虚实并治。补虚当审其阴阳，区别肺脾肾三脏主次；化痰宜辨其寒热，选用温化法或清化法。

徐某 男，62 岁。

咳喘 6 年，入冬则作，去年 11 月中旬咳喘大作，经注射青霉素、氨茶碱等治疗 2 个月不效，于今年 1 月 27 日入院。症见胸闷，呼吸浅促，动则喘甚，难于平卧，吐痰欠利，色白清稀，心慌气短，颧暗唇紫，畏寒，面微浮，腰以下肿，足跗按之没指，纳呆，口干不欲饮，溲少便秘，舌质淡红、舌苔淡黄微腻，脉小滑数。西医诊断：慢性支气管炎、重度肺气肿、肺源性心脏病（代偿功能不全）。

辨证施治：先后从脾肾阳虚，痰饮蕴肺，郁而化热，痰热伤阴治疗，迭经宣肃肺气、平喘化痰、温化痰饮、清化痰热、养阴润肺等法治疗 12 天，病情无明显进步。再予分析病机，认定证属下虚上盛，乃取肃肺化痰、温肾纳气法。

南沙参12g　苏子10g　杏仁10g　桑白皮10g　熟地10g　拌炒沉香2g　怀牛膝10g　白前6g　海浮石12g　胡桃肉10g　肾气丸包，10g

另蛤蚧、坎炁、半夏粉各2g，每日 2 次分服，继加炒白术10g、茯苓10g。3 天后咳喘递减，痰转白沫，上方增熟地为12g，药后夜间咳喘未作，痰少，下肢肿减。第 5 日动则作喘变减，浮肿消退大半，舌苔化、质偏红，溲量多，可以坐起洗脸，饮食增，心率80~90 次/

分。服上方 20 多天，即可在室内漫步，惟晨起有一阵咳嗽，痰黏白，舌苔薄净，脉小滑，至 3 月 5 日改用调治肺脾肾之剂巩固，至 3 月 18 日出院。

按：本例患者病机复杂，既有胸闷喘息，呼吸浅促，肺气升降不利之候，又有动则气促、难于平卧的肾不纳气之症；既有心慌不宁等心气不足的表现，又有食欲不振、浮肿等脾失健运的症状。此外，畏寒为阳虚，颧红口干、舌红、脉小数为阴虚；吐痰欠利，色白清稀提示痰饮伏肺，而治程中痰转稠黄又为痰从热化。开始屡易其治而未效，因未抓住肾虚肺实的特点，后以补肾为主，同时清肺化痰、肺脾肾同调，方获显效。

徐嵩年

宣肺清热化瘀浊，培补脾肾病可瘥

徐嵩年（1909~2003），上海中医药大学龙华医院主任医师

肺气宣通咳喘平

肺司呼吸，外主皮毛，开窍于鼻。清虚之体，不耐客邪侵袭，故谓"二物不容，毫毛必咳"。若邪盛而肺气壅塞，宣降失司，则气有余，气有余，则喘咳。(《素问·调经论》)

宣肺散寒法

适用于风寒感冒，或新邪引动宿疾，咳嗽痰多或伴寒热，若因新邪引动伏饮而发，则必咳喘较剧，喘息有音，难以平卧。方选三拗汤、小青龙汤、苏子降气汤、桂枝加厚朴杏仁汤。药选：麻黄、桂枝、苏叶、前胡、细辛、干姜宣肺散寒；麻黄、桂枝、厚朴、杏仁、苏子、当归、五味子降气定喘；半夏、陈皮、细辛、干姜、甘草、肉桂温化寒饮；芍药、甘草、生姜、大枣缓急和营。

苏叶 15g　前胡 15g　炙甘草 9g　半夏 12g　陈皮 9g　炙苏子 15g　生白术 15g　车前子包, 30g

上方为三拗汤、苏子降气汤二方加减组成。临床用于以咳嗽为主的感冒或气管炎，疗效较好。若因寒邪盛而感，宣散不足，可去苏叶

加净麻黄 9g。伴寒热者可加生姜 3 片、大枣 4 枚。若舌红咽痛，寒邪化热，选加黄芩 12g，板蓝根、鱼腥草 30g。此外方中用白术、车前子健脾燥湿利水，乃从"脾为生痰之源，肺为贮痰之器"悟出，痰湿除则肺宣通，亦培土生金之意。据现代药理报道，白术油有镇静作用，车前子能治支气管炎，有祛痰止咳作用。

麻黄 9g　桂枝 9g　半夏 12g　炙甘草 9g　白芍 12g　厚朴 6g　杏仁 12g　车前子包煎, 30g　五味子 9g　生姜 3 片　大枣 9 枚

此方为小青龙汤合桂枝加厚朴杏仁汤加减组成，临床用于慢性气管炎、哮喘感邪而复发者。若喘息而伴哮鸣音者去厚朴，加细辛（后下）4g、干姜 4g，选取小青龙原方；咽痒喘咳，倚息难以平卧，寒饮化热者，再加生石膏（打碎，先煎）50g，为小青龙加石膏汤。

本方定喘，可发挥三种效用：如麻黄、杏仁、甘草宣肺定喘；桂枝、厚朴、杏仁降气定喘；桂枝、炙甘草、五味子纳气定喘。

祛痰清肺气宣通

风热侵肺，或寒邪化热，热伤肺气，当清肺热。"热者寒之"，"客者除之"。内传之邪，水亏火旺，消烁肺津，宜生津润燥，"燥者润之"。二者感邪来源虽殊，耗气伤阴之病变则同。邪热蕴蒸，液烁为痰，凝聚肺络，烦闷不安，喘咳难愈。

清肺祛痰法

适用于热邪伤肺，痰热壅阻，咽喉痒感，咳嗽阵作，或痉挛性剧咳，咳已吼哮，呕吐黏涎，上气喘息。

方选：越婢加半夏汤、清火止嗽汤、六安煎、泻白散、玉液丹、雪羹汤。

药选：麻黄、紫菀、前胡、蝉蜕、熟牛蒡、枳壳、苏子、白前、

百部、枇杷叶以宣肺降气，止咳平喘；黄芩、石膏、知母、桑白皮、地骨皮、寒水石、青黛、山栀以清热泻火，除烦止咳；半夏、白芥子、莱菔子、杏仁、茯苓、陈皮、桔梗、贝母、瓜蒌霜、地枯萝、风化硝、白螺壳、白矾、海蛤壳、荸荠、陈海蜇、鲜竹沥以祛除顽痰，消瘀止咳；人参、天花粉、麦冬、甘草、生姜、大枣以益气生津，和营实卫。

麻黄 9g　炙甘草 9g　半夏 12g　生石膏打碎先煎, 40g　百部 15g
生姜 2 片　大枣 4 枚

上方为越婢加半夏汤和天竹子、百部组成。适用于慢性支气管炎急性发作，或小儿百日咳缠绵经久，其症咽喉奇痒，以阵发性剧咳为主，常伴喘息哮鸣，痰涎黏稠，难以咯吐。

痰火咳喘，临证须注意者：①肺燥：肺苦燥，肺燥则痒，痒则咳不已，宜甘寒润养，使水壮气复而肺自宁。②新感：慢性支气管炎久病，病虽久而忽暴咳，必有新感，当用辛凉清宣，切忌酸寒收敛。③热郁：咳而失音，痰火闭郁，当予辛宣。药用：

前胡 15g　蝉蜕 9g　桔梗 9g　甘草 9g　杏仁 12g　半夏 12g　桑白皮 15g
寒邪包热闭郁加生姜 2 片，黄芩 12g。咽喉干痛加玄参 15g、胖大海 15 枚，泡饮。

孩儿参 20g　南沙参 15g　地骨皮 20g　吴萸炒桑皮 20g　生甘草 9g
半夏 12g　旋覆花包, 5g　贝母 12g　知母 12g　枇杷叶去毛, 15g　粳米（包煎或用米饮汤和服代之）50g

此方为泻白散合二母丸加味组成，临床适用于形体消瘦阴虚火旺的慢性支气管炎患者。此证属肝火上炎、"木火刑金"，故用吴茱萸炒桑皮、旋覆花、枇杷叶"佐金制木"。待气火稍平，当予壮水濡润为主。用六味地黄汤滋水涵木，咽喉奇痒者用清化丸（贝母、杏仁、青黛）含化效佳。

清气化瘀痰浊除

"温邪上受，首先犯肺"。初病热伤气分，继则入营动血。其来也暴，其病则急。寒战高热，烦闷胸痛，初为干咳，继则咳吐黏痰，痰中带有血丝，或血性铁锈色痰，或咳血、咯血，或黄色稀薄脓痰，渐至痰浊腥臭，如米粥样脓痰，痰量由少而逐渐增多。

清气化瘀

临床适用于热毒壅盛，气血内燔，瘀结为痈，腐而成脓的肺化脓症。辨证着眼于咳嗽、胸痛、咳血和痰的变化，审察病体强弱和邪之盛衰。

方选：麻杏石甘汤、凉膈散、苇茎汤、桔梗杏仁煎、黛蛤散、雪羹汤。

药选：麻黄、石膏、银花、连翘、薄荷、黄芩、山栀宣肺清热解表；米仁根、桃仁、冬瓜子、生草节、桔梗、枳壳、元明粉、大黄祛瘀排脓泄浊；鱼腥草、大青叶、白毛夏枯草、败酱草、红藤、青黛、野荞麦根清热消炎排毒；杏仁、蛤壳、贝母、荸荠、陈海蜇清化痰热；百合、阿胶、麦冬、花粉、沙参、芦根、茅根生津养肺。习用方：

麻黄 9g　生石膏打碎先煎，30g　甘草 9g　桔梗 6g　杏仁 12g　薄荷后下，4g　黄芩 12g　连翘 30g　山栀 12g　元明粉分冲，12g　鲜芦茅根去节去心，各50g

上方用麻杏石甘汤合凉膈散加减组成，是气营双清、表里双解之法。临床用于细菌性肺炎早期症状。如恶寒发热，或寒战高热，热邪鸱张，头痛身痛，烦躁不安，咳嗽胸痛，痰多黏液或带血丝，呼吸短促，呕吐纳呆，脘腹胀满，大便秘结或溏薄，苔白而干，舌边薄黄，脉浮数或洪数。

加减法：如大便秘结者加生大黄（后下）12g；热迫而溏泻者去石膏加黄连 6g，银花 20g；胸痛选加白芥子 9g，黛蛤散（包煎）20g；伴咳血、咯血选加失笑散 20g，藕节（或鲜藕汁和服）30g，蚕豆花 30g，侧柏叶 15g；大热烦渴，汗大出，脉洪大而数者当改用生晒参 9g（另煎汁冲），麦冬 15g，生石膏 30g，知母 12g，甘草 9g，粳米（包）30g，选白虎加人参汤补虚生津；气逆欲吐者加半夏 12g，竹叶 9g 为竹叶石膏汤。应知热病"救阴不在血，而在津与汗，通阳不在温，而在利小便"（《温热经纬》）。

若大邪已去，身凉脉平，精神当复而不复者，需 X 线复查，如炎症不易吸收消失者，可用：

黄芪 30g　米仁根 50g　银花 15g　连翘 20g　红藤 30g　虎杖 20g 野荞麦根 30g　鲜芦茅根去节去心，各 50g

另用生晒参 6~9g，煎汤代饮。

补气与清解化瘀同用，是扶正托邪之法。但不可投补剂，以防止复燃。

老年体弱患者，每不恶寒发热，或伴低热，但见神情委顿，全身乏力，体质极度虚弱者，必须注意，恐大量汗出而虚脱，及时防治。

米仁根 50g　杏仁 12g　桃仁 15g　桔梗 9g　生甘草 9g　冬瓜子 15g 红藤 30g　白毛夏枯草 30g　鱼腥草 30g　天花粉 20g　野荞麦根 30g　鲜芦茅根去节去心，各 50g

此方用苇茎汤合桔梗杏仁煎加减组成。功能清热消炎，化瘀排脓。临床运用于肺化脓症、支气管扩张症。以高热、咳嗽、咳吐腥臭脓痰、胸痛、气急为特征。

加减法：气急者选加桑白皮 30g，葶苈子 15~30g；便闭者加生大黄（后下）12g，元明粉（冲服）12g；痰浊黄稠者选加半夏 12g，白芥子 9g，莱菔子（炒打）12g，瓜蒌皮仁（打）30g，大贝母 12g；气津亏虚者选用生晒参 6~9g（另煎汁和服），野百合 15~30g，南沙参 15g，孩儿参 20g，麦冬 15g；如邪已尽而病灶难以愈合者，加黄芪 30~50g 补托之。支气管扩张咳血、咯血者，选加青黛（包煎）15g，藕节 30g，失笑散（包煎）20g，茜草根 30g，侧柏叶 15g，土大黄 20g；气逆加降香、沉香（后入）各 4g。若合并感染咯血，内科疗效不显者，应做外科手术，以求根治。

凡老年体弱者经用大量抗生素时，必须注意其舌苔变化。如舌红绛而干，苔剥者乃气阴大伤、津涸液干之征，急予生津养胃益气药救之。

西洋参另煎汁代饮，6g　麦冬 20g　玄参 15g　炙甘草 9g　天花粉 20g 白扁豆 12g　五味子 9g　粳米包，30g

咳喘久病，切不可乱投酸寒收敛镇咳之剂，肺欲辛也，宜予辛宣祛痰。痰浊不尽，气道阻塞，是形成肺脓肿的根本，所致后患，勿轻视之。

调补脾肾病可痊

咳喘患者，常因感邪复发，发时以祛邪为主，邪退之后，体质多虚，虚者补之。肺虚补法，治在脾肾，子病累母治脾，宜培土生金，母病及子治肾，宜金水相生。凡慢性呼吸系统疾患（如支气管炎、哮喘、支气管扩张）因体虚易感常发病者，须在未发病时防治之。

1. 培土生金

适用于肺脾气虚乳猪，怕冷易感，痰多清稀，食欲不振，或伴呕恶，大便时溏，呼吸气短，津亏者舌红苔薄，渴不欲饮，心烦面赤，眠不成寐，脉濡滑或细数。选方：六君子汤、苓桂术甘汤、甘草干姜汤、旋覆代赭汤。

选药：人参、白术、茯苓、甘草益气健脾；半夏、陈皮、杏仁、贝母、紫菀、蛤壳和中祛痰；桑白皮、地骨皮、黄芩、知母、枇杷叶清降肺气；桂枝、桂心、干姜温化寒饮；五味子、白果、紫石英纳气定喘；麦冬、饴糖、蜂蜜生津润燥。

生晒参另煎冲服，6g　白术 15g　茯苓 30g　炙甘草 9g　半夏 12g陈皮 9g　杏仁 12g　桂枝 9g　五味子 9g

此方为六君子汤合苓桂术甘汤加杏仁、五味子组成。主治短气昏眩，胸痞呕恶，或面赤烘热，手足厥冷，少腹冲气上逆等症。对慢性气管炎与哮喘患者平时调理颇佳。

加减：胸痞呕恶加代赭石 30g，旋覆花 15g，生姜 3 片，红枣 4 枚；上气而咳，呕吐清水加干姜 6g；形体消瘦或伴低热，口干津亏者去桂枝，加桑白皮 20~30g、地骨皮 20g、麦冬 15g；痰浊黏连咳吐不出者，加川贝 12g、瓜蒌霜 15g、黛蛤散 20g、白螺壳 30g、竹沥每次 1 支，药汁和服。

本方采取健脾益气之药，消除胸中微饮，虚则补其母也，冀肺气宣畅，病变好转，试图增强肺功能为目的。其配伍特点：桂枝、白术、茯苓温化水饮；半夏、茯苓、生姜化饮止呕（或干姜）除悸眩；桂枝、甘草辛甘化阴平冲气，合五味子收敛耗散之真气。

2. 金水相生

适用于年老体弱，久病咳喘，母病及子，肾气虚衰，水泛为痰。其症状为神疲力乏，呼吸气短，动则气喘，呕恶多痰，饮食减退，大便或溏，舌红苔薄，脉象细滑，临床所见慢性呼吸系统疾患具有肺肾虚衰的肺功能减退者，可选用此法调治。

选方：金水六君煎、金匮肾气汤、生脉散、河车大造丸、参蛤散。

选药：熟地、山茱萸、龟甲、天冬、麦冬、丹皮、黄柏滋阴生津；人参、山药、紫河车、怀牛膝、杜仲、蛤蚧、当归补气定喘；半夏、茯苓、陈皮、甘草、泽泻和化痰饮；桂枝、附子温振肾阳。

当归 12g　熟地 30g　炙甘草 9g　半夏 12g　茯苓 30g　陈皮 9g　沉香片后下，4g　补骨脂 15g　紫石英 30g　胡桃肉 20g

此方为金水六君煎加补肾纳气之药组成，是金水双调、祛痰培本之法。

胸痞满闷加米炒党参 30g（亦可用人参 6g 另煎汁冲服），旋覆花 15g、代赭石 30g（先煎），去沉香片、紫石英痰多气滞、胸胁不快者，加白芥子 9g；咳嗽多选加白术 15g，炙紫菀 15g，款冬花 12g，车前子 30g；寒盛而痰多清稀者加细辛 4g；肺虚津亏，微热微咳而喘去沉香、补骨脂、紫石英，加米炒党参 30g（或生晒参 6g 煎汁冲服）、麦冬 15g、五味子 9g；少腹气冲上逆者去补骨脂、沉香，加桂枝 9g、五味子 9g。

肾虚而喘用真元饮合沉香、补骨脂、胡桃肉补而不滞，温而不燥；肺虚而喘用人参胡桃汤合麦冬、五味子补虚生津，纳气定喘。此亦虚痰之治，与六君子汤同义。张景岳认为：痰者病之标，治痰须治本，脾肾虚弱也是生痰之根。"治痰而不治其所以痰，则痰终不能治而喘何以愈。"久病体虚者在未发病时均守法调补，久服能见良效。

为了巩固疗效，又须重视防治，丸散调补更为简便，如七味都气丸、河车大造丸、济生肾气丸等均可选用，每次用温水送服 6g，早晚各服 1 次。参蛤散 4g，日服 1 次，温开水送服。至于清利肺气，对慢性支气管炎、支气管扩张病人颇为重要，可采用饮食疗法，如绿豆汤（薏苡仁 40g，绿豆 30g，红枣 4 枚）、雪羹汤（马蹄粉、陈海蜇煎汤冲调），亦可与真藕粉等份调服，清肺化浊止血作用颇佳；百合汤（百合、薏苡仁各等份，红枣 4 枚煮汤服），清肺生津养肺有效。

谢昌仁

咳喘之治别三期

谢昌仁（1919~2008），南京市中医院主任医师

咳喘病应根据咳喘的不同病期，分清在肺、在脾、在肾，辨清寒热虚实而采取不同的治则和方药，进行系统调治，方可奏效。

急性发作期，着重治肺，须分寒热

咳喘病急性发作，常常咳喘并见，来势较猛，每以外感新邪为诱因，多因风寒痰浊引起邪气壅肺、气失宣降所致。此时应着重治肺。可用三拗汤合杏苏二陈汤化裁，药用炙麻黄、杏仁、甘草、苏子、葶苈子、陈皮、半夏、前胡、桑皮、冬花之类，取其宣肃同用之意。紧扣宣肺祛邪、化痰利气两个环节。邪不外达，痰不蠲化，则咳喘难平矣。外寒重者，还可加细辛、桂枝，或选用小青龙汤加减，以驱散风寒，温肺化饮。急性发作期病人还须随时注意寒热的转化或寒热夹杂。若痰质转稠，痰色转黄，兼见发热苔黄等症，常为慢性支气管炎合并感染。中医辨证多为外寒内热或痰热蕴肺之证，可改用定喘汤或泻白散化裁，亦可用三拗汤加银花、黄芩、金荞麦、桑白皮、冬瓜仁、大贝、蒌皮等药清肺泻热。热重者加生石膏，兼有便秘者佐以大黄通腑泻热，常收佳效。

慢性迁延期，权衡轻重，标本兼治

慢性迁延期咳喘有所缓解，但仍迁延未愈。往往既有气短喘促，动则喘甚，神疲乏力，食少便溏，脉细弱等肺脾两虚的症状，又有咳嗽痰多、苔腻等痰湿内蕴的表现。此时单纯治标则正虚难复，若单纯治本则不利祛邪。只有权衡轻重，标本兼治，虚实兼顾方能收效。对于肺脾两虚、湿痰内蕴的病人，常以六君子汤、平胃散、杏苏二陈汤合参；对于脾胃两虚、兼有痰浊者则以麦味地黄汤合杏苏二陈汤加摄纳肾气的药物调治，常有回春之功。

症状缓解期，病在脾肾，培补为宜

每年气候转暖后，多数咳喘病人的症状便逐渐消失而进入缓解期。前人早有"脾为生痰之源""肾虚则水泛为痰"之说。其本在脾肾，辨证可从虚证入手，宜用培补脾肾法调治，可仿六君子丸合金匮肾气丸，化裁成汤剂连续服用数月。临床常用的补肾纳气药物是蛤蚧、紫河车、坎炁、胡桃肉、补骨脂、沉香等；补脾益气的常用药有人参、党参、黄芪、山药、白术、茯苓等。叶天士认为本病"在肺为实，在肾为虚"，故补肾为咳喘病治本之法。但根据脾肾的脏腑关系，补肾之时必须补益脾胃，以增气血生化之原，杜绝滋生痰湿之因，治本必须脾肾并补。除以上汤剂外，常在每年冬至之前为缓解期咳喘病人拟定膏方，即将平时培补脾肾的有效汤剂处方增大 15~20 倍，浓煎去渣，加冰糖收膏，连服一个"九天"，收效甚佳。对于咳喘日久，合并肺气肿，动则气喘，肾不纳气者，常用红参或白参、蛤蚧各半，共研极细末，早晚各服 3g，坚持服用，疗效满意；对于兼有肺虚，卫表失固，平素易于感冒诱发宿疾者，可再辅玉屏风散，小剂量长期用，可明显增强体质，减少咳喘发作。

（谢英彪　整理）

赵锡武

视咳用药，辨痰论治

赵锡武（1902~1980），中国中医科学院原副院长，教授，临床家

咳喘任以麻黄，要在配伍得当

肺为清肃之脏，喜温而恶寒，喜润而恶燥。外感风邪舍于肺，其人即咳。肺主皮毛，开窍于鼻，外邪侵入皮毛鼻孔而犯肺，此为病从外受。另外寒邪内受，伤肺亦致咳喘，此乃饮冷寒食入胃，从肺脉上至肺则肺寒，肺寒则内外合邪致病，故曰："聚于胃，关于肺。"肺主呼吸，五气入鼻归于心肺，故凡无形之气，有形之味及辛辣燥烈之嗅，皆能直接犯肺。反之肺部之邪也能由呼吸、汗液排泄于外。但肺感邪后即不宣达，鼻塞不通，腠理不开，肺邪不得外泄。此时必须宣达肺气、开发腠理，使"漐然汗出而解"。寒邪、热邪、水邪皆能致喘，而三者又能互相转化。表寒不解则郁而化热，汗出不彻则水停心下，水遇热则化气，气遇寒则化水。

麻黄功能宣肺发汗，通过汗出，肺气宣达而腠理开，发汗之目的在于泄热、泄水、排毒。所以凡因无汗所造成的病，大多可用麻黄治之。但用麻黄取汗，也会给临床带来新的问题。若阳虚水盛者热必少，发汗不仅泄水而热也随之散发，使阳气更虚，甚者造成亡阳。故

必须佐以温阳之剂，如麻黄附子细辛汤，既能泄水，又能温阳，而不伤阳气。若热盛者，水必少，发汗泄热时，水也同时随之排出，甚者造成亡津液。故在用越婢汤、麻杏石甘汤等时，不但宜重用凉药配伍以助其清热之功，而且宜佐以甘寒养阴之品以增津液。盖喘咳之症在临床治疗时，不仅须发汗，还应化痰、逐饮、利水。喘者服麻黄，若汗出，则邪由汗解；若不汗出则小便增多，而由下泄，故麻黄为治喘之要药。

治喘应分辨虚实

"虚喘在肾，实喘在肺"，"有邪为实，无邪为虚"。所谓邪者，指人身之"本无"，如风、寒、暑、湿、燥、火、饮食以及尘埃、毒气等。所谓虚者，指人身之"固有"，如五脏六腑本身正气虚损以及疲劳过度、病后体衰等，即"治内伤复其所固有，治外感去其所本无"之说。

治疗总则是宣肺，新感者宜清散，久病者宜温化。急性喘咳，多由外邪侵犯，重点在祛邪；慢性者多由正虚体弱、邪恋不去所致，老年尤甚，重点在扶正。平素不发作时，应固表扶正以防外感。发作时祛邪以治标，喘止咳停则应补正以治本。正虚邪盛时标本兼治，扶正以祛邪。始终重视治痰。

一、外感咳喘，治从风寒、风热

1. 风寒喘咳

为麻黄汤证，以发热、恶寒、无汗而喘、脉浮紧、头痛、体痛、骨节疼痛等症为主，其主要症状为无汗。而麻黄汤之作用即在于发汗，如汗得出则身觉温暖恶寒消除，余症皆随之而解。但是，若感冒而不恶寒，体不痛或脉沉弱者则不可用麻黄汤类方剂。若麻黄汤证兼见项背强急者可加葛根。

2. 风热或风温咳嗽

如麻杏石甘汤证，可用麻杏石甘汤或越婢加半夏汤。治疗多用辛凉剂，但桑菊饮类不如麻杏石甘汤类疗效显著。因麻黄不仅取其发汗，且能开达肺气，再重用生石膏，更能急清肺热以定喘。麻黄乃治喘之要药，临床见到喘重者用麻黄，有的能止喘而不见汗；有的使尿多而邪从尿利下。凡属新感暴喘或久病急性发作表现高热、咽痛、口渴、脉数，以及肺炎等急性传染病，均以本方合增液汤加银花、连翘、板蓝根、川连等药急清其热，可以缩短病程。

另外，小儿顿咳，乃热邪袭肺，咳嗽逐渐加剧。呈痉咳，日久不愈可转致肺炎或脑病等危候。表现痉咳顿作，面赤胸闷，气憋欲死，咳嗽吸气时可出笛声，痰稠不利，眼睑浮肿，日轻夜重。此不可轻视，当急治之，宜清热宣肺凉血，麻杏石甘汤加白茅根、生地、白芍、丹皮、百部、生侧柏叶、胆星。危重者可加局方至宝丹。

二、慢性咳喘，虚证居多

久病必虚，但本病非完全纯虚。在治疗时，重点在于补虚，或补正祛邪。但此与肾不纳气纯虚之喘本质不同。

1. 轻性痉挛性咳嗽

痰黏稠不易咯出，并气逆上冲，或咳声嘶哑者，麦门冬汤加厚朴杏仁瓜蒌汤治之。

2. 湿性痰饮性咳嗽

略有浮肿、贫血、手足易冷、小便自利，无发热恶寒头痛肢酸之表证，故不用小青龙汤，可用苓甘五味姜辛汤。

3. 胃咳

心下痞塞，胁下坚硬，大便秘结，频发咳嗽，各药无效者可用大柴胡汤下之，此即"腹满而喘病在胃"之证。

4. 酒湿咳嗽

酒客嗜酒日久，多于秋末冬初咳嗽，兼见胸背胁挛紧而恶寒。用桂姜草枣黄辛附汤治之，年老者尤多用之。

5. 脾虚咳嗽

平素胃肠虚弱，咳嗽日久不愈者用六君子汤补之。虚弱小儿，脾胃虚弱感冒而咳嗽不止者，以小建中汤加味治之。

6. 肾燥脾湿咳嗽

上嗽下利，胃纳不振，黑地黄丸治之。

7. 火郁干咳

火郁干咳而无痰者先以逍遥散发之，继以清燥救肺汤补阴清肺。

8. 喘息亦即哮喘

以小青龙汤为主方，夹有热象者小青龙汤与麻杏石甘汤合用。脉微细恶寒嗜睡者，麻黄附子细辛汤加黑锡丹治之。

9. 支气管扩张咳嗽

以千金苇茎汤、小陷胸汤、甘桔汤、葶苈大枣泻肺汤化裁治之。

10. 肺源性心脏病之咳喘

以真武汤合麻杏石甘汤加唐容川参苏饮（人参、苏木）治之。浮肿甚者加陈修园消水圣愈汤（麻黄、桂枝、细辛、附子、知母、生姜、甘草）。兼见肝大腹水者以真武汤、越婢汤合剂加活血、利尿剂治之。

11. 心咳即肺气肿咳喘

咳喘多年，胸闷气短，咳逆倚息，胸呈桶状，指端粗大，偶咳兼心痛。中医名曰心咳，乃因其多兼见心虚征象，宜用清代王旭高心咳汤加减治之。常用药物为：

党参 30g　茯苓 15g　甘草 9g　牛蒡子 9g　半夏 12g　麦冬 15g　远志 12g　茯神 9g　小麦 15g　厚朴 9g　麻黄 3g　杏仁 9g　薄荷 5g　桔梗 2.5g　生石膏 18g

临床对咳喘辨痰施治，亦为常用方法。

（1）痰黄者新感或旧病新发作者均可用麻杏石甘汤合增液汤加银花、连翘等清热解毒药。

（2）咳胶液状稀痰，听诊为湿性啰音者小青龙汤主之，烦躁者加生石膏。

（3）稠痰：喉中水鸡声，听诊为干性啰音者，宜射干麻黄汤。

（4）稀稠混合痰而听诊为混合啰音者，厚朴麻黄汤主之。

（5）泡沫痰而脉数心悸者，宜麻杏石甘汤合瓜蒌薤白半夏汤及生脉散治之。

（6）脓痰：晨起量多，胸痛并有周期性吐血者，千金苇茎汤治之。

（7）痰胶黏难出，量多，咳逆倚息，时时唾浊，坐不得卧者，可用皂荚丸。

总之，外感咳嗽，先中肺而后传于他脏，肺为本，他脏为标。病在表，寒证宜辛温宣散，热证则宜辛凉宣散，禁忌苦寒酸敛。药不宜静，静则留恋不解，变生他病。形病俱虚时则当补中气，配合和解，缓缓宣散。

内伤咳嗽，脏气受伤，病自他脏而后传于肺，以他脏为本，肺为标。病在内宜甘以壮水，润以养金，药不宜动，动则虚火不宁，忌辛香燥热。

程门雪

用药酌宣肃清润，治肺审寒热虚实

程门雪（1902~1972），曾任上海中医学院院长，著名中医学家

老年咳喘，多从"痰饮"中的"支饮"论治。初发时先治邪实；病久要治其体虚。初发时属寒者多，应当用温开法（有热者可兼用清凉）；病久常属寒郁化热，治法上应当温清并用。

此病多发于秋冬季节，遇寒则重，故应以温开法治之，春夏季节发病者，则以寒郁化热为多，可在温化中兼用清凉的治法。小青龙汤、小青龙加石膏汤如果用得恰当，都有一定疗效。

厚朴麻黄汤治疗咳逆上气，脉浮。方中用麻黄、细辛解表定喘；厚朴、杏仁降气平喘；干姜、五味子止咳，这两味药都是主治咳逆上气的。五味子益气温敛，干姜温开，两者同用有很好的效果；半夏化痰；石膏清热；小麦和中。

一方之中包括了解表、平喘、止咳、化痰和清热等几种方法。

泽漆汤治疗咳逆、上气、脉沉，是表邪渐解，要兼顾正虚，故用紫菀、白前止咳平喘；半夏、泽漆泄化痰水；桂枝、生姜温开；黄芩清热；人参、甘草扶正补虚。一方之中也包括了扶正、祛邪、化痰、温清等法。

以上是病情复杂、综合治疗的方剂。至于单纯偏温的，以射干麻黄汤为最好（麻黄、射干、紫菀、款冬花、细辛、五味子、半夏、干

姜、大枣）。

在治疗上很少有一定不变的类型，然有初、中、末期的分别。大体上初期是重在祛邪，中期要邪正并顾，末期着重于扶正。在临床上，纯寒宜温的有，温而兼清的也有，纯热宜清者就很少（这是个人局限的体会）。至于纯宜清润的，则是肺燥肺痿，咳逆上气，少痰无痰，或者吐的是涎沫，则用麦门冬汤、清燥救肺汤。

定喘汤（有麻黄、款冬花、桑白皮、黄芩、苏子、杏仁、甘草、银杏肉、半夏等），对寒郁化热者很有效果。黛蛤散用麻油调服，治疗咳嗽、面浮，是宋代草医的单方，用其治疗咳喘痰内带血，合泻白散煎服，也屡屡有效。体虚喘甚，但咳嗽轻微、汗多者，用生脉散煎汤，化服《局方》牛黄丸一粒。阳虚咳嗽、痰鸣者，仿阳和汤意，用熟地、麻黄、鹿角霜、甘草、白芥子再加紫菀、款冬花、白前、苏子、杏仁等，也有效果。

对于炎症的证治，不可望文生义，消炎不等于清热。祛寒、发汗也有消炎之功。

至于宣肺、肃肺、清肺、润肺的药物。宣肺如麻黄、牛蒡等。肃肺如桑白皮、枇杷叶、杏仁、苏子等。清肺分两种：一是清养肺阴，如沙参、麦冬、花粉、玉竹等；一是清泻肺热，如桑白皮、地骨皮、黄芩、马兜铃等。润肺也分温清两法：清润法即在上述清养肺阴药中再加阿胶、百合等；温润法，如《时病论》用紫菀、百部、款冬、松子仁、杏仁、陈皮、冰糖（名温润辛金法）。甘草干姜汤、麦门冬汤也属温润之列。以上诸法大都是复用的，如宣、肃同用，清、润同用，清、肃同用，清宣、润肃也可同用。

肺燥宜润，临床上治燥咳，有温润、凉润二法：寒燥在表用杏苏散（苏叶、杏仁、前胡、茯苓、半夏、陈皮、甘草、桔梗、枳壳、姜、枣）。燥热伤肺用清燥救肺汤（桑叶、石膏、人参、甘草、麻仁、阿胶、麦冬、杏仁、枇杷叶，人参可用太子参或沙参代）。

咳嗽有甚于晨，或甚于晚。晨起咳嗽，痰先稠后薄的，属肺脾湿痰；甚于晚或在午夜后更甚的属肾虚。

关于老年慢性气管炎"咳、痰、喘、炎"四大症的治疗，一般应以化痰为主，化痰方中以二陈汤为主。痰多的用六安煎即杏仁、白芥子加二陈汤，挟热的加黄芩、黛蛤散、贝母、海浮石；消痰用白芥子、莱菔子、雪羹汤（海蜇头、荸荠）；涤痰用皂荚丸、葶苈大枣泻肺汤等；豁痰用枳实、郁金、远志；涤痰用竹茹。涤痰法运用时注意体质，如果体虚久病须慎用，或以不用为好。

总之，"治咳嗽不离乎肺，不限于肺"；"治实必顾虚，治虚必顾实"，"实喘治肺，虚喘治肾"。咳喘虽是二证，但咳久可以致喘，喘亦可由咳引起，所以二证常难以截然划分。

喘证在肺为实，实者邪实；在肾为虚，虚者元气虚。外感痰浊逗留肺经者，固然属实，即所谓虚喘之本在于肺肾，虚中仍有实在。因为咳喘之证，单纯属于肺虚者较少，肺虚而挟痰热逗留肺络者则甚多。尽管肺肾两亏，气阴并伤，而见舌质光红，只要咯痰不爽，痰黏腻厚，补中仍当佐以肃化痰热之品。治法大都采取千金苇茎（一般不用桃仁）、雪羹、竹沥等等，参入熟地、沙参、冬虫夏草、肉苁蓉、女贞子、旱莲草、紫石英等药中用之，以为清上实下、下虚上实之治，亦即叶氏所谓"在肺为实，在肾为虚"，虚实同病者之治法。

痰热阻塞肺络者，不一定表现在苔，而应当注意在脉，右寸滑大，则为依据。上面所说是指痰热之证而舌光净的，如果舌剥而苔腻布，则是脾有湿痰，如用前法，就必须复入金水六君法了。熟地用泡汤或后下，取浊药清投之意，王旭高医案中每每用之。

大概内伤久病，苔脉相参，脉为重要。从前曾经治一气喘病人，但坐不得卧已10余天，舌苔厚腻满布，脉则右尺动滑如驰。所服不外小青龙、三子养亲、平胃散、二陈汤等，化痰之法无不遍投，病家已备后事。根据病者脉象，且化痰药已用过不效，故用大剂复脉法治下，参入肃化治上。初亦缺少把握，不料 1 剂能卧，次日腻苔尽退，转为花剥，舌露光绛。始悟其人本质原属阴虚火旺，腻苔乃 10 余日张口呼吸，浊气上逆之故，此乃变法中之变法。又按所谓上实当右寸滑大，还要按其两尺，两尺虚弱才是上实下虚之据。如果两尺不虚，右寸独大，那又可能是实证。

定喘要分虚、实，实喘用苏杏二陈汤，重则用三子（苏子、白芥子、莱菔子）二陈汤；虚喘用金水六君煎，治喘咳痰多，舌苔光而痰有咸味者，往往有效。如果胃口不大便溏者，用六君子汤。又虚喘还可随症加紫衣胡桃、五味子、坎炁（脐带）、蛤蚧、钟乳石等。

裘沛然

辛温蠲饮，苦寒泄肺

裘沛然（1916~2010），上海中医药大学教授，国医大师

外邪引动伏饮，小青龙汤变法

裘氏认为，慢性支气管炎的基本病机是"外邪引动伏饮"。饮为阴邪，性质属寒；外邪入里易化热，故本病表现为外邪与伏邪胶结，寒饮与痰热混杂。病变迁延，久咳肺气渐虚，故又有虚实相夹的情况。至于病变部位，裘氏欣赏陈修园"咳嗽不止于肺，而亦不离于肺"的观点。脾虚生痰、肾虚泛饮、木火刑金，均可波及肺，但当慢性支气管炎发展到肺源性心脏病时，病变就由肺波及心、脾、肾、肝等脏。

慢性支气管炎的主症是：咳、痰、喘三症，如演变至"肺心病"时，则伴见浮肿、心悸等。病机的中心环节是"痰"和"气"。痰滞气道则咳、则喘，痰饮泛滥则肿、则悸；肺主气，肺气壅滞、上逆，也可致咳、致喘，肺气虚弱亦能出现虚喘，气虚津化为痰，则痰益甚，两者可互为因果。

鉴此，治疗之法，主要是化痰饮、调肺气。治痰饮之法，仲景早有"当以温药和之"的明训；治气之法，《顾氏医镜》有"一曰补气，二曰降气，三曰破气"的记载。裘氏根据上述认识，主张辛温蠲饮、

332

苦寒泄肺为大法。"肺欲辛"，辛能散邪结，温可化痰饮；苦能降上逆之肺气，亦可清内蕴之痰热。裘氏常用小青龙汤变法，药用麻黄、桂枝、细辛、干姜、龙胆草、黄芩、甘草、五味子（或诃子）、桃杏仁、制半夏、紫菀、前胡、枳壳（或枳实）等。方中麻桂疏解表邪；细辛，既可表散风寒，又能内化寒饮，并有止嗽之功，一药三用，其功颇宏，《长沙药解》云其能"敛降冲逆而止咳，驱寒湿而荡浊，最清气道，兼通水源，温燥开通，利肺胃之壅阻……专止咳嗽"，其与五味子配伍，一散一收，既收敛耗散之肺气，又不致碍邪；干姜，为温化寒饮之良药，"同五味则通肺气而治寒嗽"（《本草求真》）；龙胆草、黄芩苦寒，降肺气，清痰热，其与细辛、干姜相伍，寒温并用，相辅相成，为裘氏惯用的配伍方法，对"慢支"寒热兼夹之证颇为的对；尤其甘草一味，书皆云其有调和诸药之功，裘氏认为甘草是一味极良好的止咳药，即使胸满痰涌之证，但用无妨。《汤液本草》说得好："中不满而用甘为之补，中满者用甘为之泄，此升降浮沉也"；枳壳（实）利气宽胸，古贤所谓"治痰先理气"是也；余药为化痰止咳之品。全方清肺与温化合用，辛散与酸收并投，化痰与顺气兼顾，对慢性支气管炎的病机颇为切合，故有较好疗效。应用时，如气喘较剧，加葶苈子、马兜铃、苏子；痰多加竹沥、南星；肢体浮肿加猪茯苓、车前子；气虚加参、芪；肾虚加补骨脂、巴戟天，等等。

阴虚湿痰内盛，径用金水六君

慢性支气管炎患者中，老年人为数不少，俗称"老慢支"。对这类病患者，在采用常规方药不效的情况下，裘氏每采用景岳金水六君煎化裁，作为"法外之法"，常能收到意外疗效。此方原治"肺肾虚寒，水泛为痰，或年迈阴虚血气不足，外受风寒咳嗽呕恶多痰喘急等证"，云其有"神效"。但陈修园在《景岳新方砭》中，曾对此方中甘柔滋腻的归、地与燥湿化痰的二陈汤配伍作过激烈抨击。裘氏初亦同意修园之说，以后在长期临床躬身实践中体会到，此方对久咳久喘或老年肺肾虚弱、痰湿内盛者，颇为适宜。辨证中痰湿为标，肺肾阴血不足为本，临床注意患者除咳嗽、喘逆、痰多症外，还有面容憔悴、精神疲乏、舌苔花剥或伴有腻苔等症状。具体应用时还应随机加减，如痰湿盛而气机停滞见胸胁不快者，加白芥子、枳壳；大便不实者，加山药、白术；咳嗽不愈，加细辛、前胡；兼表邪寒热者，加柴胡；肺热者，加黄芩、鱼腥草等。

裘氏认为，陈修园所说的"燥湿二气，若冰炭之反"，不能成为我们组方遣药的桎梏。在历代名方中类似的配合不胜枚举。如仲景方竹叶石膏汤及麦门冬汤中，均用麦冬和半夏相伍，一以润燥，一以降逆，各尽所用；《普济方》中以苍术配合熟地为丸，"补虚明目，健骨和血"；《济生拔萃方》载黑地黄丸，以苍术、熟地，加炮姜，治男妇面无血色、食少嗜卧等。以上均用一润一燥，相反相成。金水君煎中用熟地、当归滋养阴血治其本，二陈汤化饮除痰治其标，标本兼治，寓意深刻。裘氏说，立方遣药不要囿于名义上的燥湿不同，问题的实质是，在临床上确实存在某些"老慢支"，既有阴血亏虚的一面，又有痰湿内盛的一面，"有是证，用是药"，运用此方确有疗效。至于配伍上理论问题，还是少一点条条框框为好，一切应以实践为依据。

阳虚水泛，取意真武

慢性支气管炎久经迁延，经过肺气肿而变生肺源性心脏病，可见气急喘促、心悸、唇甲紫绀、颈静脉怒张、足跗肿胀等临床表现。此时病机具有以下特点。

（1）病变由实变虚，或以虚为主，虚实相夹，其中以阳虚水泛为主要特征。此由"慢支"缠绵，外邪、伏饮久恋不去，肺脾肾功能渐趋虚衰。肺虚则津液失布，脾虚则水谷无以化生精微，肾虚水液不得蒸化，反而滋生痰浊饮邪。又因肺气虚弱，气虚不能抵御外邪，外邪恋肺，喘咳反复发作，复可加重肺脾肾精气虚怯。

（2）病变由气分波及血分，出现唇甲紫绀的瘀血症状。此由肺气虚而气不帅血，心阳虚不能温运血脉，寒邪凝滞，阻遏营血，则血脉郁滞所致。

（3）病位由肺累及脾、肾、肝、心、三焦等。脾肾不足，谷不化精，精反化水，水饮泛滥，凌心射肺；肾虚不能纳气，加剧喘促；心阳不振，神气弛缓，精神消索，心脉痹阻则心悸不宁，紫绀时现。"久咳不已，三焦受之"，三焦总司一身之气化，为津液运行的道路，三焦气化失司，则饮邪泛滥成肿胀、腹满；肝为藏血之体，肺心病后期由肝血不能濡养筋脉而出现抽搐，等等。

要言之，由"慢支"发展至"肺心病"，其基本病机是肺心脾肾阳气虚乏，伴见饮停、血瘀，部分患者可出现风动之证。也有一些患者因寒痰留滞，郁而化热，或风热引动痰饮，痰热相搏，伤及阴分。

基于以上认识，裘氏常用真武汤法变通，药用：熟附子、干姜、猪茯苓、白术、白芍、葶苈子、细辛、麻黄、五味子、黄芪、桃杏仁、大枣等。上方由真武汤、葶苈大枣泻肺汤、麻黄附子细辛汤等三方相合而成。真武汤主治"有水气，中外皆虚寒之病"（《医宗金鉴》），为"镇水"良方。方中生姜易干姜，意在配合附子振奋脾肾心阳，并促进气化水饮；且干姜与细辛、五味子相配寓有深意，《金匮要略·痰饮咳嗽病脉证治》有治疗痰饮的苓甘五味姜辛汤等四方，其组方核心就是干姜、细辛、五味子三药。陈修园也认为此三味药是小青龙汤方的重要组合，《医学三字经·咳嗽》说："《金匮要略》治痰饮咳嗽不外小青龙汤加减，方中诸味皆可去，惟细辛、干姜、五味不肯轻去……学者不可不深思其故也。"裘氏认为三味相伍，有蠲饮、敛肺、止咳之功。葶苈大枣泻肺气壅闭，以消痰饮。麻黄附子细辛汤，外散表寒，内温少阴虚寒；且此三味均属辛药，"辛走气"，有"开腠理，致津液，通气"之功，有助于水液气化；其中麻黄合葶苈子，平喘之功益彰。黄芪用量宜大，可以在30~60g之间，大补肺气，令"大气一转，其气乃散"。《本经疏证》亦载其话"浚三焦之根，利营卫之气，故凡营卫间阻遏，无不尽通，所谓源清流自洁也。"桃仁既可活血行瘀，又合杏仁共化痰浊。全方补气温阳、化饮利水、降逆平喘，对肺源性心脏病出现慢性心衰者，有一定疗效。若气虚甚加人参；瘀阻明显加丹参、红花；寒痰留滞，郁而化热，加黄芩、生石膏、桑白皮；肾虚纳气不足，加补骨脂、沉香；心阳不振，加桂枝，等等。

（王庆其　整理）

许公岩

痰湿每为祟，苍麻乃良方

许公岩（1903~1994），北京中医医院主任医师

张某 女，46岁。初诊日期：1983年12月26日。

主诉：反复发作咳喘15年，加重4个月。

病史：该患者患慢性支气管炎15年。每年冬季病情加重，春暖稍减，经中西药及单验方治疗无效。近年来病情日益加重。经常咳嗽，痰多白黏，咳甚则兼气短，喘息气急，胸憋痰黏难以咯出，严重影响工作与生活。4个月前受凉后上症加重。目前胃纳尚可，平素喜嗜凉饮，大便干而不爽，舌暗、苔薄白，脉沉细滑弦、左脉尤甚。寒湿伤脾，脾虚湿困。治宜升脾宣肺，化湿祛痰。

苍术 18g　麻黄 6g　莱菔子 30g　桔梗 10g　茯苓 10g　前胡 15g

嘱其服药后如无任何不适，应守方常服，并戒嗜茶多饮。1974年5月14日探访，自述服上方半月后症状明显减轻，且便爽渴止，又继续服1个月后咳痰、喘憋气促诸症俱已消除。

按：缘患者素有慢性咳喘15年，肺气已伤，肺主皮毛，腠理不固，易受外感，风寒袭表，遂咳嗽不止。久咳必脾虚，加之患者素嗜凉饮多，损伤脾阳，致脾运失健则痰湿内生，治宜升脾宣肺、化湿除痰。方以苍术升脾气，使困脾的水湿得行，茯苓助苍术健脾渗湿。麻黄疏风散寒、宣通肺气，将湿邪予以通调下输，水精各为其所，桔梗

启肺以祛痰浊，前胡助桔梗宣肺化痰，莱菔子降气化痰。药后痰消湿化，脾复健运，痰无所生，则咳痰自愈。再经巩固治疗，效果较好，病未复犯。

慢性咳嗽之痰湿证，相当于西医所谓慢性支气管炎，临床表现为咳嗽痰多、色白黏稀，易于咯出，甚或痰鸣喘促，胸脘痞闷，纳食不佳，肢体困重，面色萎黄甚或浮肿，大便溏泻或黏滞不爽。患者多有嗜好茶酒、贪食生冷或肥甘厚味、饥甚暴食、饮食不节等不良习惯。舌苔白腻，脉象濡滑或缓。

对此类患者，许氏认为禀赋虚弱、脾胃失健是其发病的基础，寒湿伤脾、积湿酿痰是其主要病理因素。湿邪的生成虽与脾、肺、肾三脏有关，但多以脾为重点。他在多年的临床实践中深有体会，治湿虽有祛湿、化湿、散湿、燥湿、渗湿、利湿等诸法，但有不少病例湿去复聚，久治不愈。究其原因，关键在于湿邪为患，遏阻气机，使脾的上升与肺的下输功能减弱，况且湿邪有黏腻、不易速去的特点。如果处方用药注重加强升脾宣肺的气化功能，就能使湿去痰消，而咳喘速愈。经过反复探索，深切体会到选用苍术、麻黄效果最为理想。因苍术辛苦温，为燥湿健脾之要药，能以其辛温之气味升散宣化水湿，使脾气继续上归于肺，脾健则湿化，因而常以苍术复脾之升作为方药的主体，通过燥湿而祛邪扶正。然而在脾虚积湿之同时，肺亦不能独健，如失其下输之功能，通调受阻则湿必停蓄，故配以辛温能发汗利尿之麻黄以助肺宣达，促其迅复通调，两药协作具有升脾宣肺而化湿之功。通过长期临床观察运用，发现两药用量配伍不同，其作用有异。如两药等量使用，临床常见能发大汗；苍术倍于麻黄则发小汗；苍术三倍于麻黄常见尿量增多，有利尿之作用；苍术四倍五倍于麻黄，虽无明显之汗利作用，而湿邪则能自化。故多年来恒以两药之汗、利作用，广泛用于因湿邪引起的一系列临床湿证。对于痰湿咳嗽证属痰湿中阻者，多配以莱菔子、桔梗，名为"苍麻丸"；胃脘痞满者常加半夏、瓜蒌，兼湿阻膀胱者则加木通、泽泻等随症加减灵活运用；纳呆腹胀大便黏滞不爽者，多为积湿黏腻与积食阻滞于肠，必用推化痰湿法，常选加胡黄连、莱菔子、大黄等大力推化。胡黄连具有荡涤胃肠之功能，个别患者初服可能有泻下作用，甚或发生腹痛，但湿除尽则大便自然正常。有腹痛可酌加当归、木香以和血行气即可止痛。在用药同时并注意纠正患者不良生活嗜好。"脾为生痰之源，肺为贮痰之器。"在本病辨证中着重于理脾化湿，这是许氏多年来治疗肺系疾病的理论总结。

印会河

咳喘临证首辨痰，寒热虚实每可凭

印会河（1923~2012），北京中日友好医院教授，临床家

印会河教授诊疾看病的特点是善于抓住主症，并有一套成熟的抓主症方。抓主症就是抓住病证之关键所在，识别本质，防止泥于表面，不分主次。"抓主症方"是针对主症拟方，方向既定，则不轻易更改。既是有的放矢，亦可一方多用，有时也随症小有加减。

印老治疗咳喘病，首先抓住"痰"这个主证。痰是脏腑病理产物，但又影响脏腑功能。就狭义的呼吸道分泌之痰来讲，多责之于肺，因脾气散精，上输于肺。如邪气伤肺，肺气膹郁不降，水道通调障碍，精气必渍肺成饮，聚而成痰，贮于肺中，阻塞气道。痰的色泽、稠浊的变化，反映了肺的寒热虚实。所以印老常说："痰多的就让它少些，直至没有，痰少难以咯出的，就让它有一点，咳爽一点。"慢性咳喘病人，大多吐白痰、黄痰、黄白相间痰，也有的吐肥皂样的泡沫痰，印老称之为"吐白沫"。主证不同，治疗亦异。

一、白痰

咳喘病不论新久，吐白痰最为常见。新感者多是风寒袭肺，咳嗽不止，气急而喘。久有咳喘者，多因外感而触发宿痰。其共同点皆为白痰，但同中有异。有咯痰色白、稀薄、量多而爽者，印老惯用散寒

除饮的小青龙加石膏汤化裁。咳甚加杏仁、炒苏子；喘甚者加地龙、蝉蜕、僵蚕；胸膈满闷者加三子养亲汤降气化痰。必用石膏者，因有热可清热除烦，无热可制麻黄、姜、桂、细辛之温燥。如舌苔淡滑、下元虚惫者，可改用苏子降气汤合三子养亲汤加味。若痰黏量少、难咯、喉中痰鸣者，则多用麻杏石甘汤加葶苈子、桑白皮，临床辄效。

刘某 女，25岁。

患者自幼有气管炎病史，感冒即发。1981年8月因重感冒咳嗽不止，又增气喘，张口抬肩，日夜不得安眠，并伴有胸闷、心悸。西医诊为喘息性气管炎，经多种治疗，时轻时重，反复无常。

初诊：1982年11月9日。症如上述，惟痰色发白，质地稀薄，量多而爽，舌苔白而水润，脉滑而数，拟小青龙加石膏汤治之。

麻黄9g　桂枝10g　细辛6g　半夏10g　五味子10g　干姜6g　白芍12g　生石膏先下，30g　甘草10g

二诊：11月16日。服药7剂，咳喘轻，痰量减少。原方加炒苏子10g、炒白芥子6g，以温化痰湿。

三诊：12月1日。咳喘渐平，仅晨起有10多分钟轻微的气逆发喘。肺为娇脏，易因过敏而反复，于原方加蝉蜕、僵蚕化痰开腠，以去络中之风，更用地龙通经活络，搜剔风邪，意欲消除其"过敏内源"。上方加减，共服药42剂，诸症悉退，食欲倍增，睡眠安稳，身体康复，至今未复发。

二、黄痰

咳喘吐黄痰，屡见不鲜，甚则痰黄而稠，腥臭难闻，为邪热郁肺，灼伤肺津。轻者用泻白散加味，重者用千金苇茎汤加板蓝根300g、鱼腥草30g，效果很好。

魏某 男，21岁，于1983年2月7日初诊。

自述咳喘吐黄痰，痰稠而腥，有时带血已近 2 个月。每日下午发热，体温 38℃左右，体倦，纳呆，日渐消瘦，经西医检查，诊为支气管扩张，要求服中药治疗。观舌苔，中间黄厚、舌尖赤红，六脉细数，大便尚好。印老以清肺凉血行瘀为法，处以千金苇茎汤加味。

生薏苡仁 30g　桃仁 10g　冬瓜仁 15g　苇茅根各 30g　鱼腥草 30g　丝瓜络 10g　丹参 15g　北沙参 30g　紫菀 12g　款冬花 10g　生石膏先下，30g　枇杷叶 10g

上方加减共服药 41 剂，诸症消失，饮食大增，已恢复工作。

三、黄白相间痰

咳喘病，十有八九吐黄白相间痰。印老认为，外为风寒所诱，内有痰热互结，肺气壅滞不宣，使用定喘汤宣肺定喘得心应手。

苏某　女，37 岁。于 1982 年 10 月 11 日初诊。

自诉患咳喘病 9 年，西医诊断为支气管哮喘，平时咳喘肩耸，痰浊上涌，气喘吁吁，胸闷痰鸣，昼夜不安，晨起痰多，痰色时黄时白或黄白相间。平时怕热，热则咳喘加剧。脉弦数有力，舌尖红、舌苔黄腻。治以宣肺定喘，拟定喘汤加味。

白果打，10g　麻黄 6g　款冬花 10g　半夏 6g　桑白皮 15g　炒苏子 10g　杏仁 10g　黄芩 12g　生薏苡仁 30g　冬瓜子打，30g　鱼腥草 30g　紫菀 10g

7 剂。

二诊：10 月 18 日。咳喘稍好，痰黏不易咯出，咽仍干燥。原方加竹茹 12g，生石膏（先下）30g。

三诊：11 月 29 日。上方服用 10 天，咳喘日趋平和，仅早晨有十几分钟的咳喘，痰呈米黄色，有时是白黏痰。原方加白芥子 6g，橘红 10g，制南星 6g。

12月28日，咳喘已稳定，仅早晨吐一两口痰，量极少，饮食增加，睡眠正常，气色转好。患者连续服药70余剂，诸症悉愈，已正常上班。半年后，曾感冒发热一次，亦未诱发咳喘，至今仍安然无恙。

四、白沫

发病缓慢，气逆咳喘，咳引胁下作痛，吐大量泡沫样白沫，无块痰黏痰。喉干咽燥。印老讲："白沫不能与泡沫痰混为一谈，泡沫痰，总是有痰的。白沫是小白沫子。"此属肺燥阴伤，治以清燥润肺，使肺金得以滋润，肺气之膹郁得以肃降，诸证自能随之而愈。印老坚持认为白沫不同于痰饮，须从燥论治，确有其独到之处。

周某 女，53岁。1982年9月6日初诊。

患者咳嗽气喘已6年，吐大量白沫，从不吐痰，每天晨起要咳吐半碗沫子，咳后气喘吁吁，胁下引痛。其余时间也咳吐白沫，较早晨少些。平时口干咽燥，气喘行走困难。西医诊断为肺气肿。舌红、苔薄黄，六脉细数。近年余加重。印老诊为阴津不足之肺燥，拟清燥救肺汤加减治之。

桑皮叶各10g　杏仁10g　沙参15g　寸冬12g　石斛15g　生石膏先下，30g　阿胶胶珠亦可，10g　黑芝麻10g　黛蛤散包，15g　枇杷叶10g　芦根30g　钟乳石先下，6g

上方服用14剂，咳喘明显减轻，白沫减少，白沫中出现黏痰扯丝，为津液初复之兆，有效续服。

10月8日，咳喘继续好转，行走气接续，白沫减少一半，黏痰较前增多，仍咽干口燥。原方加花粉30g，服半月，咳喘大减，仅早晨咳喘一阵。原方加蝉蜕10g、地龙10g，又服半月，白沫已无，惟有少量黏痰。原方加僵蚕10g，全虫6g。

先后治疗2个多月，早晨咳喘已无，情况趋于正常，可以料理家务。

（史书德　李淑华　整理）

赵清理

运用姜辛味疗咳喘之一得

赵清理（1922～　），张仲景国医大学教授

干姜、细辛、五味子三味药物，在治疗某些急、慢性咳喘病中，运用得当，可获捷效。善用姜、辛、味之大师，当推仲景，在他所制的大、小青龙汤及厚朴麻黄汤、苓甘五味姜辛汤中，均选用了姜、辛、味三品。验之临床，效若桴鼓。

干姜、细辛内以温化水饮，外以辛散风寒；五味子敛肺止咳，以防姜、辛耗散肺气。三味药配合，收中有散，散中有收，收散相伍，邪去而正不伤，最为合拍。《内经》云："辛生肺"，"用辛泻之"，即说明了性温味辛的药物，能入肺经以祛邪安正，能使肺复清肃之常；"肺欲收，急食酸以收之"，"酸补之"。《内经》中这些用药原则，阐明了酸味之品多有补肺体和防其气之耗散的作用。长期的临床实践证明，这些指导原则是正确的，辛酸之品确实具有祛邪保肺敛气之功。而姜、辛、味三者的巧妙配合，施之于临床，正是上述用药原则的具体体现。在临床具体运用中，因干姜、细辛均具辛而温热，故一般姜辛用量宜小；若偏肺寒饮停者，则五味子量宜小于姜辛；若久咳肺气虚者，五味子之量宜大于姜辛。

《名医方论》云："治水之动而不居，故备辛温以散水，并用酸苦以安肺，培其化源也。"故凡见咳嗽，喘促，痰白清稀，口淡不

渴，舌质淡、苔白滑者，均可于方中酌加姜、辛、味之品，以冀病愈更速。

（赵安业　整理）

张建夫

自拟杏仁煎治疗咳喘

张建夫（1924~　），陕西中医药大学附属医院主任医师

咳喘以"咳、痰、喘、炎"四症为临床特点，其中痰是主要因素，痰阻气道当为其主要病机。治疗当以祛"痰"为主，痰除则气道通而咳喘止。用自拟杏仁煎治疗反复咳喘、久治不愈者，多获良效。方用：

杏仁 10g　瓜蒌 15g　半夏 10g　炙麻黄 6g　苏子 10g　枳壳 12g　陈皮 10g　牛蒡子 10g　桔梗 10g　枇杷叶 12g　贝母 10g　前胡 12g　白前 12g

杏仁止咳化痰平喘，配陈皮、枳壳入气分使气顺痰降，配枇杷叶清降肺气；全瓜蒌润肺祛痰，止咳平喘；炙麻黄温散寒痰。久咳痰黏难化，半夏可效；苏子降气平喘；贝母止咳，伍用瓜蒌，增强清热、宣肺、化痰之效；桔梗化痰止咳、宣肺，与牛蒡子疏风清热、止咳；白前、前胡降气化痰、宣散风热、止咳，对于痰多而喘者尤宜。组方重在化痰和宣肺降气，使气顺则火自降，热清则痰自消，痰消则火无所附，诸症悉除。故治痰者，必降其火；治火者，必顺其气也。即诸药合用共奏清热宽胸、降气除痰之功用，对于肺热咳喘尤为适宜。

加减法

1. 外感风寒袭表咳嗽

伴鼻塞流清涕，喉痒声重，痰稀色白，恶寒或恶风，头痛发热，

全身骨节酸痛，舌苔薄白，脉浮紧或浮缓，本方加荆芥 10g 或防风 10g、薄荷 6g，去牛蒡子，以宣散风寒。

2. 外感风热咳嗽

见咳嗽不爽，痰黄或黄白而稠，口干咽痛，鼻塞头痛，身热恶寒有汗，或微恶风寒，舌苔薄黄，脉浮数，本方去半夏加连翘 20g、荆芥 10g 以疏散风热，止咳化痰。

3. 肺热咳嗽

见咳嗽气喘，咳痰黄稠，甚则痰中带血，口鼻气热，咽喉干痛，口苦，或胸痛胀闷，舌苔黄，脉弦数，本方去半夏加黄芩 10g 以清热宣肺化痰；如见咳黑痰（铁锈色痰）为肺热壅盛，方去半夏、炙麻黄、苏子，加黄芩 10g、生石膏 20g、胆草 10g。若兼见痰中带血为肺热伤络，去半夏，加麦冬 12g、荆芥炭 10g 以润肺生津，引血归经。

4. 燥邪咳嗽

见咳嗽痰少，黏稠难出或干咳无痰，或痰中带血丝，咳甚则胸痛，鼻燥咽干，或咽喉痹痛，舌尖红苔黄，脉浮数或细数，本方去半夏、炙麻黄，加麦冬 12g、沙参 12g 或玄参 12g，以润燥生津为主。

5. 暑湿咳嗽

见咳嗽，痰多而稠，胸闷身热，汗多不解，头胀，口渴不多饮，本方去牛蒡子、前胡、白前，加苍术 10g、六曲 10g、苡仁 15g，以清解暑热、利湿。兼见心烦面赤，小便短赤，舌红苔薄黄，脉濡数者，本方去牛蒡子、前胡、白前、炙麻黄，加云苓 15g、川朴 12g、扁豆 15g 以清暑宣肺、化湿和胃。若身热面赤，小便短少，口苦咽干，舌质红、苔薄黄少津，脉濡数，为暑热重于湿。本方去半夏、苏子、炙麻黄，加麦冬 12g、荷叶 3g、焦栀 12g 以清热解暑。

痰湿咳嗽，症见咳嗽痰多色白，痰出咳止，伴有胸脘胀闷，纳少，或恶心呕吐，或面肿，舌苔白腻，脉濡滑者，为暑湿重于热。本方去牛蒡子、前胡、白前，加苍术 10g、六曲 10g、苡仁 15g 以利湿化痰，佐以消食。

6. 脾虚咳嗽

症见咳嗽痰多，色白易咯出，面白微肿，少气体倦，怕冷，胃脘胀闷，纳差，口淡，舌苔薄白，脉细。

本方去牛蒡子、前胡、白前、炙麻黄，加党参 15g、六曲 10g、干姜 6g，以益气健脾除痰。

7. 肺气虚咳嗽

症见咳嗽气短，痰清稀而薄，面色㿠白，动则汗出，易感外邪，舌质淡嫩、苔薄白，脉虚无力。本方去炙麻黄、牛蒡子、前胡、白前，加党参 15g，以益气止咳化痰。

8. 肺阴虚咳嗽

症见久咳不止，痰少而黏，或痰中带血丝，形体消瘦，口燥咽干或咳声嘶哑，舌红绛、苔薄黄，脉数者，本方去半夏、炙麻黄、前胡、苏子，加玄参 12g、生地 12g、麦冬 2g、沙参 12g 以养阴止咳；若见午后潮热，盗汗少气，胸部隐痛，舌红少苔，脉细数，为阴虚火旺，本方去半夏、炙麻黄、苏子，加百合 12g、知母 12g、玄参 12g；兼见痰中带血，为阴虚热甚，伤于肺络，再加荆芥炭 12g、丹皮 12g，以滋阴泻火、凉血止血。

9. 肾阳虚咳嗽

症见于老年体弱或素体阳虚久咳不止兼喘，纳气无力，咳甚遗尿，腰膝酸软，咳痰有咸味，质清稀，四肢或腰以下发凉，面㿠白微肿，或肢体肿。舌淡苔白、脉沉细，本方去牛蒡子、炙麻黄、白前、前胡，加山药 15g、山萸肉 15g、五味子 6g、补骨脂 12g，可奏益肾纳气之功。亦可兼服金匮肾气丸。

10. 肾阴虚咳嗽

症见久咳不止，咳痰黏少，或痰中带血丝，潮热，盗汗，少气，腰膝酸软，头晕目眩，耳鸣耳聋，舌红少苔，脉沉细数。本方去牛蒡子、炙麻黄、苏子、半夏，加玄参 12g、生地 12g、地骨皮 15g、鳖甲 15g；以滋补肾阴、润肺化痰，亦可常兼服六味地黄丸。

11. 肝火犯肺咳嗽

症见咳嗽气逆，或咳嗽不畅，咽中如有物，咳时面赤，牵引胁痛，烦躁易怒，舌边尖红、苔薄黄而少津，脉弦数。本方去炙麻黄、半夏、苏子、白前，加川朴 12g、焦栀 12g、白芍 15g 以疏肝解郁、行气化痰；若口苦，痰黄稠，舌质红，脉弦数，为肝郁化火，再加龙胆草 10g，以清肝泻火、化痰。

12. 寒包火咳嗽

症见咳嗽喘促，口干口苦，痰黄，甚者咳引胸痛，痰色暗红，喘甚于咳者，本方加荆芥 10g、生石膏 15g 以清热解表宣肺。

13. 肺胀之咳嗽

症见痰鸣气急，能俯不能仰，足跗浮肿，其中咳痰黄稠、口干舌燥者本方去白前、前胡、半夏，加葶苈子 10g、桑白皮 10g、地龙 12g，咳痰清稀或泡沫状者再加党参 15g、大枣 3 枚以泻肺益气平喘。

朱紫来

寒饮咳喘，通用经方

朱紫来（1889~1973），湖北武穴地区名中医

外寒里饮小青龙

瑞昌、武穴濒江傍湖，卑湿之地，寒饮咳喘甚为常见。此病初起偏实，多属"伤寒表不解，心下有水气"的小青龙汤证，为人所共识。然朱老辨治此病，甚为精细，如除了注意病史、职业及临床表现外，在望诊上必须认清此证患者面多黧黑或两额黑，面白者不可轻用小青龙汤。在脉诊上，左多沉紧，右多浮滑。在运用小青龙汤时，若有汗不多，桂枝用量重于麻黄，恐发汗太过；喘甚加厚朴、杏仁；里饮偏重，加重细辛用量，最多者可达10g；呕吐痰涎加姜汁、半夏。若在发作初，咳嗽重，倍干姜温肺镇咳；久咳耗气，五味子酌加。服药后表解未尽，喘咳减轻，去麻黄、芍药，恐麻黄开泄太过，桂不与麻合，无发表之虞，无麻黄不须芍药佐制，而芍药无麻黄反有留邪之弊。此时可加茯苓健脾利水，使寒饮从小便而去。如此丝丝入扣，则小青龙汤用治表寒里饮之喘咳效果十分满意。

张某 男，30岁，小贩。1946年11月8日初诊。

每日早起走街串巷卖糕点，前日起恶寒，发热，无汗，头痛，胸

闷，泛恶，咳嗽痰多色白，昨日咳剧时痰中带血，苔白滑，左脉沉紧、右浮弦。

麻黄 10g　桂枝 10g　芍药 10g　姜汁半夏 10g　干姜 10g　杏仁 10g　前胡 10g　细辛 3g　北五味 3g　甘草 6g

次日二诊：服药后，得汗甚彻，咳嗽减轻，胸中舒畅，痰清白而血已止。原方去麻黄、芍药，加茯苓 15g、白术 10g，3 剂。

按：本例外寒里饮兼痰中带血，其血乃由表邪郁闭，肺气不宣，咳伤阳络所致，故朱老毅然投以小青龙汤原方。若素患咳血而新感外寒，虽然古人亦有用小青龙之例（如徐大椿），但近人张锡纯认为"咳血及吐衄之证最忌桂枝，不甚忌麻黄"，故临证用小青龙汤宜稍为变通，如去桂枝，加杏仁、麦冬之属较妥。

阳虚痰饮真武汤

朱氏认为，痰饮咳嗽日久可由太阳内传少阴，或外寒直中少阴，出现少阴寒饮咳喘。症见：久咳夜剧，蜷卧，口中和，或转午发热，脉左沉紧细涩（沉按至骨，紧按不放，良久方至，脉来紧细，朱氏称此为沉紧细涩之脉，反映少阴独盛之寒），右脉浮弱。治以人参真武汤。此方乃朱氏据《伤寒论》真武汤去芍药加人参（一般用党参）、炙甘草、大枣、干姜、细辛、五味子而成，改温阳利水为益气温阳、散寒化饮。方中含四君、理中补益脾肺，熟附子、细辛温肾散寒，方中党参一般用 12g、熟附片用 6g，党参两倍于附子，补中益温。姜、辛、味乃治寒饮咳喘之有效配伍。若痰多加法半夏，腹痛加白芍药，右脉不弱重用茯苓。阳气虚甚加黄芪、肉桂以助参、附温补之功。朱氏经验，一般在头服起效后即可加此两味。

何某　女，33 岁，家庭妇女。1968 年 4 月 12 日初诊。

6个月前因与婆婆不和，孕期饮酒受寒而致咳嗽咳血，今分娩已2个月，近日咳嗽痰多夜剧，背痛，口中和，手足发凉，倦怠无力，面色㿠白，舌淡而润，脉沉弦细涩。

党参 12g　炒白术 6g　熟附片 6g　法半夏 6g　白茯苓 10g　干姜 3g
北细辛 3g　北五味 3g　炙甘草 3g　生姜 2 片　大枣 3 枚

2 剂。

二诊：4 月 14 日。诸症减轻，步行来诊，但昨日出现咳血。原方加鲜藕节 3 个，2 剂。

三诊：4 月 16 日。呛咳不已，气虚难续，脉左沉紧细涩，右细弱，上方去干姜、细辛、法夏，加黄芪 12g、肉桂 2g、陈皮 6g。2 剂。

四诊：4 月 18 日。痰止，形色近于正常，前方再进 2 剂。

按：此为实习伴诊时记录之案。病人素患咳血，然来诊时以咳嗽痰多并见少阴虚寒之证为主，故投以益气温阳化饮的人参真武汤。次诊虽然动血，只加藕节化瘀止血，仍守方不变。三诊见呛咳脉弱，饮已去而阳气虚，故去姜、辛、半夏，加黄芪、肉桂益气温阳以收功。2 年后随访，咳嗽、咳血之症均未复发。

痰饮留伏十枣汤

对某些顽固的痰饮咳喘重证，只要病人正气可支，朱氏还常本《金匮要略·痰饮病篇》"咳家其脉弦，为有水，十枣汤主之"和"夫有支饮家，咳烦胸中痛者，不卒死，至一百日或一岁，宜十枣汤"的记载，运用十枣汤峻逐之。十枣汤一般用治悬饮，用治痰饮咳喘主要是在饮邪留伏，用一般温化痰饮药而不为所动的情况下偶尔为之，取其斩关夺将，直捣窠臼。故在运用时必须注意两点：①病情急重，已用过温化痰饮药而收效不显；②病人正气尚可，而最近又未用过这类药，否则不可轻试。

郭某 男，30 岁，农民。1963 年 2 月 16 日初诊。

患者自幼有哮喘宿疾，昨日偶感风寒，突发气喘，胸部憋闷，喉间辘辘痰鸣，声如曳锯，不能平卧，头目眩晕，两脉沉弦，舌淡苔白，拟射干麻黄汤合泽泻汤治之。

射干 10g　法半夏 10g　炙紫菀 10g　炙冬花 10g　麻黄 6g　细辛 6g
五味子 6g　泽泻 24g　白术 15g　姜 3 片　枣 3 枚

二诊：2 月 17 日。服药后有短时能平卧，但六脉仍沉弦不起，诸症依旧。哮喘宿疾，饮邪深伏，非轻剂所能除，乃疏十枣汤：甘遂、大戟、芫花各 1g 为末，大枣 10 枚煎汤送下，平旦服，隔日 1 剂。2 剂。

三诊：2 月 21 日。每剂服后下水三四次，胸膈顿开，脉转弦滑，口吐黏涎，此饮去而痰留，拟射干麻黄汤加干姜、远志。2 剂。

四诊：2 月 23 日。服药后吐涎甚多，邪去十之八九，投人参真武汤 2 剂善后收功。

按：从本案可知，十枣汤用治痰饮咳喘因饮邪留伏所致者，效果甚佳。然峻逐之法只可用于邪正俱实，病情较急者，且可一不可再。

（戴　玉　整理）

俞慎初

宣肺祛痰每为主，止咳定喘有效方

俞慎初（1915~2002），福建中医药大学教授

俞慎初教授对咳喘证的治疗，颇有独到之处，运用经验方"止咳定喘汤"治咳喘，每获满意的疗效。

俞老指出，咳喘的发病，每因感受外邪引起。因痰而咳，因咳而喘，咳喘并见，临床上除了出现反复咳嗽外，且伴有呼吸急促、气喘痰鸣。治疗方面，俞老从宣肺祛痰入手，以古代名方三拗汤和三子养亲汤为基础进行化裁，组成治疗咳喘的经验方"止咳定喘汤"。该方组成为：

蜜麻黄 6g　光杏仁 5g　紫苏子 10g　白芥子 6g　葶苈子 6g　蜜款冬 6g　蜜橘红 5g　茯苓 10g　清半夏 6g　炙甘草 3g

该方具有宣肺平喘、祛痰止咳的功效，治疗风寒咳喘痰多者有较好的疗效。俞老常用此方治疗急慢性支气管炎、支气管哮喘或轻度肺气肿咳喘者。若恶寒发热，鼻塞流涕，表证明显，可酌加荆芥、防风、紫苏叶等；痰多清稀、里有寒饮者，常加干姜、细辛；痰黏稠、咯吐不爽者，加桑白皮、浙贝母；胸闷不舒者，可加瓜蒌、郁金。如风寒外束、痰热壅肺的咳喘证，症见咳嗽痰黄，喘促，烦热口干，可加黄芩、鱼腥草、桑白皮等。

外邪束表，痰浊壅肺致使肺气不宣之咳喘，俞老运用宣肺祛痰法

并以验方"止咳定喘汤"治疗，每获良效。止咳定喘汤虽是在古方基础上加减而成，然其配伍巧妙，运用灵活，组方严谨。方中麻、杏、草（三拗汤），辛温散邪、宣肺平喘；葶苈子、紫苏子、白芥子三味是取三子养亲汤降气消痰之意，但俞老习惯用葶苈子易原方中的莱菔子，是为了增强该方降气消痰平喘之效，与三拗汤配合，一升一降，疗效益彰。古人认为葶苈子是泻肺的峻品，不能轻易使用，但俞老常与白芥子、紫苏子配合治疗痰多咳喘证，每获满意疗效，亦无发现有任何副作用。方中又增入化痰止咳的款冬花和燥湿化痰的二陈汤诸药，旨在祛除气道痰浊，以达止咳平喘之目的，故止咳定喘汤有较好的止咳平喘功效。

（刘德荣 整理）

祝味菊

温散宣解治悬饮重症

祝味菊（1884~1951），沪上名医，著名中医学家

黄某 男，30余岁。

体格不健，因气候剧变，初患感冒，咳嗽不爽，连续不断，痰多气急，恶寒发热，胸胁疼痛，倘动作则更甚，病情来势不轻。前医诊为风温痰热，留恋肺络，清肃之令不行，所幸神志尚清，以化痰清热宣肺之品，如淡豆豉、杏仁、橘皮、竹茹、黄芩之类，连服3日，毫无寸效，遂改请祝医诊治。祝见病人咳嗽连声不断，并呼胁肋处痛楚，气急痰鸣，发热不退，又观察病人胸部状态，胸高膨胀，按之疼痛倍增，舌苔黄白，脉象浮滑而数，曰病在皮里膜外，发炎肿胀，即西医所谓胸膜炎，触诊患处有水声，可诊为浆液性胸膜炎，病症已明，用宣畅气血、宣解化痰、助阳扶正之品，即柴胡、麻黄、桂枝、附子合三子养亲汤法，处方：

柴胡 9g　麻黄 6g　川桂枝 9g　炒白芍 9g

跋

余有幸受教于经方家洪哲明先生，耳提面命，启迪良多。并常向陈玉峰、马志诸先生请益，始悟及古今临床家经验乃中医学术之精粹，舍此实难登堂入室。

自1979年滥竽编辑之职，一直致力于老中医经验之研究整理。以编纂出版《吉林省名老中医经验选编》为开端，继之编纂出版《当代名医临证精华》丛书，并对整理方法进行总结，撰写出版了《老中医经验整理方法的探讨》一书。1999年编纂出版《古今名医临证金鉴》，寝馈于斯，孜孜以求，已30余年矣……登门请益，开我茅塞；鱼素往复，亦如亲炙，展阅名师佳构：一花一世界，千叶千如来；真知灼见，振聋发聩；灵机妙绪，启人心扉……确不乏枕中之秘，囊底之珍，快何如之！

《古今名医临证金鉴》出版后为诸多中医前辈所嘉许垂青，得到了临床界朋友们的肯定和关爱，一些朋友说：真的是与丛书相伴，步入临床的，对于提高临床功力，功莫大焉！其中的不少人已成为医坛翘楚，中流砥柱，得到他们的高度评价，于心甚慰！

《古今名医临证金鉴》出版已16年了，一直无暇修订。且古代医家经验之选辑，乃仓促之举，疏欠砥砺，故作重订以臻于完善，方不负同道之厚望。这次修订，由原来22卷重订至36卷，妇、儿、外、五官科等卷，重订均以病名为卷，新增之内容，以古代、近代医家经验为主。囿于篇幅之限，现代医家经验增补尚少。

蒙国内名宿鼎力支持，惠赐大作，直令丛书琳琅满目，美不胜收。重订之际，一些老先生已仙逝，音容宛在，手泽犹存，不尽萦思，心香一瓣，遥祭诸老。

感谢老先生的高足们，探蠹得珠，筚路蓝缕，传承衣钵，弘扬法乳，诸君奠基，于丛书篇成厥功伟矣！

著名中医学家国医大师朱良春先生为丛书作序，奖掖有加，惓惓于中医事业之振兴，意切情殷，余五内俱感！

《古今名医临证金鉴》丛书是1998年应余之挚友吴少祯先生之嘱编纂完成的，八年前少祯社长即要求我尽快修订，出版家之高屋建瓴，选题谋划，构架设计，功不可没。中国医药科技出版社范志霞主任，主持丛书之编辑加工，核正疏漏，指摘瑕疵，并鼓励我把自己对中医学术发展的一些思考，写成长序，于兹谨致谢忱！

我的夫人徐杰编审，抄校核勘，工作繁巨，感谢她帮助我完成重订工作！

尝见一联"徐灵胎目尽五千年，叶天士学经十七师"，与杜甫诗句"别裁伪体亲风雅，转益多师是汝师"异曲同工，指导中医治学切中肯綮。

文章千古事，得失寸心知。相信《重订古今名医临证金鉴》不会辜负朋友们的厚望。

单书健
二〇一六年孟夏于不悔书屋

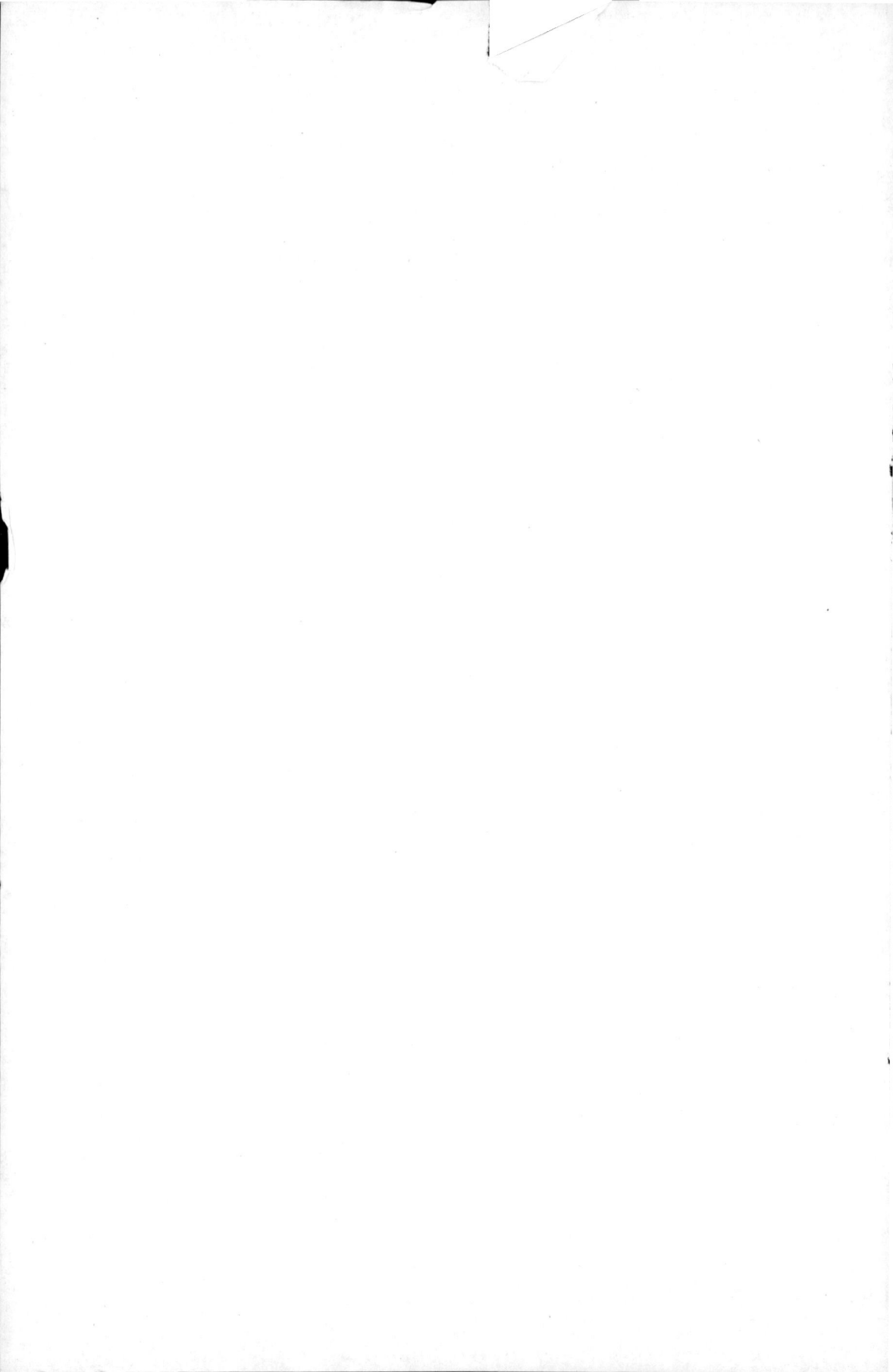